秦伯未医学全书

秦伯未

临证指南

秦伯未 著

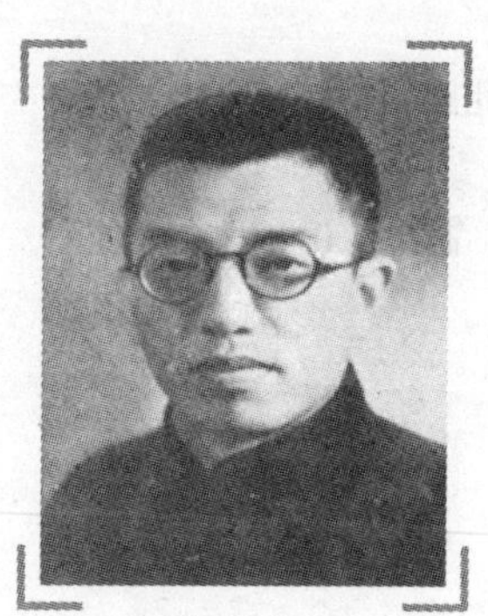

中国医药科技出版社

内 容 提 要

《秦伯未临证指南》为原《中医入门》、《中医临证备要》、《治疗新律》3本书合集而成，是秦老多年中医临床理论与经验的体现，书中既有中医理、法、方、药的指导理论，又有具体病症的辨证、诊断、治法、方剂。全书内容丰富，资料翔实，具有极高的临床应用价值和参考价值，能够帮助广大中医学生、中医临床医生、中医爱好者开阔视野，增进学识。

图书在版编目（CIP）数据

秦伯未临证指南 / 秦伯未著 .—北京：中国医药科技出版社，2014.5（2024.7重印）.

（秦伯未医学全书）

ISBN 978-7-5067-6751-4

Ⅰ.①秦… Ⅱ.①秦… Ⅲ.①中医学－临床医学－指南 Ⅳ.① R24-62

中国版本图书馆 CIP 数据核字（2014）第 067409 号

美术编辑 陈君杞
版式设计 郭小平

出版 中国医药科技出版社
地址 北京市海淀区文慧园北路甲 22 号
邮编 100082
电话 发行：010-62227427 邮购：010-62236938
网址 www.cmstp.com
规格 710×1092mm $^{1}/_{16}$
印张 21
字数 303 千字
版次 2014 年 5 月第 1 版
印次 2024年 7 月第 5 次印刷
印刷 大厂回族自治县彩虹印刷有限公司
经销 全国各地新华书店
书号 ISBN 978-7-5067-6751-4
定价 46.00 元

秦伯未医学全书

著　秦伯未

辑　吴大真　王凤岐　王　雷　范志霞

工作人员

吴大真　王凤岐　王　雷　范志霞

李禾薇　马　进　郭新宇　陈丽云

周毅萍　王丽丽　胡　蓉　杨艳卓

孙增坤　秦　森　李剑颖　杨建宇

马石征　丁志远　杨奇君　张　霆

丘　浩　王博岩　李　宁　李书辉

李　顺　熊世升　张贺翠　阮建萍

史宝刚　史惠萍　苗俊媛

立雪琐记
——代序

秦伯未先生是著名的中医学家、中医教育家，他学识渊博，医术精湛，著述宏富，堪称中医界泰斗级人物，在中国近现代中医学史上有着重要的地位。他在中医教育、临床实践、中医科学研究以及中医工作发展等诸多方面都作出了杰出贡献。

自20世纪80年代后，随着时代的发展进步，秦伯未先生在中医学发展史中的地位再次被凸显出来，随之而来，撰述秦氏生平事迹和中医学术思想的文章越来越多，我们虽先后写过一些回忆和纪念性文章，但总觉未能尽其心言，此次我们重辑秦老相关文章、医学稿件成一大集，自觉又为秦伯未研究及中医药研究添砖加瓦。此篇琐记，多为我们承学师门之时记录的一些鲜为人知的资料。藉此机缘，兹录于此，望能为后学全面了解秦氏一生提供些细小而真实的资料。

一、秦老一生钟爱荷花

秦老名之济，字伯未，号谦斋。生于一九零一年农历六月十六日，上海浦东陈家行（又名陈行镇）人，因为他是辰时生人，所以每年生日的这一天，他都起得很早，清理他一年来的文章、读书笔记之类文字。这天，全家都陪同秦老吃些清淡的素食，到了晚上秦老总要写上一首小诗用以自勉，他常吟诵的一句“六月荷花生生日”，也经常出现在秦老自作的书画之中。秦老一生喜爱荷花，在小诗中多有对荷花“濯清涟而不妖”的赞誉，并以此寄托自己的追求。为了纪念他对荷花的钟爱，在我们的建议下，1981年元月人民卫生出版社第四次再版的《中医入门》及日文版的《中医入门》均以荷花图案为封面。

二、秦老家事琐记

秦老生于轩岐世家，其祖父秦笛桥，名乃歌，号又词，是清代末年的江南才子，以文著名，曾著有《玉瓶花馆丛稿》、《俞曲园医学笔记》等，医术亦精。秦老说，其祖父是“工诗古文辞，以余事攻医，活人甚众”。所以，在秦老编纂的《清代名医医案精华》一书中，曾选辑笛桥先生的医案31例（全部登载于本丛书中的《秦伯未医案讲习录》中，作为附篇）。

秦老的父亲识医学、不业医，不幸在秦老16岁时父亲去世。

秦老读了几年私塾，髫龄即博览医书，自承家学，于1920年拜师孟河学派大师丁甘仁门下，成为丁氏弟子中的佼佼者。

秦老于1933年与乔氏佩珩结婚，生有五个子女，第四、五子女夭折，余一男二女，男孩取谦斋一字，名之小谦，女孩取乔氏各一字，名小佩、小珩。抗日战争胜利后于1945年与乔氏分居。于1947年与王联璧相识，当时秦氏家族不满秦老与王氏的交往，迟至1950年3月26日秦老才正式与王氏结合，当时暂住北京翠花胡同，并在北京翠花楼饭庄待客三桌，在京的中医界名流，施今墨、孔伯华、肖龙友、赵树屏、袁鹤侪等出席祝贺。在北京住了三个月后返回上海，自此以后秦老一直与王氏一起生活，直至去世，与王氏没有子女。秦老对于乔氏及子女多有来往并给予生活补贴。

三、秦老受聘来京

解放后秦老在上海第十一医院工作。1953年，当时中华人民共和国卫生部副部长郭子化先生，代表部领导到秦老家做工作，请他到卫生部任中医顾问，秦老因久居南方不愿北上，郭子化副部长几乎每天晚上都到家做说服工作，组织的信任，领导的说服，秦老只好答应下来。到北京后住在鼓楼西大街卫生部宿舍。

1956年，北京中医学院在东直门海运仓正式成立，为在学院任教及在学院附属医院工作方便之故，遂由卫生部宿舍搬到东直门内的学院宿舍，即现在中国中医科学院北门向西五六十米左右的地方。王联璧随之来京后，在街道工作，到1959年，卫生部领导与王氏谈话：“为了秦老更好地工作，照顾好秦老的生活和身体就是你的工作。”从此，王氏辞退了工作，一直为秦老料理家务，照顾秦老的日常生活，成为难得的老伴。

1963年3月4日，北京中医学会举行宴会欢迎来京参加研究院工作的名老中医，秦老即兴作诗一首：

祖国相召唤，欣然来古京。
一时逢盛会，四座皆知名。
赵董推先觉，袁施属老成。
举杯无限意，期待展平生。

秦注：赵指赵树屏，时任北京中医学会主任委员。董指董德懋，时任中医杂志主编。袁是袁鹤侪，施是施今墨，袁施二老为北京的名老中医，虽年事已高，仍参加医院工作。

四、秦老去世前后

1964年由中央安排秦老住在解放军301医院进行全面体验，结果是“健康”，各项指标正常。文革后，家被抄，被赶住在中医学院工字楼，即现北京中医药大学附属东直门医院东门向西500米处。9平米左右的房间，窗户向西，因而终日不见阳光。

1967年秦老患大叶性肺炎，依然整天被批斗，不能得到及时治疗，加之王氏因家庭出身是地主成分，属五类份子（地主、富农、反革命、坏分子、右派）被赶回原籍，秦老一人在京身边无人照顾，当时王凤岐母亲、姐姐等住在朝阳门外吉市口，距离东直门不算远。王凤岐母亲、姐姐在自已经济并不宽裕的情况下，省吃俭用，为秦老做些营养品、补品。王凤岐的外甥们史惠萍、苗俊媛、史宝钢等因学校停课，故能经常徒步给秦老送饭。秦老亦能在被斗之余徒步去王凤岐母亲家走走，每两、三个星期，由吉市口胡同的剃头老师傅理理发，聊聊天，下下棋。

1968年3月9日，王凤岐、吴大真的儿子王雷出生并成长在在吉市口奶奶家。秦老更是拖着病体，但心情愉快地来看看孩子。在1968年的一次看病过程中发现肺部有癌变，至1969年12月初病情加重，行动不便，王氏被召回北京照料，到1970年元月秦老已经卧床不起。元月27日晚八时，秦老在原东直门医院（即现在中国中医科学院北门东面的红楼）内科病房，心脏停止了跳动，一代名师就这样走了。后骨灰盒被放在北京八宝山烈士公墓四室、副四、27号与著名老中医施今墨、方石珊等人同在一室。

当时，上海张赞臣张老先生曾写过一篇纪念文章，投给“健康报”准备发表，因种种原因未能发表。健康报于1979年7月29日选登了秦老1957年2月8日曾在“健康报”上发表过的一篇文章“从相嫉到相亲”，并刊登了

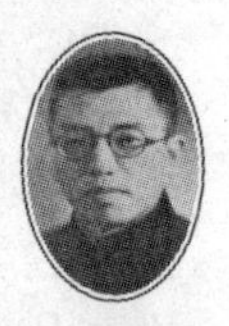

张恩荣同志的“重读其文如见其人——怀念秦伯老”的纪念文章。

五、秦老的生活喜好

秦老喜欢饮酒，但酒量不大，也不酗酒，每晚都会饮上一二两，有时午饭也喝上一两盅，最爱喝五粮液，文革中常去王凤岐家，但没有五粮液，只好喝北京二锅头，也很高兴，但他绝不喝“薯干酒”，他说，这种酒，喝完头痛。吃菜喜欢清淡，不喜欢油腻，但很喜欢用猪头肉下酒，每餐有一两个小凉菜最好，食量不大，喜欢有些蔬菜和豆制品。在水果中最爱吃梨，他说梨的养阴生津的力量强于任何中药，特别是“莱阳梨”松软香甜，非常可口。1959年9月7日的北京晚报上曾发表过秦老写的一篇颂梨的文章“梨”（登载于本丛书中的《秦伯未增补谦斋医学讲稿》中第32篇文章）秦老很喜爱喝茶，不太爱喝老北京的茉莉花茶，只爱喝较浓的“碧螺春”，他常说“这是康熙皇帝命名和爱喝的茶”。

秦老嗜烟，每天大概两包左右，在文革生活小日记中，可以看出，每天必有二包烟的记录，当然，他自已也说“我是在云雾里生活的人，纸烟的烟盒是我记录学习心得的卡片”。但看到他最后罹患肺癌，不能说不与此有关，烟还是少吸甚至不吸为好。

秦老对于诗书棋画也很善长，他的诗书画在中医学界早有盛名，可谓人人皆知。善于棋，知者较少，他对围棋、象棋都有较高棋术。文革中如遇王凤岐回京，或王凤岐父亲、吴大真父亲来京时，经常陪秦老下棋、聊天、解闷，每每于饭后手谈一二。秦老在1968年7月2日给王凤岐、吴大真的信中，有一段话写得很精采，他说：“你们什么时候能回来，全家都在盼望，回来时当好好讨论讨论后再下它三盘。我认为下棋是一种斗争艺术，如果出动大批人马，只想将死人家，而不顾自已内部空虚，经不起反击便会一败涂地。这也和治疗这类病一样（指秦老病后医生开的药），既要压制病症，又要考虑病人的体力。否则仅仅几剂普济消毒饮，非但没有把病症减轻，却弄得食呆、便溏……”

秦老在这里似乎讲的是棋术，其实他在谈医道呀。

六、秦老难忘难找的照片

1950年代，毛泽东主席在北京怀仁堂接见全国100多位各行各业的专家时，秦老作为中医界的代表出席，他曾有两张与毛泽东主席合影的照片，一张是与毛泽东主席握手，周恩来总理在旁微笑着看他。一张是与毛泽东主席在宴会同坐一桌。这两张照片，他一直珍藏着，在文革中这些相片也被抄走了。与周恩来总理的交往更多。在1950年代的一次全国政协会议上，周恩来总理看到秦老拿着一把扇子，上面是秦老画的荷花，周恩来总理说："秦老，你画的写的都很好，可以与书法家和画家比美了。"秦老忙说："不敢不敢，总理过誉了"。周恩来总理微笑着调侃地说："能不能给我画一把"。秦老兴奋地说；"如果总理不嫌弃的话，我一定献丑献丑"。二人相互微笑了一下。周恩来总理说："好，好，在此我先谢了"。回家后秦老用了一周时间，画了一副水仙扇面并题词，赠予周恩来总理。周恩来总理收到后，回执说谢谢，并有题词:"杏林春意暖"，回赠秦老，可惜秦老珍藏的周恩来总理题词，在十年动乱中也被付之一炬。每当提及此事，秦老只是微微摇头为之一叹。

1963年周恩来总理曾多次派专机送秦老去上海为柯庆施、刘亚楼等领导诊病。

在文革时期，北京曾先后搞过多次疏散人口。北京中医学院绝大多数的老中医都被下放出京，秦老被下放河北石家庄，当周恩来总理得知后，通知卫生部：秦老不能下放，必须留在北京。秦老多次与我们谈及此事，总是十分动情地说:感谢总理，在那么复杂的形势下还想着我……

秦老与董必武、林伯渠、王震、陈毅等中央领导同志，与吴晗、邓拓、廖沫沙、夏衍、田汉等同志都有很多的交往。

在国际上，秦老曾两次去苏联给米高扬的夫人治疗血友病，取得很好的效果。米高扬的夫人是列宁的孙女。还数次去蒙古人民共和国为乔巴山主席诊病。

以上这些交往的珍贵照片都在十年动乱中付之一炬，可感可叹。

编者

2014年1月

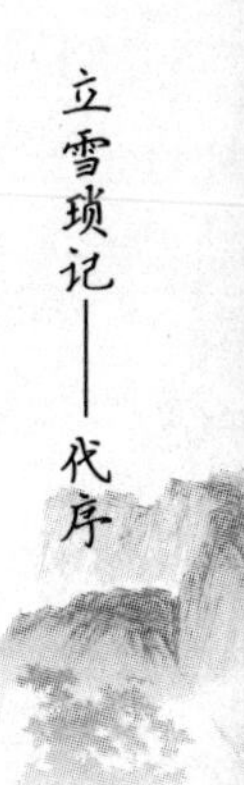

编者

2014年1月

编者的话

一、《中医入门》出版前后

1959年人民卫生出版社重印了秦伯未秦老的名著《中医入门》，在短短的一两年中竟发行了38万册，在当年可谓是医学出版物中之翘楚者。

1959年，恰是我们刚刚考入北京中医学院。当时学院尚无完整而系统的教材，只有两种，一本入门书叫《中医学概论》，另外就是各科主讲老师的打印讲稿。

据后来秦老告诉我们，《中医学概论》是南京中医学院的前身江苏省中医学校组织的，由印会河老师执笔，秦老参加了审定。秦老说："那部概论写得很好，但对初学的人显得稍稍繁琐了些，我建议你们抽空看看我的《中医入门》。"这么多年过去了，我们越发的体悟到《中医入门》确实是秦老学术思想的代表作，足见秦老在此书上是下了功夫的。《中医入门》虽只有8万6千字，却简明、扼要、挈领精言中医的理、法、方、药这四大核心。

1989年4月，日本友人东方医疗振兴财团常务理事岩桥信种教授，与我们谈及日本汉医界十分喜欢秦伯未先生的医学著作，特别是希望我们帮助他们选择一本有代表性的著作。当时有两本书备选：《谦斋医学讲稿》和《中医入门》。但我们深感《谦斋医学讲稿》译成日语难度大，就推荐翻译《中医入门》。岩桥信种先生连连说："好，好，并请你们写个序。"我们的同窗学友、日语高材生伍锐敏作日语翻译，用了半年时间完成。我们建议书的封面最好以"荷花"为图案，岩桥信种先生问为什么？我们说秦伯未先生是中国农历六月十六日生日，那时江南正是荷花盛开。故秦老一生酷爱荷花，在很多书画中以荷花为题，并且一生都以荷花"出

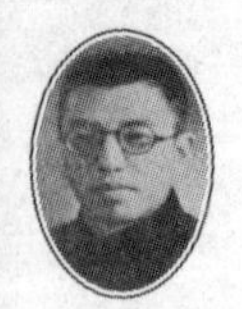

污泥而不染”的精神来自勉。岩桥信种先生说:“好，讲得好，一定照办。”(见日语版《中医入门》照片)

该书于1990年5月14日在日本宫崎县进行了首发式，我们与伍锐敏教授应邀参加，受到日本同仁的热烈欢迎。

非常庆幸，经过我们的努力，能把代表秦老学术思想的代表作《中医入门》翻译成日语，使中医的学术与日本同仁共享，秦老地下有知也会含笑九泉的。

二、关于《中医临证备要》的轶事

秦老在1968年某一天的晚饭后对我们说:《中医临证备要》不是我的学术代表作，只是让一般的中医师打开一些思路，是给广大中医师一个“按图索骥”的方法来学习运用。

在秦老的思路启示下，我们与孙光荣教授于1989年合编了《炎症的中医辨治》，在中国医药科技出版社出版。1992年10月获得了全国优秀科技图书二等奖。并在台湾知音出版社有繁体字出版发行。

秦老说，《中医临证备要》是他给北京中医学院第一届学生(1956年入学)共产党员李岩、张天仁、魏执真讲课的讲稿。每天晚上讲上一两个小时，大概一两个月吧。后来这些讲稿经过整理成书，1963年9月由人民卫生出版社出版发行。

三、关于《治疗新律》的源起

早在20世纪30年代，秦老在《医学心悟》“人身之病，不离乎内伤外感。风寒暑湿燥火，外感也;喜怒忧思悲恐惊与阴虚伤食，内伤也。总计之共一十九字，而千变万化之病，于以出焉”以及莫枚士之《研经言》中有“百病之因有八，一邪气，二水湿，三鬼神，四虫兽，五器物，六饮食，七药石，八人事”的启发下，写作出版了《治疗新律》一书(1932年8月，上海中医书局出版)，成为当时中医临床的指导性方书。

秦老对“格律”的解释说:“律者，格律也，以此统法，以此用方，以此遣药，以此加减，适证而变，圆机活法，化生千方万法，以应诸疾。律凡五十六，隶于十三纲。无分经方时方，纵览伤寒温病，包涵外感内伤，不拘脏腑经络，熔诸家治律于一炉。”

1955 年 3 月，《治疗新律》由人民卫生出版社再版。秦老在再版引言中说："本书的内容，无疑地都是陈旧说法，似无再版必要。但部分同道认为中医的治法太复杂，暂时又不可能使其趋于一致，能有这样一本小册子作为临床处方规律，同时拿中医的本来面目作为新的对照，也是需要的"。

到1961年，秦老为了便于大家学习掌握，结合自己的临床实践，增损为风、寒、暑、湿、燥、火、气、血、痰、虚、食、虫、疫等十三个辨证纲要，在十三纲的每纲之下，设有四五条治法，下列辨证、常用药、用方、方解、加减，以及小结等，以《辨证论治纲要》为题，发表在首期《北京中医学院学报》上。

随后以《中医辨证论治纲要》为题，先后在1961年《中医杂志》的1、2、3期上分期连载，比《治疗新律》更加全面、系统。

1962年，由人民卫生出版社以《中医辨证施治纲要》为书名出版。秦老生前谈及此事，曾说，中医学术要发展，应当不断地提高和深入，不应墨守成规，不进则退嘛。

本次再版，不是1955年版《治疗新律》的简单重复，而是补充了后期文章的增进版。为了更加真实地反映秦老的学术思想，我们还是延用了《治疗新律》的书名。

整理者

2014年1月

总目录

中医入门

前言

PREFACE

近来学习中医的人很多，大家有一个共同的要求，怎样着手学习？并希望在较短时期内学得更好一些。因此，很需要有一本包括中医基本理论和基础知识的浅近的参考书，以便由此入门，逐步提高，这是一件很自然的事。

中医治病，主要是依据理、法、方、药相结合的一套医疗方法。我个人认为从这四个方面来认识中医的面貌，从而理解中医的特点和掌握中医的治病规律，这是学习中医比较正确的方法。故本书的叙述，即分理论、法则、方剂、药物四部，在四部内再分若干项目，作比较细致的介绍。

我还认为学习中医理论必须与中医的临床经验相结合，这样的学习才是比较踏实的。所以本书在介绍中医基本理论时，多举常见疾病的案例来加以说明，以便一边学一边联系实际。

学习任何一门学问，都要下一番功夫，学中医当然不例外。无论全面学或学一科和一种病，都不能离开理、法、方、药，但不必看得太难，也不可估计得太简单，只要循序渐进，由入门而提高，是不难学会的。

在党的领导下，我愿意把一得之愚贡献出来，帮助读者们解决一些学习中的实际问题，希望通过此书，能使读者们对中医学有一个初步的概念，为进一步学习中医打下基础。但是由于我的水平有限，缺点和错误在所难免，欢迎批评指正。

秦伯未

1959年9月

CONTENTS

目录

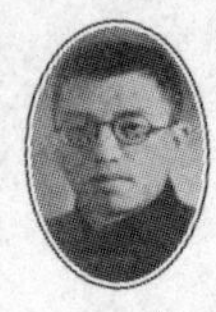

第一章　理论之部

第一节　中医的特点

一、整体观念

中医治病，是从整体着眼的。首先把人体内脏和体表各组织及器官之间的关系，看作是不可分割的，同时还认为环境的变化对人体生理和病理有着重大的影响。因此，强调人体内部的统一性，也重视人体和外界环境的统一性。于是，在临床上总是全面考虑问题，不单从有病的局部着想，并观察季节、气候和水土，注意病人的情绪和生活习惯等。这种整体观念是中医治病的基本观念，现在分几个方面来说明。

1. 人体的整体性　中医认为人体各部都是有机的联系。首先把十二内脏看成十二种功能，称做"十二官"；又分为六脏、六腑，从作用上把一脏一腑分别结合，称做"表里"。这种内脏的归纳划分，不等于各自为政，恰恰相反，而是把生理活动或病理变化，理解为相互之间有不可分割的关系。这种关系不仅表现在脏腑，同时表现在脏腑和形体的各组织各器官方面。例如：心主脉、主舌，肝主筋、主目，脾主肉、主口，肺主皮毛、主鼻，肾主骨、主耳；再如脾主四肢，肾司二便，等等，都是说明脏腑的功能和脏腑与形体的关系。更重要的是，通过经络有系统的分布全身，循环往复，成为体内和体表的联络路线，这样使人体在功能上保持内外相关的整体。正因为如此，治疗上关于内脏的病，不单治一脏甚至不医治有病的一脏，而从其他内脏进行治疗得到痊愈，如胃病兼治脾脏，肺病可从治脾胃着手，以间接增强肺脏的抵抗力。尤其显著的，形体局部的病症，往往采取治内脏的办法来治愈，如风火红眼，有清肝方法，虚火牙痛，用温肾方法；又如脱疽（能使十个足指零落），西医学多行截除手术，中医用活血温经方法收到良好效果。此外，如皮肤病、肿疡、溃疡等

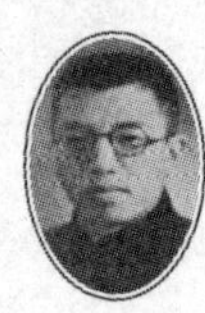

外症，中医大多用内服药来消散或排脓、收口。

2. 人体和气候 大自然的一切，特别是生物的生存和发展，直接受到客观环境地影响。中医十分重视这个关系，认为人体健康和气候不能分开，必须和自然环境相适应才能无病和长寿。因而，从一年中找出春温、夏热、秋凉、冬寒等四季的特性，以及四季里的风、寒、暑、湿、燥、火等六种不同气候的变化规律，并指出应该怎样适应客观环境的方法和违背气候变化后可能招致的疾病。还根据这些原则，分析演绎出诊断和治疗等方法。例如非其时而有其气，即春应温而反寒或热，就是不正之气，称做“虚邪贼风”。这些不正之气，必须及时回避。至于四时气候有规律地变化，这对人体是有利的，称为“正气”。因此，常常利用春、夏、秋、冬四季的气候正常转变来调养和治疗疾病。举个浅显的病例来说，老年人常见的痰饮咳喘，春夏轻减，秋冬加重，原因是脾肾阳虚，湿浊凝聚为痰，临症上常用温药调养，并且主张利用夏季阳气最旺的时期来调理预防。又如血虚肝阳旺的病人，到了春天容易发作头晕、脑胀、目眩、耳鸣、精神疲倦等症。这种症状的发生是和气候息息相关的，故在冬季给予滋补，可以防止发病的机会。从这些例子中可以理解到中医对于养生和治病，密切注意内外环境的相互适应。

3. 人体与地土方宜 不同的水土，不同的生活习惯，可以产生不同的疾病。我国幅员广阔，西北地区气候寒冷，地高多燥，东南气候温和，地卑多湿。因而不同地区常有不同的病症。此外，对一般病的治法和用药及药量，南北方也有出入。所谓因时制宜、因人制宜、因地制宜，便是这个意思。

4. 其他 禀赋的强弱，形体的肥瘦，性情的愉快、忧郁、急燥，以及精神刺激等，中医也是非常注意的，认为对疾病的发生和发展很有关系，在治疗时必须顾及。如强者耐受重药，体弱者不宜重剂；体丰肥者多湿多痰，瘦者多阴虚内热。这些虽然不是刻板的，但一接触具体病症，就有很现实的参考价值。

中医的理论体系，是在整体观的基础上建立起来的。从整体观念出发，中医在临症上有两个突出点就是：其一，不仅仅着眼于疾病的局部症状而忽视其他部分所受到的影响；不因重视某一发病因素而忽视因此引起的其他因素。同时，在及时治疗之外，还利用季节来进行防治。例如咳嗽是一个肺脏疾患，经久不愈可以影响到心脏而兼见心痛，喉中介介如梗状，咽肿喉痹；或影响到肝脏而兼见两胁下痛，不能转动，转动则两胁胀满，也能影响到胃而呕吐，或影响到膀胱而咳时遗尿，称做心咳、肝咳、胃咳和膀胱咳，治法就各有不同。又如一个气郁病，或引起肠胃疾患，或妇女适值月经来潮而引起腹痛，必须兼顾肠胃和调经。还有如风湿性痹痛趁伏天治疗，肺痨病趁秋凉治疗，疗效都比冬季或夏季为优，这是由于病的性质和脏气的性质适宜于炎热和秋凉的关系。其二，认识到病和病人是不可分开来看的，每一个病都应从两面着想，一面是病邪，一面是正气，即病人的抵抗力和恢复能力。因而一面要祛除病邪和改善病况；另一面要调理病人的生理功能，增强其自然的抵抗力，帮助恢复健康。这就提出了“扶正”和“祛邪”两种治法，及“邪去则正自复，正充则邪自却”的两种战术方法。不难体会，疾病的过程就是正和邪两个方面矛盾斗争的过程，当邪气退却，正气进入恢复的阶段，这一斗争才算结束。邪正的斗争，有急有缓，有长有短，虽然因病因人而异，主要是决定于疾病发展过程中正和邪双方力量的对比。正气战胜邪气，就走向痊愈，邪气战胜正气，就导致病重。所以，中医在未生病时重视避邪，既受邪时又急于祛邪，但同时不忽视扶正，在某些情况下，还把扶正作为主体。这是中医整体观念的概况，说明这一观念是贯彻在生理、病理、诊断和治疗各个方面的。要进一步明白这些道理，必须学习《内经》，它是中医理论的渊薮，一直在指导中医实践。

二、辨证论治

辨证论治为中医普遍应用的一个诊疗规律，从认识病症到给予治疗，都是依靠这个规律来完成的。辨证论治是综合理、法、方、药作为基础，离开了这个基础就无法进行。它是有理论有法则，理论和实践相结合的。

辨证论治的意义，辨，就是分析、鉴别，证，就是证据、本质，论，就是讨论、考虑，治，就是治疗的方针。证和治是现实的；辨和论是灵活的，要通过分析和思考的。前人告诉我们，有是证，用是法，用是药。究竟凭什么来认识这个证，以及凭什么用这种法和这类药，就需要下一番辨和论的功夫。疾病的发生必然有某种因素，某种因素就表现出某种症状，离开症状是无从辨别疾病的性质的。同时仅仅注意症状也还不可能全面了解病情，有时症状的表现不一定反映真相，中医称之为“假象”，这就要求必须做到细致地辨证。总的说来，辨证，就是从疾病过程中找出疾病的

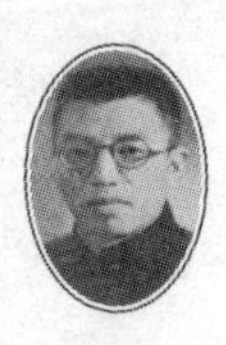

客观规律，务使求得症状和病因的统一。引用辨证法的词句来说，就是"本质决定现象，现象表现本质"。故中医治病有一定步骤，观察症状，决定病因，商讨治法，然后处方用药。因而，中医对任何疾病在没有辨明症状以前，是无法确定治法，更谈不到处方用药。辨证论治的重要性就在于此。

症状是病邪作用于人体所发生的反映，它反映着病邪的性质和生理功能的强弱。在症状的表现上，从细小到显露，从表面到深层，可以鉴别发病的因素和生理病理的状况，可以随着症状的消失和增添，探知病邪的进退及其发展方向。

病因以六淫和七情为主，也就是外感和内伤两大病类的主要因素。比如《内经》里指出，风邪使人眩晕、抽搐，热邪使人痈肿，燥邪使人口渴、皮肤枯裂，寒邪使人浮肿，湿邪使人腹泻，又指出恼怒使人气上逆，喜乐使人气舒缓，悲哀使人气消索，恐惧使人气下沉，惊吓使人气混乱，思虑使人气结聚。这些都是从症状来观察六淫、七情的变化。任何一个病没有无原因的，病因是发病的根源，能直接伤害人体引发各种症状。中医所说的病因，主要包括人体正气和病邪两方面，即从病体全面来观察，病邪固然是病因，但本身功能衰弱或亢奋，也是病因。

症状是辨证的主要对象，如何辨认对象，就需要确切地诊断。中医诊断分望色、闻声、切脉和询问，目的是在观察和分析症候，也就是把症状联系起来，分出主症、主脉，这样，才能正确地掌握病情，不被或有的假象所蒙混。所以诊断的要点，除了听取病人的主诉症状以外，还应客观地从多方面来观察其他有关症状，以推索病因。因为症状是病因的反映，但是不能单看肤浅的现象，必须看到它隐藏的一面，还要看到下一阶段的发展趋向。总之，必须看到真实的一面，不能为假象所迷惑。这就不能单靠主诉的自觉症状来决定诊断，需要进一步的辨证，如有些疾病依据一般症状已能作出初步的印象，但经过深入分析后，又往往能否定初步印象。比如病人嚷着内热口燥，并有发热、头痛等症状，一般可以认作温热病，但如果仔细地诊察一下，发现病人虽渴不欲饮，饮后觉胀，并且喜喝热水，便可断定口渴是假象，不是真正内热。于此可见辨证在确诊上的重要性。一个病的症状有简单的，也有复杂的，复杂并不等于杂乱无章，只要明白症状的相互关系，加以分析归纳，就能发现它的前因后果，来龙去脉，从而达到全面地正确地认识。

中医辨证，客观地从疾病发生和发展情况来肯定体内的矛盾，它包括着正面和反面，指出了矛盾在每一疾病所呈现的普遍性和特殊性，成为具有实在内容的认识方法。至于治疗，就是针对辨证的结果定出方针，根据方针来处方用药。

论治，应该掌握三个方面，即：病因、病症和病的部位。例如辨证上明确了病因是停食，它的病症是脘腹胀满，病的部位是在肠胃，在论治上就以宽中、消食为方针，选用催吐、消运或通大便的药物来治疗。又如经过辨证确认病因是血虚，它的病症又是头晕、心悸、惊惕不安，病的部位是在心肝两经，那么论治就以滋补心营肝血为主，结合潜阳、安神等镇静方法。在这里可以看到“辨证”和“论治”是连贯的，基本的要求在于根据具体情况，灵活运用。

以上所谈的是辨证论治的意义和方法。至于辨证的法则。有依据六经来辨的，有的依据三焦来辨的，最重要的是根据阴、阳、表、里、虚、实、寒、热八纲。八纲的意义是先把阴阳分为正反两方面，再以表里来测定病的部位，虚实来测定病的强弱，寒热来测定病的性质。把各方面测定的结果联系起来，就有表寒实证、里热虚证……等不同病型，也就是包括了上面所说的病因、病症和病的部位在内。临床辨证是极其细致的工作，症状的出入，就是病情在变化，有时看来似乎极微的变化，而病的趋势却已改变。比如发热是一个常见症状，但是在临床上必须弄清楚以下一系列的问题：有否怕冷？有否汗出？热到什么程度？汗出后是否怕冷消失、热势下降？热势下降的同时是否脉象也跟着平静？有没有汗出后怕冷消失而热势反增，或热渐下降而汗出不止，或急寒急热一天中反复往来等情况？还必须观察有没有神识不清？有没有口渴，真渴还是假渴？有没有大便闭结或腹泻？有没有头痛、身体疼痛、咳嗽等症状？以及一天中热势升降的时间、脉象、舌苔如何？对于一个发热症状所以要了解得这样仔细，是因为在发热的同时，如有其他不同的症状加入，诊断就不同，治疗也不同；另一方面，通过如上的鉴别，就可以求得表里、虚实、寒热的病情，借以定出治疗的方针。比如发热而怕冷，头痛，身体疼痛，无汗，此为伤寒病初期，用辛温发散法；倘咳嗽，有汗或无汗，是伤风证，用宣肺祛邪法；倘有汗，口渴，是风温病初期，用辛凉清解法；倘不怕冷，高热稽留，是阳明热证，用辛寒清热法；倘日晡热势更剧，大便闭结，为胃家实证，用苦寒泻下法；倘大便泄泻，为协热利证，用表里清解法；倘寒热往来，一

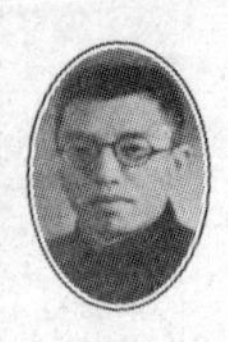

日数次，为少阳病，用和解退热法；倘舌红、神识不清，为热人心包证，用清心凉营法。其他如热降而汗出不止，须防亡阳虚脱等。这些说明了辨证是要分辨疾病的性质，明确疾病的性质才能论治，否则失之毫厘，谬将千里。然而辨证并非到此为止，因为邪正相搏往往是一个很复杂的病理过程，在这过程里由于邪正消长和体内各部分互相影响的关系，会使证情随时转变，形成疾病在发展过程中的阶段性。这样不仅在初病时要辨证，在发展的每一阶段也要辨证，概括地说，论治先要辨证，不辨证就无从论治。所以有人问治咳嗽用什么药？虽然明知是肺脏疾患，但如果不了解具体症状，便无法答复；再如有人问口干能不能用石斛？明知石斛可治口干，在未辨清属于那一种口干以前，同样不能回答。因此，辨证论治是中医诊疗的基本法则，它的精神实质是理法方药相结合的一套治疗体系。

第二节　基本学说

一、阴阳

阴阳学说，是古人在观察自然现象中归纳出来，用以解释自然现象的一种思想方法。前人发现万物万象都有正反两种属性，这种属性是对立而又统一的，普遍存在于一切事物中，就创立了阴阳学说，用阴阳这个名词来代表一切事物中所存在着的对立统一的关系。如天为阳，地为阴；日为阳，月为阴；昼为阳，夜为阴；火为阳，水为阴等，并用相反相成、对立统一的道理去解释宇宙间一切事物的变化。中医用阴阳学说来说明医学上的基本问题，从而成为中医理论的思想体系，它贯穿在中医学中的生理、病理、诊断、治疗和药物等各个方面，构成了一整套合乎客观实际的医疗方法，灵活地指导着中医的临床实践。

1. 在生理方面　中医认为人体的生理也能用阴阳学说来加以解释。一般地说，阳的性质属于动，阴的性质属于静；阳有保卫体表的能力，阴有保守内部精气的作用。故在生理上，以阳代表体表皮毛、肌肉、筋骨等，以阴代表体内脏腑；并以五脏主藏精气为阴，六腑主司消化传导为阳。又从位置上分：上焦为阳，下焦为阴；外侧为阳，内侧为阴。从物质和功能上分：血为阴，气为阳；体为阴，用为阳。每一处都存在着阴阳的属性，用以说明生理的特有的性质和特殊的功能。

2. 在病理方面 根据发病的部位和性质，区别表证属阳，里证属阴；热证属阳，寒证属阴。凡是功能衰弱，如少气、懒言、怕冷、疲倦、不耐劳动等多为阳的不足；物质的损失，如贫血、萎黄、遗精、消瘦等多为阴的不足。因而把一般症状分作四个类型，即阳虚、阴虚、阳盛、阴盛。指出阳虚的外面应有寒的现象，阴虚的里面应有热的现象；相反地阳盛的外面应该热，阴盛的里面应该寒。比如阳盛的症状为发热、口干、呼吸粗促、胸中烦闷；阴盛的症状为怕冷、四肢不温，甚至战栗；但有时阴虚的也能发生脉数、狂妄等类似热证；阳虚的也会有腹内胀满等类似寒证。概括地说，一切亢进的、兴奋的、有热性倾向的都归阳证，衰弱的、潜伏的、有寒性倾向的都归阴证。推而至于外科，阳证多是红肿发热，阴证多是白陷不发热。

3. 在诊断上 如以脉诊来说，分有六个纲要，即在至数上分迟和数，体状上分浮和沉，动态上分滑和涩。数、浮、滑属于阳，迟、沉、涩属于阴；阴脉多见于阴证，阳脉多见于阳证。以舌诊来说，舌质的变化属于血液的病变，色见红、绛，乃是血热属阳，色淡或青，乃是血虚或血寒属阴；舌苔的变化多系肠胃的病变，燥的黄的属阳，潮的白的属阴。所以《内经》上说："善诊者，察色按脉，先别阴阳"。

4. 在治疗上 表证用汗法，里证用下法，寒证用温法，热证用凉法，都含有阴阳的意义。主要是阳胜则阴病，阴胜则阳病；阳胜则热，阴胜则寒，重寒能现热象，重热能现寒象。所以，《内经》提出了"阳病治阴，阴病治阳；从阴引阳，从阳引阴"等大法。

5. 在用药方面 中药的药性主要是分别气味。一般以气为阳，味为阴。气又分四种，寒、凉属阴，温、热属阳；味分五种，辛、甘属阳，酸、苦、咸属阴。故附子、肉桂、干姜等具有辛热性的称做阳药，能升能散；黄连、银花、龙胆草等具有苦寒性的称做阴药，能降能泻。此外，有芳香健胃作用的如砂仁、豆蔻等，也叫阳药，有滋养肝肾作用的如首乌、地黄等，也叫做阴药。

这里顺便提一下，因为中药的药理，就是中医基本理论在中药学上的运用，所以，要深明中药的气味，必须首先了解中医的阴阳学说，然后才能结合辨证恰当地用药。

《内经》说："阴阳者，数之可十，推之可百；数之可千，推之可

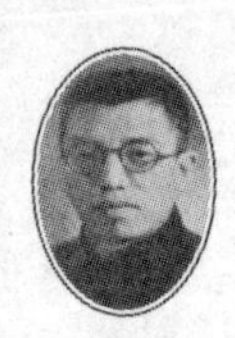

万……然其要一也。”这是说明不论事物的巨细，只要有对立统一的关系存在，均可运用阴阳来解释。故在中医学中就有阴中之阳、阴中之阴、阳中之阳、阳中之阴的进一步分析，也就是在阴和阳的里面再分出阴阳来，例如一天之内，白昼是阳，夜间是阴；白昼又分上半天是阳中之阳，下半天是阳中之阴，上半夜是阴中之阴，下半夜是阴中之阳。又如以脏腑来说，则六腑是阳，五脏是阴；五脏中间则心、肺为阳，肝、脾、肾为阴；再分心为阳中之阳，肺为阳中之阴，肝为阴中之阳，肾为阴中之阴，脾为阴中之至阴。在药物气味方面同样如此：气为阳，味为阴；味厚的为阴中之阴，味薄的为阴中之阳；气厚的为阳中之阳，气薄的为阳中之阴。这样的分析是从客观实际中总结出来，又回到客观实践中证实了的。举个虚汗的例子来说，白天是阳盛的时间，假如白天自汗，就认做阳虚，因为白昼属阳，用黄芪、附子一类补气补阳药去制止它；在夜间自汗就认做阴虚，因为夜间属阴，用地黄、山萸一类补血养阴药去制止它。又如找不到原因的发热，而发热又有一定时间的，在夜间发作的多用补阴药，称为养阴退热法；白天发作的多用补阳药，称为甘温除热法。由此可见，阴阳学说在中医学中是深入浅出的一种分类方法，也是由博返约的一种归纳法则。

阴阳是事物对立统一的概括性代名词，故不论物质的、功能的、部位的对立，都可以包括。不过应该明确中医广泛地把阴阳应用于各个方面，都是实有所指的，因此要彻底理解中医运用阴阳的道理，必须通过临证，只有通过临证才能明白阴阳所起的实际作用。例如热是属于阳，但热有表里、虚实的不同，故伤风感冒引起的发热，当用发汗法，叫做疏散解表；化脓性肿疡引起的发热，当用内消法，叫做消散清解；肝火引起的发热，当用清降法，叫做平肝清热；虚劳引起的发热，又当用滋补法，叫做养阴退蒸。所以，热属于阳这是一般情况，而热的属于表、属于里、属于虚、属于实则是机动的。还有，临证上常分阴盛阳虚、阳盛阴虚、阳虚阴盛、阴虚阳盛，意思是说同样的阴证和阳证，有因阴盛而引起的阳虚，有因阳盛而引起的阴虚，有因阳虚而引起的阴盛，也有因阴虚而引起的阳盛，这就和一般的阳虚、阴虚、阳盛、阴盛证有所差别。如果是单纯的阴虚、阳虚，则治疗法就比较简单；如果阴虚、阳虚是由阳盛、阴盛引起的，则就需要标本兼顾了，像腹水证用温运逐化法，温运是扶阳，逐化是排除阳虚而产生的水湿；口渴证用清胃生津法，清胃是制热，生津是补充因阳盛而消耗的津液。这里的阴阳或指功能，或指物质，在部位方面也不相同，但均有所指这是实在的。

最后还应指出，阴阳在中医理论中是一个突出的重点，中医对于阴阳的运用上，有两个最重要的概念：第一，是阳生阴长，阳杀阴藏。生长和杀藏，即互相依存、互相约制的意思。阴阳在作用上与表现上都是彼此相反，但又是彼此相容，彼此促进，绝对不能分离的，所以《内经》上说："阴在内，阳之守也；阳在外，阴之使也。"又说："两者不和，若春无秋，若冬无夏。"第二，是阴阳和调。阴阳必须和调，即矛盾必须求得统一。不仅人体内部存在的阴阳偏盛偏衰的对立要统一，就是体内外环境也要统一，使内外调和以维持身体的健康。故《内经》上说："阴阳和调，则血气淖泽滑利。"又说："阴平阳秘，精神乃治。"

二、五行

中医除用阴阳学说来说明人体内部的对立统一以外，还引用了五行学说来说明人体内部的联系。

五行，即木、火、土、金、水。这五者的关系，主要有两个方面，即"相生"与"相克"。

相生，就是相互资生和助长的关系。五行中的相生关系是这样的：木生火，火生土，土生金，金生水，水生木。从五行相生的关系中，可以看出，任何一行都有生我和我生两个方面，如以木为例，生我者为水，我生者为火，故借母子关系来说，水为木之母，火为木之子。其他四行以此类推。

相克，就是相互约制和克服的关系。五行中的相克关系是"金克木，木克土，土克水，水克火，火克金。在这五行相克的关系中，也可看出任何一行都有克我和我克两个方面，再以木为例，克我者为金，我克者为土，也就是金为木所"不胜"者，土为木所"胜"者。

上述五行相生和相克两个方面，它们之间的关系，不是并行不悖，而是相互为用的，也就是生克之间有密切的联系，即生中有克，克中有生。这种相互为用的关系，称做"制化"关系，如：木克土，土生金，金克木。

制化关系，是维持平衡的必要条件，否则有生无克，必使盛者更盛；有克无生，必使弱者更弱。

在生克中还有一种反常现象，即我克者有时反来克我，克我者也有时反为我克。比如：水本克火，在某种情况下，火亦能反过来克水，这就称做"相侮"。

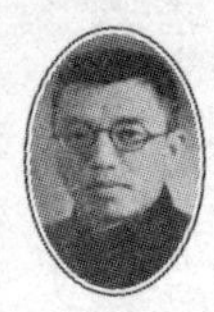

凡是相生、相克、相侮均有一个条件，就是本身之气充实则相生，否则不能生；本身之气有余则能克所胜和侮所不胜，不及则不但不能克所胜而反为所不胜乘侮，故《内经》上说：“气有余则制己所胜而侮所不胜，其不及则己所不胜侮而乘之，己所胜轻而侮之。”

五行在中医学上的运用，主要是按五行的属性，将自然界和人体组织在一定的情况下归纳起来，同时以生克的关系说明脏腑之间的相互关系。就自然界来说，如方位的东、南、中、西、北，季节的春、夏、长夏、秋、冬，气候的风、暑、湿、燥、寒，生化过程的生、长、化、收、藏，以及五色的青、赤、黄、白、黑，五味的酸、苦、甘、辛、咸，均可依木、火、土、金、水的次序来从属。在人体方面，以肝、心、脾、肺、肾为中心，联系到目、舌、口、鼻、耳的七窍，筋、脉、肉、皮毛、骨的五体和怒、喜、思、忧、恐的五志等等。明白了这一归类方法后，当接触到属于某一行性质的事物时，便可从直接或间接的关系把它们结合起来加以分析，以便理解这一事物的性质。附表如下。

五行	方位	季节	气候	动物	植物	气	味	色	音	数	内脏	七窍	形体	志	声	病所	病态
木	东	春	风	鸡	麦	臊	酸	青	角	八	肝	目	筋	怒	呼	颈项	握
火	南	夏	热	羊	黍	焦	苦	赤	征	七	心	舌	脉	喜	笑	胸胁	忧
土	中央	长夏	湿	牛	稷	香	甘	黄	宫	五	脾	口	肉	思	歌	脊	哕
金	西	秋	燥	马	谷	腥	辛	白	商	九	肺	鼻	皮毛	忧	哭	肩背	咳
水	北	冬	寒	彘	豆	腐	咸	黑	羽	六	肾	耳	骨	恐	呻	腰股	慄

中医的五行学说和阴阳学说一样，同样是指导中医临床工作的。举例来说，如木性条畅，肝气也应舒畅，郁则为病，治以疏肝理气；木能克土，肝病可以犯脾，未犯前，就应当预先防止，已发现脾病时，则宜疏肝健脾；水能生木，所以肝虚的病症，可用滋肾的方法来柔肝；金能克木，则肝旺的症候，可用佐金平肝法。其他脏病，如肺劳用培土生金法，脾泻用益火培土法，都是按照五行相生、相克的道理处理的。从这些治法的运用上，也可说明一个问题，即中医非但不把内脏孤立起来，而且极其重视内脏之间的密切联系，常常在甲脏有病时，从乙脏或丙脏来进行治疗，因而有“隔一”、“隔二”和“虚则补其母，实则泻其子”等方法。

再从五行与人体脏腑、体表器官的联系来说，如目属于肝，因内热而引发的目赤羞明，多用清肝法；肌肉属于脾，形体消瘦羸弱，多用补脾法。又如肝主风，凡有头晕目眩等肝风上旋的症状，多用柔肝熄风法；脾主湿，凡有胸腹胀满、小溲短少等阻滞症状，多用健脾理湿法。这些都是用五行来分析归纳的。当然，不是说所有治法不能离开五行，而且也不容许任何病症都机械地搬用五行，而是应该根据具体情况加以灵活应用。

中医的五行学说虽以五种物质作基础，配合内脏加以演绎的，但并非表示该脏器就由那种原素所构成，只是用来说明其性质。前人指出五行的性质是：木气正直，其性柔和，其用曲直，其化生荣；火气升发，其性急速，其用燔灼，其化蕃茂；土气平厚，其性和顺，其用高下，其化丰满；金气莹明，其性刚劲，其用散落，其化坚敛；水气内明，其性流下，其用流溢，其化坚凝。这里所说的气意思就是本能，性是性情，用是作用，化是变化，每一行的性情、作用和变化都是根据本能来的。例如木的本能是正直的，所以它的性情也柔和顺物，它的作用在曲中求直，它的变化为生气荣茂。因而结合到五脏，在病变方面就主张木郁达之、火郁发之、土郁夺之、金郁泄之、水郁折之。无非根据五种不同性质，使其畅达、发扬、疏利、肃降和疏通，以恢复它的本能。

阴阳要平衡，五行也必须求其平衡。所以《内经》又指出了五行的平气和太过、不及现象，如说："平气如何？木曰敷和，火曰升明，土曰备化，金曰审平，水曰静顺；太过，木曰发生，火曰赫曦，土曰敦阜，金曰坚成，水曰流衍；不及，木曰委和，火曰伏明，土曰卑监，金曰从革，水曰涸流。"这些名词，都是用来形容五行的正常和不正常的现象。比如木得其平，便敷布和气，故曰敷和；木气不及则阳和委屈，称为委和；如果有余，则生发无制，故称发生。在研究五行的时候，对这方面能够细细体会，便易掌握其运用规律。

三、经络

经络学说也是中医理论体系中重要的组成部分，《内经》上说："经脉者，所以决死生，处百病，调虚实，不可不通。"又说："十二经脉者，人之所以生，病之所以成，人之所以治，病之所以起，学之所始，工之所止也，粗之所易，上之所难也。"郑重地指出了经络的重要性，为医者必修的一门课程。它和阴阳、五行学说一样，贯穿在中医的生理、病理、诊断、治法、药物等各个方面，并起有重大的作用。

经络，直者为经，横者为络，网罗全身，错综联系。它的作用是内属脏腑，外络形体，行气血，营阴阳，濡筋骨，利关节。全身经络，主要的

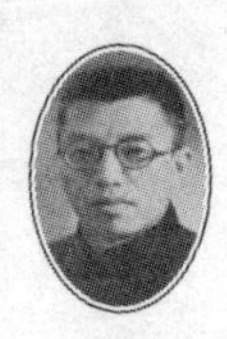

为十二经脉、十二经别、十二经筋和奇经八脉。其中十二经脉分为六支阳经、六支阴经，逐经相传，循行脏腑、头面、四肢；经别是十二经脉的别出，在阳经和阴经之间构成表里配合，着重于深部的联系；经筋是起于肢末，行于体表，着重于浅部的联系；奇经八脉则为调节十二经脉的。所以经脉是气血运行必由的通路，贯穿在人体内外、上下、左右、前后，从而将人体各部分包括五脏、六腑、头面、躯干、四肢、九窍等，联系成为有机的统一整体。并由于经络互相衔接，由阴入阳，由阳入阴，从里走表，从表走里，自上而下，自下而上，气血流行，循环不息，所谓阴阳相随，内外相贯，如环无端。

人体生理功能，是以五脏六腑为主，但使人体内外、上下保持着平衡的协调，进行有机的整体活动，则经络起有重要的作用。经络学说，是前人在长时期的临症实践中根据无数病例治疗效果的分析研究而形成的。故用经络来分析证候，也能作为辨证论治的准则之一。一般外邪的传变，大多通过经络由表入里，由浅入深。如以真中风病来说，轻者中络，症见肌肤麻木，口眼㖞斜；稍重中经，症见左瘫右痪，身重不胜；再重则中腑、中脏，症见口噤、舌强、神昏不醒、便溺或阻或遗。又如自内脏发生的疾病，同样会在所属经络反映出来，如肺、心有邪，其气留于两肘，肝有邪其气留于两胁，脾有邪其气留于两髀，肾有邪其气留于两腘。气留则痛，临症上常可遇到。

在临症治疗上，经络也是重要依据之一。大家熟悉的针刺手上合谷穴，能治龈肿齿痛；刺足三里穴，能治胃病，这些都是通过经络所起的作用。此外，经络与处方用药也有关系，如中药学上将药物的主治功能分属十二经，见哪一经病用哪一类药。像麻黄入太阳经，葛根入阳明经，柴胡入少阳经。以上三药均能治疗风寒头痛，如痛在后脑及项者，属太阳经，用麻黄；痛在前额及眉棱骨者，属阳明经，用葛根；痛在头之两侧或一侧者，属少阳经，用柴胡。其他尚有一些药常用于某种病症，成为某种病的主药，如辛夷用于鼻塞，荔子核用于疝气，姜黄用于手臂痛，狗脊用于背脊疼痛等，都是从分经上来的。

一般认为经络学说专门指导针灸治疗的理论根据，这是不全面的。中医无论内科、外科以及妇、幼、推拿、正骨各科，从来没有脱离以经络学说为指导的范畴。经络学说的重要性，在长期实践中已经证明其实际价值，近来通过中西医密切合作，在实验研究中也初步证实了好些问题。如针刺委中、内庭、足三里等穴后，胃的蠕动、波速、波辐、胃张力及排空时间均有显明变化；针刺合谷、三阴交等穴，可使子宫收缩加强和间隔缩短；针刺膻中、天突、合谷、巨阙等穴，在X线下观察到食管壁蠕动增强，食管腔增大，能缓解吞咽困难的痛苦等。这些不仅说明了针刺对内脏活动的影响，也说明了经络与脏器的关系，值得注意。

四、预防

预防的目的，为消灭疾病，保障健康。《内经》里很早就提到了："圣人不治已病治未病。病已成而后药之，譬犹渴而穿井，斗而铸兵，不亦晚乎。"在《内经》的预防思想指导下，历来有关个人卫生和公共卫生的知识，如在《千金方》等书内早有记载。现在重点谈谈中医预防的基本精神。

第一，前人认为疾病的发生，除日常饮食起居不节外，与自然界气候变化有密切关系，而本身的体力强弱尤为主要因素。故保持健康，首先要充实精力，其次应避免外邪的侵袭。《内经》上曾说："邪之所凑，其气（指人身精气）必虚。"又说："虚邪贼风，避之有时，恬惔虚无，真气从之，精神内守，病安从来。"还指示了适应四季正常气候来锻炼身体的方法，如春夏宜保养阳气，秋冬宜保养阴气，以及春气养生，夏气养长，秋气养收，冬气养藏之道。务使内外环境互相适应，达到预防疾病，从而健康长寿，这是中医预防的基本理论。

第二，早期治疗，认识到有病即治，事半而功倍。如《内经》指出："邪风之至，疾如风雨，故善治者治皮毛，其次治肌肤，其次治筋脉，其次治六腑，其次治五脏。治五脏者半死半生。"这是说外邪侵害人体，多从表入里，病在皮毛即当急治，拖延下去便逐步深入，等到传入脏腑，病就严重而难治了。所以，预先给予医疗，防止疾病恶化，对于临症工作来说，是十分重要的。

第三，疾病的发生、发展均有它的规律，掌握病情，必须有预见性。例如《金匮要略》上说："见肝之病，知肝传脾，当先实脾。"因为肝病往往影响到脾，如果治肝病的时候照顾到脾，使脾不受到损害，那么就可不让肝病传变，容易痊愈。中医在临症工作上十分重视病邪的发展，并强调要及时控制其变化。在《伤寒论》和温病学方面有很多地方讨论这些问题。此外，在切脉、望舌等诊断方面也经常指出病邪传变的预兆，足供参考。

由此可见，中医的预防，分未病预防和已病防治两个方面，预防疾病的发生是主要的，如果已经得病那就要将预防精神贯彻到治疗方面去，也

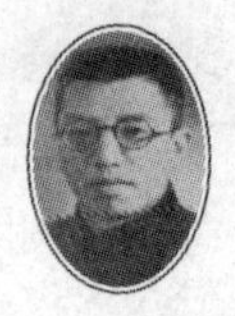

就是在治疗时努力防止疾病向坏的方面发展。这种寓预防于治疗之中的医疗方法，也是中医特点之一，并在这方面积累有丰富的经验。

第三节 生 理

一、五脏六腑（包括奇恒之腑）

中医重视内脏的生理功能，并重视内脏病理变化的反映，还重视内脏之间和内脏与形体各组织的联系。根据内脏的性质和作用分为五个脏、六个腑，又把另外的一部分称为奇恒之腑和传化之腑。

五脏是心、肝、脾、肺、肾，六腑是胆、胃、小肠、大肠、膀胱和三焦，五脏中还有心包络，为心的外卫，也有把它独立起来，与五脏并列，称为六脏，唯心包络的功能和病变总是与心脏相一致的。脏和腑俱为内脏，其区别是：五脏藏精气而不泻，六腑传化物而不藏。凡具有出纳转输、传化水谷功能的脏器，归属于腑；没有直接传化水谷而具有贮藏精气功能的脏器，归属于脏。

1. 心 心生血，主藏神。为人体生命活动的主宰。心脏本身不健全，或受情志的刺激，或因病邪的侵犯，就会出现心悸、惊惕、失眠，或善忘、喜笑失常，或谵语、神识昏迷等症。心脏有了病变，不仅本身无以自主，并能影响其他脏腑的活动，使之发生紊乱。

2. 肝 肝藏血，主谋虑。肝性刚强，故又有将军的称号，当受到精神刺激时，往往影响其正常功能而发生恼怒、头胀等症，甚至火气上逆而发生吐血。肝又为女子的“先天”（即有生殖功能在内的意思），故调经、种子必须重视对肝脏的治疗。

3. 脾 脾统血，主运化。维持生命的力量主要是营养，脾能消化水谷，把食物的精华运输到全身，故被称为“后天”之本。倘脾的运化能力不足，则食后作胀，因而引起肌肉消瘦，精神疲乏。脾又主运化水湿，水湿停滞的症状，如胸闷呕恶，大便泄泻，肌肤浮肿，大多由于脾弱所致，因此利湿常用健脾方法。

4. 肺 肺主气，司清肃。肺气不降，最易引起咳嗽、气喘，在虚证的情况下，又常见少气、言语低怯无力。肺对于心脏所主的血液循行，有调节作用，前人为了形容两者间的密切关系，曾把心脏称作君主，肺脏称作相辅。

5. 肾 肾藏精，主作强。肾脏对于人的精力充沛起有积极作用，肾虚则脑转、耳鸣，目无所见，腰痛、腿酸、懈怠思卧等症均起。肾为男子的“先天”，与女子以肝为先天的意义相同，即指生死功能而言。故性欲衰退及滑精、精寒、早泄等症，都从肾脏治疗。肾与其他内脏有一不同的特点，即肾有两枚，左者为肾，右者为命门，肾主阴，命门主阳，故肾又有“水火之脏”之称。临症上一般所称的真阴、真阳亦即指此。

6. 胆 胆为清净之腑，主决断。胆与肝为表里，肝气虽强，非胆不断，肝胆相济，勇敢乃成。人身心为“君火”，胆与命门为“相火”，胆火偏亢，则出现急躁易怒，头胀、胸闷、胁痛、口苦、呕吐苦水等症。

7. 胃 胃为水谷之海，主受纳。胃与脾为表里，前人虽分胃司受纳，脾司消化，但胃的基本功能既能受纳，亦能消化，故脾胃往往相提并论。并认为不能受纳，也就谈不到消化，因而又说“纳谷者昌，绝谷者亡；有胃气则生，无胃气则死”，把胃的功能看得非常重要。

8. 小肠 小肠为受盛之腑，主化物。小肠承受胃中腐熟的水谷，进一步分别清浊，使精华归于五脏贮藏，糟粕归于六腑排泄，并将糟粕中的水液归于膀胱，渣滓归于大肠。这些都是小肠化物的工作。

9. 大肠 大肠为传导之腑，主排泄。大肠接受小肠糟粕，负责输送排泄，为整个消化过程的最后阶段。由于大肠的功能是传导糟粕，职司大便，故凡大便闭结，或泄泻，以及痢疾和便血等，都从大肠着手，而有通导、润泽、固涩等不同的疗法。

10. 膀胱 膀胱为州都之官，司气化。膀胱为水液潴汇之处，气化不利，则小便癃闭；气化不约，则遗溺、小便不禁。但膀胱的气化与肾有关系，肾气足则能化，肾气虚则不能化，故治小便不利或不禁，有时应用温肾之法。

11. 三焦 三焦为决渎之官，主行水。三焦由上焦、中焦、下焦三部分组成。它的主要作用为疏通水道，例如治停水胀满，常用利气来帮助行水，所谓利气，多用疏畅三焦的药物。

每一个脏或每一个腑都有它的主要功能，并在相互协作中进行的。故脏与脏之间有“相主”关系，如肾为心之主，心为肺之主，肺为肝之主，肝为脾之主。主是主持的意思，即相互约制，以维平衡的作用。脏与腑之

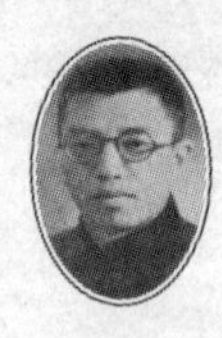

间也有"相合"关系，如肺合大肠，心合小肠，肝合胆，脾合胃，肾合膀胱。合是配合的意思，说明以脏为体，以腑为用，配合起来以完成二者的综合功能。脏为阴属里，腑为阳属表，因而这种配合也叫"表里"。

脏腑虽然处于体内，但与形体的各组织和器官有密切联系，所以观察形体各组织和器官的表现，可以测知脏腑的情况，这在诊断上具有重要意义。内脏与形体各组织、器官的关系，在临症上比较常用的，如：肝开窍于目，其充在筋，其华在爪；心开窍于舌，其充在脉，其华在面；脾开窍于口，其充在肉，其华在唇；肺开窍于鼻，其充在皮，其华在毛；肾开窍于耳，其充在骨，其华在发。又脾主四肢，并以关节处两肘属心、肺，两腋属肝，两髀属脾，两腘属肾，等等。

脏腑之外尚有奇恒之腑，即脑、髓、骨、脉、胆、女子胞。奇恒的意义是似脏非脏，似腑非腑，形虽似腑而作用似脏；是异乎寻常的一种内脏。它们在人体中也是极其重要的部分。这些奇恒之腑并不是孤立的，和脏腑都有联系，比如脑和心、肝有关系，又因脑和髓有关，髓又和骨有关，骨属于肾，脑又和肾有关；女子胞即子宫属肝，由于行经、养胎等与血有关，故又和心、脾有关了。与奇恒之腑对称的还有传化之腑，即胃、大肠、小肠、三焦、膀胱，这五个腑，在六腑中都是属于消化系统。如上所述，全身组织都是有机的联系，是完整不可分离的。

熟悉五脏功能之外，还须明白五脏的性质，这种性质好像一个人的性格，根据它的性质来调整其失去平衡所产生的病变，可以证明是完全正确的。例如：肝的性质喜条达，心的性质喜宣明，脾的性质喜健运，肺的性质喜清肃，肾的性质喜润下。在治疗上就有一个规律：肝欲散，宜食辛以散之，肝苦急，宜食甘以缓之；心欲软，宜食咸以软之，心苦缓，宜食酸以收之；脾欲缓，宜食甘以缓之，脾苦湿，宜食苦以燥之；肺欲收，宜食酸以收之，肺苦气上逆，宜食苦以泄之；肾欲坚，宜食苦以坚之，肾苦燥，宜食辛以润之。

根据五脏生理的正常活动现象和某种反常情况结合起来，可以探测内脏的病理变化，前人对这方面曾有很多的经验。如上所说，心藏神，多笑知其神有余，悲哭知其神不足；肺主气，咳嗽气喘知其气有余，少气呼吸不利知其气不足；肝主血，易怒知其血有余，恐怯知其血不足；脾主形，腹胀、小便不利知其表有余，四肢不用知其形不足；肾主志，腹泻胀满知其志有余，厥逆知其志不足。又如：胸腹胀满，语声重浊不清，知其中焦积湿；语言低微，不能接续，知其气分极虚；言语不避亲疏，衣被不自盖复，知其神识已乱；大便泄泻无度，知其大肠不固；小便不禁，知其膀胱不能约束。还有如：头为精明之府，头垂不举，目陷无光，知其精神极疲；背为胸中之府，背部伛偻，两肩下垂，知其脏气无力；腰为肾之府，腰痛不能转侧，知其肾脏已虚；膝为筋之府，关节屈伸不利，行走俯伏，知其筋腱无力；骨为髓之府，不能久立，行立振掉，知其骨弱不强。诸如此类，所谓有诸内者形乎外，故可从外部来探知其内情，在临症上有很大帮助。

二、十二经脉（包括奇经八脉）

与脏腑有密切联系，脏腑也需要它来和各个组织取得密切联系，这就是经络。经络是经脉和络脉的简称，经脉上下直行，络脉左右横行，用粗浅的比喻来理解，经似地上的长江大河，络似江河之间的溪流沟渎，上下衔接，左右贯通，好像一个环子，周流不息，循行无端。

经络相当复杂，主要的有十二支，称做正经，即手太阴肺经，手少阴心经，手厥阴心包络经，是为手三阴经；手太阳小肠经，手少阳三焦经，手阳明大肠经，是为手三阳经；足太阴脾经，足少阴肾经，足厥阴肝经，是为足三阴经；足太阳膀胱经，足少阳胆经，足阳明胃经，是为足三阳经。这十二经的循行路线，有一个简单的口诀："手之三阴，从脏走手，手之三阳，从手走头；足之三阳，从头走足，足之三阴，从足走脏。"就是手阴经从胸走手而交于手阳经，再由手阳经从手走头而交于足阳经，再由足阳经从头走足而交于足阴经，再由足阴经从足走内脏而交于手阴经，成为一个循环。把十二经分开来说，由手太阴而手阳明，而足阳明，而足太阴，而手少阴，而手太阳，而足太阳，而足少阴，而手厥阴，而手少阳，而足少阳，而足厥阴，而手太阴。这样，循环不息地由阴入阳，由阳入阴，从表走里，从里走表，自上而下，自下而上。

一般以为经络适用于针灸，殊不知经络由于循行全身，很自然地把全身划分为若干区域，并建立起体表和内脏的表里关系，因而可从某一区域内所发生的症状，测知发病的经、脏，并能根据这一经、脏来进行治疗，所以在内科临症上也占重要地位。例如十二经的发病：肺手太阴经发病常见喘咳，缺盆中痛，臑臂内侧前缘痛厥，掌心发热；大肠手阳明经发病常见齿痛喉痹，肩前臑内作痛，食指痛不能动；胃足阳明经发病常见鼻衄，口祸，唇内生疮，膝膑肿痛，沿膺乳股经外侧足背皆痛，足中指不能

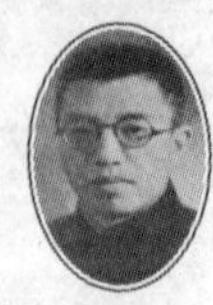

屈伸；脾足太阴经发病常见舌本强硬，胃脘痛，股膝内侧发肿厥冷，足大趾不能运用；心手少阴经发病常见心痛，胁痛，臑臂内侧后缘痛厥，掌心发热；小肠手太阳经发病常见咽痛，颊肿，肩臑、肘臂外侧后缘疼痛；膀胱足太阳经发病常见头痛，项强，腰脊痛，尻腘腨足等部均痛，足小趾不用；肾足少阴经发病常见咽肿，烦心，脊股内侧后缘疼痛痿厥，足心热痛；心包手厥阴经发病常见手心热，肘臂拘挛，腋下肿，胸胁胀满；三焦手少阳经发病常见耳聋，喉痹，颊痛，耳后、肩臑、肘臂外侧均痛，无名指不用；胆足少阳经发病常见头痛，眼外角痛，腋下肿，胸胁髀膝外侧直至胫骨外踝前皆痛；肝足厥阴经发病常见喉干，胸满，疝气，遗尿，或小便不利。以上十二经病症，均可就其何处痛，何处热肿，分别治疗所属的各经、脏，了如指掌。

十二经有别行的一部分，出入阴经和阳经之间，作为中途联系的通路，比较络脉为深长，称做“经别”。经别之外，又有循行体表不入内脏，起于四肢末梢，行于四肢腕、肘、腋、踝、膝、股之间，与经别走入深部恰恰相反的，称做“经筋”。还有十五络为经脉传注的纽带，络和孙络错综分布于诸经之间。

十二经称为正经，与它相对的有“奇经”，包括督脉、任脉、冲脉、带脉、阳脉、阴脉、阳维脉、阴维脉，称做奇经八脉，可补正经的不足。八脉中督脉沿脊内行于身后，主一身之阳；任脉沿腹内行于身前，主一身之阴；冲脉走腹内散于胸中，为十二经的冲要，皆起于会阴部，所谓一源而三歧；带脉则环绕季胁下，犹如束带，总约诸经；有捷的意义，其脉行于肢体外侧称阳，行于内侧的称阴；维有维系的意义，维系诸阳经的为阳维，维系诸阴经为阴维。八脉中督脉、任脉和十二经组合，称为十四经，最为重要。

十四经各有穴位，穴有孔隙的含义，故也称“孔穴”。这些穴位联属在一定的经脉上，为脏气输出而聚集于体表的部位，故又称“腧穴”和“经穴”，腧即转输的意思，因而或作“输穴”，并简写为“俞穴”。十四经共有三百六十多穴，各有专名，兹简单地介绍各经起止穴位和总穴数如下。

1. 手太阴经 起于中焦中府穴，止于拇指少商穴，共11穴。

2. 手阳明经 起于食指商阳穴，止于鼻旁迎香穴，共20穴。

3. 足阳明经 起于目下承泣穴中，止于次趾厉兑穴，共45穴。

4. 足太阴经 起于大趾隐白穴，止于胸胁大包穴，共21穴。

5. 手少阴经 起于胸中极泉穴，止于小指少冲穴，共9穴。

6. 手太阳经 起于小指少泽穴，止于耳前听宫穴，共19穴。

7. 足太阳经 起于眼内角睛明穴，止于小趾至阴穴，共67穴。

8. 足少阴经 起于足底涌泉穴，止于巨骨下俞府穴，共27穴。

9. 手厥阴经 起于胸中天池穴，止于无名指中冲穴，共9穴。

10. 手少阳经 起于无名指关冲穴，止于眼外角丝竹空穴，共23穴。

11. 足少阳经 起于眼外角童子髎穴，止于小趾、次趾窍阴穴，共44穴。

12. 足厥阴经 起于大趾大敦穴，止于胸中期门穴，共14穴。

13. 督脉 起于尾骶端长强穴，止于唇内上龈龈交穴，共28穴。

14. 任脉 起于两阴间会阴穴，止于唇下承浆穴，共24穴。

脏腑与经络，在生理方面有不可分割的关系，喻嘉言曾说："治病不明脏腑经络，开口动手便错。"但明白脏腑经络以后，又究竟如何来应用于临症呢？现在举肝作例子来说明。从脏腑和经络的生理和病理方面，对于肝病的认识可分如下数项。

（1）依据"肝藏血"，又"其化为荣"。认识到贫血与肝有密切关系。

（2）依据"肝者罢极之本，魂之居也"，又"谋虑出焉"。认识到肝病与疲劳和情绪极有关系。

（3）依据"肝者将军之官"，又"在志为怒"。认识到肝气善于横逆冲激。

（4）依据"其性为暄"又"此为阴中之少阳"。认识到肝病能发生"火"的症状。

（5）依据"风气通于肝"，又"其用为动"。认识到肝病又能发生"风"的症状。

（6）依据"春三月此为发陈，逆之则伤肝"，又"其令宣发"。认识到肝病会有气血不能条达和郁结的现象。

（7）依据"肝开窍于目"，又"其华在爪，其充在筋"。认识到肝病能影响眼目和筋膜。

（8）依据"肝足厥阴之脉，循阴股，入毛中，过阴器，抵小腹，上贯膈，布胁肋，循喉咙之后，上出颃颡，连目系，上出额，与督脉会于巅"。认识到肝病又可影响到头面、巅顶、胁肋、小腹、前阴和下肢等部。

此外，依据五行生克规律，"水生木、木克土"。认识到肾阴亏乏能

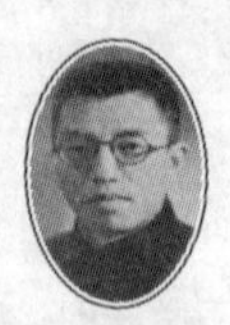

生肝病，肝病易使脾胃受害，因而有阴虚肝旺，肝胃不和等名称。这样，根据肝脏和肝经的生理功能及病理变化去认识肝病，就成为治疗肝病的一套理论。以此作为依据，从而分析症状，考虑治法，就可头头是道了。

三、气血

气和血并重，更把气作为血的统帅，这是中医生理上的一种认识方法。气的名称相当多，有元气、真气、精气，这些都是指整个人体内气血和其他物质及能力，名虽异而实为一种。另有阳气、阴气之称，这是从元气内分别两大作用，说明一种能保卫体表，另一种能保持精力不使亏耗，故也叫真阳、真阴。还有宗气、中气，是指元气中有一部分属于上焦肺，另一部分属于中焦脾胃，所以亦叫肺气、胃气。概括地说，均为元气。

气血的气，有些地方代表能力，有些地方代表物质，因而有气属无形、血为有形的说法。我们的体会，前人把气和血对等提出，血是物质，气也应该是物质，气所发生的作用就是“能力”。血液循行脉内全身受其营养，气能改善血液的功能和帮助血液的正常运行，二者是构成人体正常生理活动的重要因素，《内经》说：“血主濡之，气主煦之。”这就说明二者是绝对不能分离的。假使气受到心理上、环境上的刺激，无论情志方面的喜、怒、哀、乐，气候方面的冷、热，以及工作方面的劳逸，都会影响到血。因此，前人特别重视气，称做“气为血帅”，又说“百病皆生于气”。

一般地说，血分病虽当用血分药治疗，但还有理气和血、行气逐瘀、血脱益气等治法，这是因为气行则血行，气滞则血滞，要使血液循行正常，先使气机疏畅；要使瘀血排除，先使气分通利。在出血不止的症候，还能用补气药来帮助收摄；严重的贫血，根据阳生则阴长的道理，同样需要用补气药来加速恢复。这些方法，在临症上都是很有效的。

中医临症时所称的气，多数是指脏腑功能的障碍或消化不良等产生的气体。常见的如胸膈痞闷，胁胀脘塞，筋脉不舒，腹内攻冲响鸣，用气滞、气壅、气郁、气积、气聚、气闭等名词，作为病理的解释。发生这些症状的病症，也就多用气字为病名，如气厥、气膈、气胀、气臌、气呃、气淋、气秘、气瘿、气疝和肝气、胃气痛等等。举例来说，临症所见的厥证、膈证、臌胀病等，它们的成因有多种，其中属于气分酿成的，只要调畅气机，症状就能消失，因而又有舒气、疏气、调气、理气、行气、散气、顺气、降气、破气等多种治法。所以生理上所说的气和病理所说的气意义不同，应予区别。

血液的作用，《内经》上指出："目受血而能视，足受血而能步，掌受血而能握，指受血而能摄。"说明全身都靠血液营养，所以又说："以奉生身，莫贵于此。"在生理方面，特别指出："心生血，肝藏血，脾统血。"凡是心脏衰弱或血亏，循行失调，会出现心悸、惊惕、脉来歇止；当精神过度刺激影响"肝藏血"的职守，容易引起吐衄；在脾脏功能发生病变，也会失其统摄作用，产生大便出血和妇女月经过多及崩漏等症。治疗上常用的和血、养血和引血归经方法，大多是针对心、肝、脾三脏而用的。对于虚损症采用治疗心、肝、脾的方法不能收到效果时，又把目标移转到肾，着重"先天"，如《圣济总录》所说："嗜欲不节，劳伤肾气，精血耗竭，脏腑虚损，血气不能充养。"

血液得寒则凝滞，得热则妄行，这寒和热包括外界的寒邪和热邪，饮食的寒凉和辛热，以及体质的偏寒、偏热和肝火偏旺等。故血病主要分为瘀血和出血，当然与气也有密切关系。血虚多起于疲劳过度、创伤出血过多和病后及妇人产后，当已经成为血虚证时，就须从心、肝、脾三脏治疗，必要时并应进一步从肾脏治疗。

四、精气神

精、气、神，中医称为三宝，就是说明这三者对于人体极为重要。气在上面已经说过，现在先谈精，精是人体生长、发育以及生殖能力的物质基础。中医把精归于肾脏，《内经》说："肾者主水，受五脏六腑之精而藏之。"又说："肾者主蛰，封藏之本，精之处也。"又因"两精相搏，合而成形"和"人始生，先成精"，然后脑、髓、骨、筋、脉、皮肉、毛发等形体组织逐渐生成，精为生命的基础，所以称肾为"先天"。待到出生以后，便靠饮食来给养，这是脾胃的作用，故称脾胃为"后天"，并在临症上认为先天不足，可用后天来调养。

精，对于体力有密切影响，故患有遗精的人，多呈腰酸、背痛、足软、腿弱；严重的神疲力乏、气短、肌肤不润泽、耳鸣、目无精光、不能久立，称做"精极"。由于肾主藏精，一般对上述症状称之为肾亏，以补肾为主。

必须指出，中医书上有很多地方是指广义的精，就是指人体的精气。

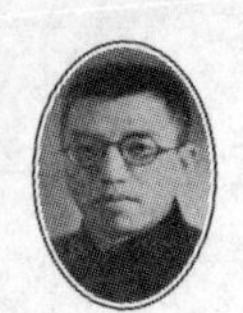

如《内经》说："精气夺则虚。"又说："精气竭绝，形体毁沮。"在疾病方面，如说"冬不藏精，春必病温。"及"尝富后贫，名曰失精"等等。也有单指一种物质的，如说："热者邪气也，汗者精气也。"这些都不能和狭义的精混为一谈。

次谈神，前人认为人体的各组织都是有形的，还有一个高级的、无形的一种能力在主持活动，称它为"神"。假使神能充旺，内脏和形体就活泼，神一涣散，一切不起作用了。神在内脏方面的活动，《难经》上曾指出："脏者人之神气所舍藏也，肝藏魂，肺藏魄，心藏神，脾藏意与智，肾藏精与志也。"可知中医所说的魂、魄、意、志等是用来区别各脏的活动现象的，名称虽有不同，总的说来只是一个神。由于心脏统率内脏，故一般以心脏的神来概括其他四脏的神，而且彼此之间有密切关系。《内经》说："生之来谓之精，两精相搏谓之神，随神往来者谓之魂，并精而出入者谓之魄。所以任物者谓之心，心有所忆谓之意，意之所存谓之志，因志而存变谓之思，因思而远慕谓之虑，因虑而处物谓之智。"这一系列的思想意识活动，都是神的作用。

神发生病变，便会产生胸膈烦闷，两胁不舒，精神不能自主，手足无力，狂妄不识人，记忆力衰退，前阴萎缩，腰脊酸痛不能俯仰转侧等一系列的症状。成方中如朱砂安神丸、琥珀定志丸等，均是治疗这种病的。但是，神不是空洞的，需要物质来营养，《内经》所说："五味入口，藏于肠胃，味有所藏，以养五气，气和而生，津液相成，神乃自生。"这就在治疗神病时候，不能单靠安神定志，必须结合养血、补气等方法了。

精、气、神三者有着链锁性的关系。气生于精，精化为气，精气充盛，神自活跃，反之，神不充旺，定然精气不足。同时神如活动过度，也能影响精气，从而使形体衰弱。所以在养生和治疗方面，又须互相照顾。

五、津液

津和液是两种不同性质的液质，但不等于一般所说的水分。《内经》指出："三焦出气，以温肌肉、充皮肤为津，其留而不行者为液。"故津液亡脱，在津为腠理开、汗大泄，在液为身体萎枯，毛发憔悴，耳鸣、胫酸，骨属屈伸不利。

津液可以转化为血，故《内经》说："夺血者无汗，夺汗者无血。"因而中医有津血同源的说法，理由是亡血有吐、衄、便、溺四大症，亡津亦有呕、吐、消、汗四大症。吐血出于贲门，与呕吐同；鼻衄名为红汗，与汗出同；便血出于大肠，与下利同；溺血出于胞中，与下消同。两者相比，性质相似。故保津即所以保血，养血亦可以生津，临症上常把亡血和亡津液并提，在《伤寒论》上主张亡血家不可发汗，在温病学方面主张留得一分津液便有一分生机，两者的见解是一致的。

津液也能化为汗、涕、泪、涎、唾，主要是属于肾脏，故称肾主五液。脾阳虚弱的人，津液不化，还能凝聚成痰饮，痰饮内阻，津液无以上升，口干不欲饮，当用温药和之。

临症上常见的津液缺少症状为口渴，多由热性病引起，常用的生津药，为石斛、麦冬、玉竹、天花粉一类。但轻浅的口渴不一定用生津药，清热则津自回转，生津药性多黏腻，用时应考虑有无流弊。口渴严重的非生津能治，又当进一步与养血、养阴同用。

第四节 病因

一、外因

病因就是致病因素，分为内因、外因、不内外因三种。凡病从外来者为外因，病从内起者为内因，不属以上范围内的如意外创伤和虫兽伤害等为不内外因。

外因方面以六淫为主，即风、寒、暑、湿、燥、火。寒、暑、燥、湿、风本为一年四季的常气，春主风、夏主暑、长夏主湿、秋主燥、冬主寒，在正常的情况下称为五气。又因暑即是热，热极能化火，其余风、湿、燥、寒在一定条件下亦能化火，因而又将“火”加入，一般称作“六气”。六气本为正常气候，亦称“正气”，如果非其时而有其气，便是反常气候，就叫“邪气”，如风邪、暑邪、湿邪之类，又因这种现象都是越出常轨，故又叫“六淫”。

六淫是外感的主要因素，当人体内外环境失调时，感受六淫后即能发病。其中除暑和燥二气在夏秋季节外，风、寒、湿、火四季均能发现，故外感病因又以这四气为最多。

1. 风 风性多动善变，流行最广，常因季节不同，跟着气候转化，而

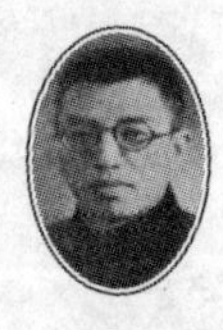

有风温、风热、风寒之异。又常与其他邪气结合为风暑、风湿、风燥、风火等，故前人称风为百病之长。

感染风邪发病，轻者在上焦气分为伤风，出现恶风、发热、头痛、鼻塞、流涕、咳嗽、声重。重者在经络脏腑为“中风”，出现口眼㖞斜，语言謇涩，半身不遂，猝然倒仆，轻微的移时即能苏醒，严重的不省人事。但这种“中风”（中医称之为“真中风”）与由于内因引起者不同，必有“发热或不发热、有汗或无汗”等表证可辨。

风从内生的，多由阴血亏损或痰火热甚所造成，使人昏厥、惊搐、晕眩、麻木、角弓反张等，虽似风的症状，但与外风截然不同，称做“内风”。

2. 寒　寒为阴邪，性主收引。伤于体表者为伤寒，呈现恶寒、发热、头痛、身体疼痛、脉象浮紧、舌苔白腻等症状。直接伤于里者为“中寒”，呈现呕吐清水、腹痛、肠鸣、大便泄泻，并有严重的肢冷、脉伏。

祛散寒邪，只有辛温一法，但伤寒以解表为主，中寒则宜温中回阳。伤寒传变可以化热，不能固执温散，中寒很少化热，且常使阳气日渐衰退。

寒邪最易伤阳，而阳气衰弱的亦能产生寒象，如呕吐、腹痛、泄泻、肢冷等症，这是寒从内生，故称做“内寒”。由于这种寒根本上由于阳虚引起，故治以扶阳为主，与中寒的温法有所区别。

3. 暑　暑是夏令的主气。根据《内经》说：“在天为热，在地为火，其性为暑。”又说：“先夏至日为病温，后夏至日为病暑。”可知暑病就是热病，仅是季节上的分别而已。故感受暑热，多见壮热、口渴、心烦、自汗等的热症，由于暑热伤气，影响心脏，又常兼见喘喝、脉洪而虚。

暑热挟风伤表，影响上焦，类似风温初起，有恶风、身热、口渴、自汗等症。倘在烈日下长途奔走，或在田野劳动，感受暑热，则身热口渴，头痛，气粗，体重肢软，精神倦怠，小便短赤，这就称为中暑，也叫中暍。体质素虚，过度劳累，汗多心弱，亦能头晕，心烦，倒地不省人事，冷汗不止。

中暑是热证，多因动（如烈日下劳动奔走）而得之，阳主动，故也称阳暑；相反地，暑令有静而得病的，即避暑于凉亭水榭，或贪凉露宿，迎风裸卧，因而发生恶寒、发热、头痛、无汗等症，或因恣啖生冷，再加上腹痛、泄泻的，就称做阴暑。阴暑实际上是一个寒邪证。

暑热之气最易伤气伤阴，稽留不解，能使阴液耗伤，精神疲倦，有如虚痨，称为暑瘵。

暑热往往挟有湿气，这是由于天热地湿郁蒸的结果，或多啖瓜果，内先积湿，再感暑邪，则暑湿愈盛。故暑证常兼胸闷、呕恶等症，前人有治暑必兼治湿的说法。

4. 湿 湿为重浊之邪，黏滞难化。在外因中多指雾露或天雨潮湿，感受者发为寒热，鼻塞，头胀如裹，骨节酸疼。也有因坐卧湿地，居处潮湿，或水中作业，汗出沾衣，湿邪由皮肤流入肌肉、经络，则发生浮肿和关节疼痛重着等症。

嗜食膏粱厚味，或过食生冷瓜果、甜腻食品，能使脾阳不运，湿自内生，称做内湿。内湿在上则为胸闷、气分不畅、痰多；在中则为脘痞、呕吐、饮食呆减、消化不良；在下则为腹满、溲少、大便泄泻；也能上至头为面浮，下至足为脚肿，流窜肌肉经络为四肢酸痛。

湿属阴性，与风邪结合为风湿，与寒邪结合为寒湿，比较易治，若与热邪结合为湿热，则如油入面，急切难解。湿和热性质不相同，湿热病的症状亦多矛盾，例如湿温身热，足冷，口渴喜热饮，舌苔厚腻面黄，治疗时必须双方兼顾。

5. 燥 燥为秋季主气，亦称秋燥。外感秋燥之邪多在上焦，类似伤风，表现为微寒微热，头痛，口干，唇干，鼻干，咽喉干，干咳无痰，或痰少黏滞挟血，大便燥结等。

燥亦为火之余气，热病之后往往发现干燥现象。燥与津血又有密切关系，津血内亏，燥证易起。凡此皆属内伤，不同秋燥时气外乘，故秋燥当于甘凉剂中佐入微辛清泄，此则但宜甘凉清润。内伤燥证范围较广，在外则皮肤干糙，口唇燥裂，目涩，鼻孔觉热；在内则渴饮、善饥，咽干噎膈，便闭，尿黄短涩等。

过服温热之品，或用汗、吐、下法克伐太过，均能伤津亡液，出现燥象，并能酿成痿躄、痉病、劳嗽等重症。

6. 火 从外因方面来说，火是一种热邪，由风、寒、暑、燥、湿五气所化。及其燔灼则充斥三焦，表现为口臭，喉痛红肿，舌生芒刺，胸闷烦躁，口渴引冷，腹满溲赤，甚至发斑发疹，神昏狂乱，迫血妄行，有如燎原之势。

五脏亦能化火，称做五志之火。以肝胆之火（又称“相火”）最为多见，症现目赤，口苦，头昏胀痛，面红耳鸣，睡眠不安，乱梦颠倒，胸闷，胁胀，以及梦遗、淋浊等。不论五气化火或五志之火，多为实火，当

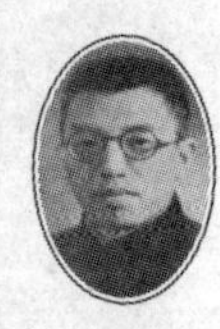

用苦寒直折，不是一般清热剂所能治疗。

阴虚内热，出现潮热盗汗，面颊泛红，虚烦不眠，舌红光剥。或阳虚于下，火浮于上，出现牙痛、心烦、头汗、耳鸣等症，称为“虚火”。虚火是与实火相对而言，实火可泻，虚火当补，实火可降，虚火当引之归原。实火和虚火均有水亏现象，但实火多先火旺而后水亏，其热急；虚火则先水亏而后火旺，其热缓。

外感症由六淫引起，是指风、寒、暑、湿、燥、火之邪侵袭肌表的症候。另有直接侵害内脏的如中寒等，虽属外邪不能认作外感病。同时如内风、内寒、内湿，以及津血内亏之燥，五志内郁之火，虽与六淫的名称相同，但性质不同，应加严格区别。特别是对于外因和内因错杂并见的症候，如外寒和内湿兼病及外寒和外湿兼病，同属寒湿二邪，治法各异，必须分辨清楚。

疫疠之邪，亦为外来致病因素之一。疫是互相染易，不问大小，病状相似，即传染的意思；疠是指自然界一种毒戾之气，危害健康最大，不同于普通的六淫之邪。疠气的发生，多由淫雨、亢旱，或家畜瘟死，秽物腐败等酝酿所成。从性质上分为寒疫和瘟疫两项，多由口鼻吸受，直入肠胃，发病极速。

感染六淫之邪不即发病，经过一个相当时期方才出现病症，例如，冬天受了寒邪，到夏天才生温病；夏天受了暑邪，到秋天才出现暑病。这就称作“伏邪”。伏邪和新感相对，主要是从症状的表里、轻重和传变的迟速来鉴别。以温病为例：新感温病初起多表证，来势较轻，逐渐化热，由表入里，传变也比较慢。伏邪温病初起无表证，一发作后就显出内热甚重，有伤阴耗液的趋势，即使由于新感触动伏邪引发，初起虽有表证，但它的传变也特别迅速。

二、内因

内因以七情为主，还有痰、瘀、寄生虫等，同为重要因素。

1. 七情　七情即忧、思、喜、怒、悲、恐、惊，《内经》上指出：“怒则气上，喜则气缓，悲则气消，恐则气下，惊则气乱，思则气结。”又指出：“喜伤心，怒伤肝，思伤脾：忧伤肺，恐伤肾。”据此，七情发病是一种情志病，是因于外界事物的刺激，使精神上发生变化。由于外界刺激的不同，精神的变化也有不同的反映。常见的症状，如抑郁不乐，喜怒无常，心烦意乱，惊惕善疑，失眠多梦，悲哀哭泣，不饥不食，胸闷太息，严重的神志恍惚，语言错乱，如癫如痴。

七情引起的病变，主要是气的变化，《内经》提出了气上、气缓、气消、气下、气乱、气结，后人根据这些理论又有气滞、气壅、气郁、气闭等名称。总的说来，七情的影响最先是气，气与血是不可分离的，故病情进一步是影响到血。气血受七情影响为病有虚有实，但在初期实多虚少，故以调达气血，使其舒畅和平，实为重要步骤。

七情变化既由外界刺激引起，似可作为外因，但是与一般的外因发病毕竟不一样。外因引起的只要去其外因其病即愈，七情已经在精神上起到变化，并使内在的生活情况改变，即使刺激不再存在时也不能立即恢复。

同样的七情病，由于刺激有强弱，在病症上就有显著的差别。同时，病人的体质和敏感性，对受病亦有极大关系，需要仔细观察。

2. 痰 脾阳衰弱，水湿不化，凝聚成痰；肺热煎熬津液，亦能成痰。痰与内脏的关系，以肺和脾最为密切。

痰的主要症状为咳嗽，阻碍气机肃降则为喘息；亦能流窜经络，出现手足麻木、舌强謇涩、瘰疬瘿瘤等症。若和其他因素结合，有寒痰、热痰、燥痰、湿痰、风痰等，则症状更为复杂了。

痰在病因中占有重要地位，除了因痰生病之外，很多病症均能引起痰浊，既有痰浊必须兼顾。显而易见的如伤风、伤寒，多有咳痰，疏散风寒剂中往往佐入化痰药。中风尤以涤痰开窍为治疗要着。

3. 饮食 饮食为营养的泉源，但恣贪口腹，没有节制，运化不及，亦能致病。如胸膈痞闷，脘腹胀痛，吐逆吞酸，或引起寒热、头痛、泄泻的，称做伤食。

伤食，多成肠胃病。即《内经》所说的“饮食自倍，肠胃乃伤”。也有本身消化薄弱，不能多食，食后饱胀，稍进油腻，大便溏薄，中医称为脾虚。并以能食不消化为胃强脾弱，知饥不能食为脾强胃弱。

4. 虫 以蛔虫、蛲虫、寸白虫等肠寄生虫为常见。多由湿热素重、饮食不洁、杂进生菜瓜果和香燥肥甘等而成。

患有肠寄生虫病的症状，呈现面黄肌瘦，眼眶、鼻下黑色，鼻孔或肛门作痒，唇内生白点如粟粒，食欲减退或异常亢进，有的还嗜食生米、茶叶，腹内阵痛，面部变色。在小儿尤易酿成疳积，腹大坚满，俗呼疳膨食积。

痨瘵即传尸痨，由痨虫传染，病在于肺。症见咳嗽咯血，失音气促，

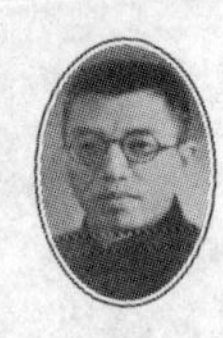

骨蒸盗汗，面色晄白，颧红如妆，伤人最甚。

病因虽分外因和内因，但不能把它们孤立起来看。中医分疾病为外感和内伤两大类，就以六淫和七情作为两者的主因，其实，外因不通过内因不容易侵害人体，同样地内因也往往由外因而引发。同时，除了发病的主因之外，还应当注意其他素因，如生活、营养、居住条件等，均有极大关系。

三、不内外因

疾病的发生，有意外损害，既不属于内因，又不属于外因，称为不内外因。

1. 房室伤 指色欲过度，精气受伤。不仅身体虚弱，还易招致病邪。其症状多为面色憔悴，神情忧郁，腰背酸痛，四肢清冷，梦遗滑精，阳痿早泄，因而引起心悸、盗汗、潮热等。

2. 金刃伤 指刀剑创伤或跌打损伤一类。主要是体表肿痛、出血，或筋伤、骨折、皮烂，或瘀血凝滞等。

3. 汤火伤 指汤水烫伤或火灼烧伤。

4. 虫兽伤 指毒蛇猛兽等咬伤，除了体表受到直接伤害外，还能引起不同程度的中毒。

5. 中毒 一般多指食物中毒或药物中毒，如《内经》所说："诊病不问其始，忧患饮食之失节，起居之过度，或伤于毒，不先言此，猝持寸口，何病能中。"

不内外因和内因、外因也有关系，譬如刀伤后外邪再从创口侵入，能发生严重的破伤风。所以三因中任何一因，都不能把它孤立起来。

三因之说，最早见于《金匮要略》："千般疢难，不越三条：一者，经络受邪入脏腑，为内所因也；二者，四肢、九窍、血脉相传，壅塞不能，为外皮肤所中也；三者，房室、金刃、虫兽所伤，以此详之，病由都尽。"后来陈无择作《三因极一病证方论》（简称三因方），指出："一曰内因，为七情，发自脏腑，形于肢体；二曰外因，为六淫，起于经络，舍于脏腑；三曰不内外因，为饮食、饥饱、叫呼伤气，以及虎狼毒虫、金疮、压溺之类。"以上二说虽然同样分为三因，意义并不一样。《金匮要略》以外邪为主，认为伤于皮肤和血脉为浅，即为外因；由经络入脏腑为深，即为内因。是以病症的部位浅深分内外，不是从病因上分内外。三因方则以天人表里立论，以六淫侵害、病从外来者为外因；七情所伤、病从内生者为内因；而以饮食饥饱等与六淫七情无关者为不内外因。从病因来说，当以三因方的分类较为明确，他在每类之后，还有论有方剂，可以采作参考资料。

四、三因括约

病之来，必有因，一个原因可以生出多种不同的病，而同一病症也可由各种不同的原因造成。所以中医有“异病同治，同病异治”的特点，一个药方能治几种不同的病，有时在一种病上又必须用几个药方来治疗。例如同一热邪，有的表现为发热，有的咳嗽，有的失血，只要求得是热邪，病症虽异都能用清凉剂；又如同一发热，有因热邪、因寒邪、因血症而起的，发热虽同而所以引起发热的原因不同，就不能专用清凉剂退热了。这是说明病因对于治疗的重要性，故治疗任何一种病，首先要把原因弄清楚。

为了便于初步掌握病因，我想把内因、外因和不内外因加以合并和补充，提出十三个纲要，即：风、寒、暑、湿、燥、火、疫、痰、食、虫、气、血、虚，并综合地结合一般治法，加以说明如下。这当然是不够成熟的，而且必须在了解三因以后才能应用，但对临症上尚有一定的帮助。

1. 风 轻者伤于表，症见鼻塞声重，时流清涕，咳嗽；稍重则身热头痛，自汗或无汗。重者中于里，在经络为口眼㖞斜，手臂麻木，肌肉不仁，身体重着；在脏腑为口流痰涎，舌强语謇，昏不知人。

风邪从外来，必须祛之外出，治法不离辛散。在表宜宣肺疏风，在里宜追风达邪。至于治中风而用滋阴熄风、涤痰或降火诸法的，乃属类中风的疗法，当于因虚、因痰、因火各因中求之。

2. 寒 伤于表，症见恶寒身热、头项强痛、体疼、无汗；中于里为呕吐、泄泻、腹痛、四肢厥冷。

寒邪亦为外邪，但性寒易伤阳气，故在表用辛温疏解，在里当温中，倘表里同病，则温中散表并用。

3. 暑 轻者，症见身热汗多，烦渴，倦怠少气；重则为昏倒，壮热，身软，汗出、气粗。

暑虽外邪，性热耗气，不当发汗。轻症宜宣热却暑，重症宜清心涤暑。暑与热的差别在于暑挟湿气，故常佐芳香之品。倘由于贪凉、饮冷而

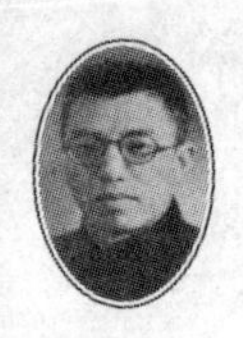

招致的阴暑病，根本上是一种寒证，可参照寒邪治疗。

4. 湿 表湿，症见寒热、头胀如裹、胸闷、体重；内湿，在中焦为胸闷、舌腻、脾胃不和；在下焦为泄泻、足肿，小便不利。积湿成水，则腹部肿胀，或流溢皮肤为上下浮肿。

湿系重浊有形之邪，用芳香可以化湿，苦温可以燥湿，风药可以胜湿，利尿可以导湿，通便可以逐湿。故在表宜发汗祛湿；在中焦轻者宜芳香化湿，重者宜温燥湿浊；在下焦宜渗利膀胱或攻逐积水。湿与热合，成为湿热证，治法不离清热化湿，就须衡量湿重热轻或热重湿轻而随症使用。

5. 燥 秋燥伤表，症见微热，干咳、鼻燥、口干。津液枯燥，伤于内，则为口干、消渴、唇燥皲裂、大便闭结。

在表宜辛甘微凉，轻宣上焦；在内宜甘凉清润，滋养肺胃。倘阴血枯燥而现动风症状，则应列入虚证范围论治。

6. 火 邪热燔灼，症见壮热，口臭，腹满便结；邪火郁结不发，则症见烦闷、头胀、喉肿、牙痛；君火上亢，则症见烦躁不寐，舌尖红绛；相火不静，则症见头胀耳鸣，梦遗；虚火内燔，则症见潮热盗汗，面部泛红等。

火性炎上，其用为热，治法以清降为主。实火宜承制，郁火宜宣发，君火宜宁静，相火宜苦泄，虚火宜潜养。因火而热，因热而燥，明了火和燥，热已包括在内。

7. 疫 寒疫，症见背寒头胀，胸闷、手麻；温疫，症见壮热神昏，咽痛、发斑。

疫症不循经络传变，虽有表时之分，大多邪伏中焦，治宜辟秽温化，或清瘟败毒。

8. 痰 风痰，多见咳嗽恶风；痰热，多见咳嗽口干；湿痰，多见咳嗽呕恶；痰饮，多见咳嗽气短；痰水停积，多见咳嗽胸胁作痛；痰气凝结，多发瘰疬等。

痰的生成，不外湿聚、热炼而成。湿宜健脾化痰，热宜清肺化痰。然后再依具体情况，加以分别治疗：外感用宣散，痰饮用温化，痰水停积用泻下，痰核瘰疬用消磨软坚。痰的症状在外感和内伤症中经常出现，或作主症治，或作兼症治，随症斟酌。

9. 食 伤食在胃，症见胸满吞酸，噫出腐气；在肠则为腹痛泄泻。

食滞内阻，以消导为主，在胃宜消运，在肠宜导滞。因伤食而引起的其他病症，如痢疾等治法均不例外。

10. 虫 虫症多见心嘈，腹痛阵作，面色萎黄，甚则腹部膨胀如鼓。

有虫当予杀虫，一般多用杀虫剂治疗，亦有用辛酸苦降合剂，使虫萎靡致死。

11. 气 气滞，症见忧郁、恼怒、胸胁不畅、脘腹胀满；气逆，则症见胸闷堵塞、呼吸短促；气浮，则症见心悸、惊惕、神思不安；气陷，则症见萎顿困倦、四肢无力、腹内常有下坠感。

中医对于气分病是极为重视的，《内经》说："百病皆生于气。"气滞宜疏利，气逆宜肃降，气浮宜镇静，气陷宜升提。一切血病往往由气分引起，或虽不因气分引起而须从气分治疗的，均宜密切注意。

12. 血 血热，见妄行溢出之症；血寒，多见凝滞之症；血瘀多见癥积、月经闭阻。血不固摄，多见吐衄、崩漏不止。

血宜循行通畅，血病则不是流溢妄行，即是凝滞不行。行者当止，宜清凉，宜固涩；不行者当通，宜温和，宜散瘀。其有气虚不摄或气滞瘀阻者，宜参用益气摄血或理气祛瘀法。

13. 虚 精虚，症见脑鸣，脊背痛，腰酸，脚软，阳痿早泄；神虚，为心悸，失眠，恍惚，健忘，不能思考；气虚，为音低，呼吸短促，常感胸闷、疲劳，自汗，消化迟钝；血虚，为头晕，脱发，爪甲不华，面色光，形瘦，肤燥，月经量少色淡，或经闭不潮。

虚证当补，精虚补肾，神虚补心，血虚补肝，气虚补肺与脾。也可简分为阳虚和阴虚，阳虚则怕冷，少气，自汗，食减，大便溏；阴虚为骨蒸，怔忡，盗汗，遗精，经闭等。补阳宜甘温益火，补阴宜以甘凉滋水为主。

十三个纲要里，我们把七情分散在各方面，加入了气、血两项。气和血虽然不是病因，而且气和血的病变常由多种原因引起，但已经引起了气或血的病变，往往成为一个重要病因。比如因七情引起气郁，可以影响其他内脏产生一系列的病症，治疗上也以调气为主。所以《内经》对外感病指出风为百病之长，对内伤症又指出百病皆生于气。很明显，气在病理上也是病因之一。此外，又补充了虚作为原因，虚是其他因素所致的后果，然既成为虚也能产生其他病变，例如伤风发汗太多，造成阳虚，症见汗出不止，即当从虚治；久泻不止，造成脾肾两虚，此时，可以抛弃发病原因不管，而从虚治；其他疲劳过度、房室过度造成的虚弱，和一般病后、妇

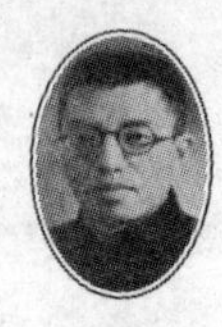

女产后的虚弱症，同样要从虚治。总之，因病可以致虚，因虚亦能致病，一到虚的地步，就成为一个病因了。

每个病因所引起的症状相当复杂，而且有的时候，病因和病症还有互为因果的情况。临症上变化虽多，能够抓住几个主要的纲，依据表里、虚实、寒热的辨证方法，将主因、主症分别清楚，从而按照主治加减，便不至茫无头绪。

第二章 法则之部

第一节 辨证

一、表里寒热虚实

每一个病，都有错综复杂的症状，要找到它的关键，掌握它的主要方面，必须懂得运用八纲。八纲就是阴阳、表里、寒热、虚实，为辨证的纲领，其中阴阳尤为纲领的纲领。表里、寒热、虚实，实际上是阴阳的演绎，亦称六变，它指示了病变所在的部位，病情的征象和邪正消长的变化。所以根据八纲来观察证候的全部情况，加以分析归纳，不难得出诊断结论。关于阴阳方面已在第一章中叙述，兹再就六变的意义，说明如下。

1. 表里 表是外，里是内。从人体的内外来说，表是体表，包括皮肤、肌肉等组织；里是指内脏，包括脏、腑和脑等器官。因此病邪侵犯人体所出现的症状，如恶寒、发热、头痛、项强、身疼、四肢酸软，以及有汗、无汗等，症属于体表者均为表证；神昏烦躁，口渴胸闷，呕吐泄泻，腹痛腹胀等，症属于体内者均为里证。

风、寒等六淫之邪侵犯人体，首先伤于皮毛、经络，概称表证。因喜怒七情或饮食劳倦所引起的病，多自内生，故概称里证。这是辨别表里的概况。但表邪可以内传进入脏腑，则其所现的症状又为里证了。也有表邪虽已内传而尚未到里，称为半表半里证。表邪内传而表证仍在，称为表里同病。病邪由表入里，便是从外到内，在病为重为逆，例如伤寒病初起，寒热，头项强痛，都是邪在于表的症状；如果发热不退，症见口苦呕恶，或心胸满闷，或小溲短赤等，便知邪有入里的趋势；如见壮热口渴、烦躁谵语，或腹痛便闭，或大便泄泻，则明显地表示邪已入里。相对的，里证也有从里出表，在病为轻为顺，例如麻疹、斑疹，初起身热烦躁，咳嗽胸闷，等到皮肤出现红疹，症情便逐渐松弛了。因此，临症上分辨表里证，

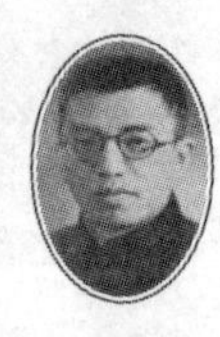

更重要的是注意其传变倾向。

2. 寒热 寒的症状为口不作渴，喜饮热汤，手足厥冷，恶风恶寒，小便清长，大便溏薄，面色苍白，舌苔白滑，脉迟。热的症状为口渴饮凉，潮热，烦躁，小便短黄，大便闭结，面红目赤，舌苔黄糙，脉数等。这里可以看出病情的表现有寒和热两种不同的现象，辨别寒、热，就是决定用药或温或凉的一个关键。

寒证和热证有时不完全是全身症状，如发热是全身的，小溲黄赤可以与发热有关，也有仅属于膀胱有热。所以辨寒证和热证除一般者外，需要进一步分别上下。大概寒在上者，多为吞酸，泛清水，饮食不化，或心胸一片觉冷；热在上者，多为头胀目赤，咽喉肿痛，齿龈胀痛，口干喜凉。寒在下者，多为腹痛喜按，大便溏薄或泄泻，胫寒足冷；热在下者，多为大便困难闭结，小便浑黄，或短涩刺痛。这些症状有的只见于上，或只见于下，有的上下俱热，或上下俱寒，有的上热下寒，或上寒下热。也有一个肠胃病中，能出现胃热肠寒，或胃寒肠热的现象，必须分析清楚。

3. 虚实 虚实是指正气和邪气两方面来说的。从人体说，指正气的强弱；从病情说，指邪气的盛衰。但在一般临症上，虚多指正气，实多指邪气，因正气充旺无所谓实，邪气退却无所谓虚，故《内经》上说："邪气盛则实，精气夺则虚"。虚证的表现，为神疲乏力，声音低怯，呼吸气短，自汗盗汗，头晕心悸，脉细微弱。实证的表现，为痰多气壅，胸闷腹胀，便闭可溏薄臭秽，脉洪滑大等。凡体壮新病，证多属实，体弱久病，证多属虚。患者体质和病理机转表现为有余、结实、强盛的，称为实证；反之，表现为不足、衰退、松弛的，称为虚证。

辨别虚实是攻邪和补正的根据。病有纯虚纯实者，辨别较易，治疗亦简单；有虚实错杂者，如正强邪实虽重能挽救，正虚邪实虽轻亦危殆。在每一个病的过程中，经常出现邪正消长现象，必须注意虚中有实、实中有虚，虚多实少、虚少实多等变化情况。例如外感风寒、恶寒发热，脉象浮紧，这是一个表实证；如果发汗后汗出不止，身热骤降，反而畏冷更剧，这是转为虚证的征象；或者恶寒退却，身热增加，口渴引饮，这是转为里证的征象。如果热病而现舌苔干糙，知其津液已虚，或者舌光红绛，知其阴分亦为邪热伤耗，不是单纯退热法所能治疗了。

表里、寒热、虚实，是一种症状的归纳方法，单看一个症状是没有意思的。因为每一个症状都能在两方面出现，譬如表证有怕冷，里证也有怕冷，虚证有怕冷，实证也有怕冷，寒证有怕冷，热证同样有怕冷。究竟属于哪一类型呢？必须结合多种症状来决定。所以把许多症状加以分析，就其性质上的类同联系起来，成为一个证候群，才能诊断它是表是里，是虚是实，是寒是热。症状是属于表面的，症状里有很多是隐藏的、虚伪的，称做假象。如以寒热来说：真寒应当脉沉细或迟弱，症见肢冷呕吐，腹痛泄泻，小溲清频，即有发热也不欲去衣被，这是浮热在外而沉寒在内的证象；真热应当脉数有力，滑大而实，症见烦躁喘粗，胸闷口渴，腹胀，大便闭结，小溲短赤，发热不欲盖被。假寒证是外虽寒而内却热，脉呈数象，身上怕冷而不欲衣被，或大便臭秽，或烦渴引饮，这种怕冷，就非寒象，而是热证，此即所谓热极反兼寒化，叫做阳盛格阴；假热证是外虽热而内却寒，脉呈微弱，或为虚数浮大无根，身上发热而神态安静，言语谵妄而声音低微，或似狂妄但禁之即止，或皮肤有假斑而浅红细碎，或喜冷饮而所用不多，或小溲多利，或大便不闭结，这种热象并非真热，而是寒证，即所谓寒极反兼热化，叫做阴盛隔阳。至于虚实方面，极虚也能有实象，便是假实；大实也能有虚象，便是假虚。故张景岳说："外症似实而脉弱无神者，皆虚证之当补；外症似虚而脉来盛者，皆实证之当攻。虚实之间，最多疑似，不可不辨其真。"这就说明了辨证的目的是在求得病的本质，要掌握真相，必须从多方面观察。

六变用阴阳来归纳，表为阳；里为阴，热为阳，寒为阴；实为阳，虚为阴。故有时候也把病态的动静和病情的进退说成阴证和阳证，或说病在阳和病在阴，所以说阴阳为八纲的纲领。但在临症上常说的真阳虚和真阴虚及亡阳和亡阴，这就不是广义的名词，前人解释真阳、真阴皆属于肾，真阳即真火，真火虚者，右尺必弱，宜大补元阳，不可伤其阴气，忌凉润，恐助阴邪，尤忌辛散，恐伤阴气，只有甘温益火，补阳以配阴；真阴即真水，真水虚者，脉必细数，宜大补真阴，不可伐其阳气，忌辛燥，恐助阳邪，尤忌苦寒，恐伐元阳，只有纯甘壮水，补阴以配阳。至于亡阳和亡阴的辨法，也须仔细观察症象，如汗出身反恶寒，手足凉，肌凉汗冷而味淡微黏，气微，脉浮数而空，此为亡阳；身畏热，手足温，肌热，汗亦热而味咸，气粗，脉洪大无根，此为亡阴。亡阳和亡阴是严重证候，大多在高热熏蒸、发汗过多或吐泻过度、失血不止等情况下出现，多属危象。

八纲辨证的内容，包括了体表和体内的关系，指出了病症的性质和发展情况。辨证的最后阶段是为了治疗，分辨表里可以定出或汗或下，分

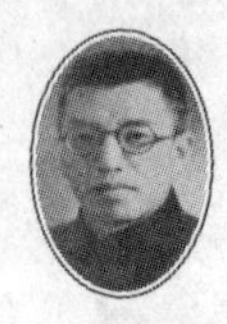

辨寒热可以定出或温或凉，分辨虚实可以定出或补或泻。但是汗法有辛温发汗，有辛凉发汗；下法也有凉下、温下，其他温法、凉法、补法、泻法，也都有不同的用法。如何来确定具体的治疗方针，非把表里、寒热、虚实结合不可。比如表证和寒证、实证结合，便是一个表寒实证，就是体表感受寒邪的实证，可以针对着用辛温发汗法；或者里证和寒证、虚证结合，便是一个虚寒里证，就是由于体内阳气衰微而造成的寒证，可以采用温补的方法。诸如此类，表里、寒热、虚实的结合，在临证上有八个基本类型：即表寒实证、表寒虚证、表热实证、表热虚证、里寒实证、里寒虚证、里热实证、里热虚证；在这基础上还能化出八个错杂的类型：即表寒里热证、表热里寒证、表虚里实证、表实里虚证、表里俱寒证、表里俱热证、表里俱虚证、表里俱实证。在里证范围内还有几个复杂类型，即上热下寒证、上寒下热证、上虚下实证、上实下虚证、真寒假热证、真热假寒证、真虚假实证、真实假虚证，以及半表半里证、寒热错杂证、虚中挟实证等。病症的变化尽管多，但不外表里、寒热、虚实已甚明显，所以只要能掌握这八个纲领，便可以弄清楚。

上述变化，有的是常见的，有的比较少见，有的彼此之间没有很大区别，有的虽类似但必须分别。由于辨证是一项复杂而细致的工作，因此不厌繁琐，再作说明，以便触类旁通，灵活运用。

（1）表寒实证：风寒侵犯体表。主症为恶寒、头痛、体痛，脉象浮紧，发热或未发热。

（2）表寒虚证：卫气不充。主症为恶风畏寒，易出汗，汗出更冷。

（3）表热实证：外感温病初起。主症为恶风或不恶风，发热头痛，自汗或无汗。

（4）表热虚证：即阴虚潮热一类。主症为午后肌热，掌心热，自汗出。

（5）里寒实证：寒邪直中内脏。主症为腹痛泄泻，严重的四肢逆冷，脉象沉伏。

（6）里寒虚证：多由脾肾阳虚引起。主症为气怯疲倦，四肢不温，大便不实，脉象微弱，舌质胖嫩而不红润。

（7）里热实证：外邪化热传里。主症为壮热，口渴烦躁，便闭溲赤，严重的神昏谵语。

（8）里热虚证：多由肝肾阴虚引起。主症为掌心热，头晕，口渴，心烦不眠。如果出现潮热，参看表热虚证。

（9）表寒里热证：外感寒邪，内有郁热。主症为寒热无汗、烦躁。又假寒证怕冷、不欲衣被、烦渴引饮，亦属此类。

（10）表热里寒证：寒积于内，热越于外，其热为假热，其寒为真寒。主症为身热不；欲去衣被，畏风，泄泻，小溲清长。

（11）表虚里实证：多由发汗伤表，邪传于里。主症为汗出恶风，胸痞硬满，噫气，呕恶。

（12）表实里虚证：内伤之体，再感外邪；或表证误下，虽伤于里，表邪尚未内陷。主症为寒热，身体疼痛，气怯，脉象沉弱。

（13）表里俱寒证：寒邪伤表，复中于里，主症为寒热，腹痛，泄泻。

（14）表里俱热证：表邪化热传里，发热不退，反而增剧，参看里热实证。

（15）表里俱虚证：阴阳两亏。主症为多汗，畏寒，气怯，心悸，脉象结代。

（16）表里俱实证：外感寒邪，内停痰饮，或有宿食。主症为寒热，咳喘，或嗳腐，腹胀。又寒邪或热邪酿成的表里俱寒或表里俱热证，均属此类。

（17）上热下寒证：下焦有寒，上焦有热。主症为腹满足冷，口干，胸中烦热。又火不归源，浮越于上，症见足冷面赤，口干咽燥，亦属此类。

（18）上寒下热证：丹田有热，膈上有寒饮。主症为小溲短赤，痰多，胸中觉冷。

（19）上虚下实证：浊阴在下，清阳不升。主症为腹满泄泻，头晕目眩。

（20）上实下虚证：阳虚于下，痰饮阻上。主症为形寒足冷，尿频，咳痰，喘促。

（21）真寒假热证：参看表热里寒证。

（22）真热假寒证：参看表寒里热证。

（23）半表半里证：表邪传里而未成里证。主症为寒热往来，口苦，咽干。

（24）寒热错杂证：湿热内阻，或内有痰饮，表热内陷。主症为胸闷，口干不欲饮，小溲短黄，或烦热痞满，呕恶。

（25）虚中挟实证：体虚有邪，或邪恋正气渐衰，均属此类。参看表虚里实、表实里虚、上虚下实、上实下虚等证。

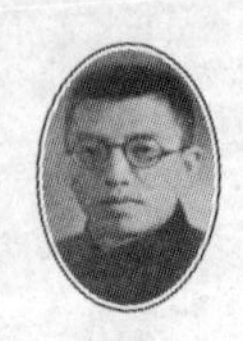

对于任何急性热病，或内伤杂证在其发展过程中，均可用上面这些方法来诊断。在急性热病方面，例如伤寒初起便是表寒实证；若汗出过多而损及阳气，便是表寒虚证；若寒邪化热传里，便是里热实证；若传入半表半里之间，便是半表半里证；及至体力不支，而有泄泻肢冷、烦躁等证，则为里寒虚证或表热里寒证。又如肾泄（即五更泄泻）是里寒虚证；肺劳是里热虚证；痰饮咳嗽是上实下虚证。以上是八纲的综合运用，临症时就可根据这些来辨证论治，获得疗效。

二、六经

六经的意义，是把人体分作六个区域，在这六个区域内出现的证候作为六个类型。这方法最早见于《内经》，到《伤寒论》更细致地作出了有系统的分析和归纳。六经的名称为太阳、阳明、少阳，称作三阳；太阴、少阴、厥阴，称作三阴。分析归纳症状时，就根据其不同性质，凡呈亢奋现象的列于三阳，呈衰退现象的列入三阴。六经辨证，不但广泛地被用于外感病，而且内伤杂症也有很多地方可以引用。

1. 太阳脉证 病见发热恶寒，头项强痛，身疼腰酸，无汗，脉象浮紧。此为寒邪侵表的初期，概称太阳病。太阳病中有自汗、脉浮缓的称中风（即伤风）；伴有口渴而不恶寒，或恶寒轻微的则属温病。

2. 阳明脉证 外邪在太阳经不能及时解除，病邪向里发展。病见壮热，汗多，不恶寒，反恶热，口渴，脉象滑大。此时无形热邪弥漫肠胃，但肠内糟粕尚未成为燥屎，热而未实，称作阳明经证。若肠有燥屎，更见便秘、腹满，腹痛，烦躁谵语，甚至神志昏糊，热而兼实，称作阳明腑证。这是外感的第二期，邪已化火，具有一派热象，故称阳明病。

3. 少阳脉证 病邪从外传内，既不属于太阳表证，又不属于阳明里证，而在太阳阳明的中间阶段。症见寒热往来，一天反复数次，口苦咽干，目眩心烦，呕吐不欲食，脉象弦数。因其处于半表半里之间，故称半表半里证。

4. 太阴脉证 三阴病以虚证为主，一般没有发热，相反地多呈寒象。太阴病的症状为：腹满自利，或腹痛喜按，口不渴，手足温，呕吐，食不下，脉缓而弱。

5. 少阴脉证 症见恶寒，四肢厥冷，下利清谷，神疲欲寐，脉象微细。这是阳气虚弱所呈现的全身虚寒证。故少阴病比太阴病更严重一步。

但少阴主水火，阳虚则从寒化，阴虚又从火化，因而除上虚寒证外，也有心烦、不得卧及热利、咽痛等内热症出现。

6. 厥阴脉证 厥阴病是外感病的末期，邪正抗争的最后阶段。症状多阴阳错杂，寒证和热证混同呈现，如口渴不止，气上冲胸，心中疼痛觉热，饥不欲食。特别是以厥、热交替为特征。厥热交替，即四肢厥冷能自温暖，温暖后又厥冷，厥冷后又温暖。假使厥的时间多于热，或厥逆不复，预后不良；若热多于厥，厥去热回，是正气恢复，可望转机。

六经病状的出现，由于病邪的传变，这种由一经传变到另一经的现象，称做“传经”。传经与否的重要关键。决定于病邪和体力的对比。比如邪气盛，正气弱，传变的机会就多；正气盛，邪气微，传变的机会就少；还有体力强的传变多在三阳，体力衰弱的就容易传到三阴。所以传经不是六经皆传遍，有在太阳不传的，有仅传及阳明，也有传完三阳就痊愈的。

传经有一定的程序，即按照六经次序由太阳而阳明而少阳而太阴而少阴，终于厥阴，叫做“循经传”。也有不按次序，隔一经或两经相传，如太阳不传阳明而传少阳，或不传少阳而直传阴经，叫做“越经传”。越经传的原因，多由邪盛正虚，病邪乘虚窜入。此外，三阴病有不从阳经传入，一起即见太阴或少阴症状者，称做“直中”。直中的意思是病邪直接侵入，三阴都有直中的病变，但以太阴和少阴为多见。

六经各有主症主脉，临症上又往往错综出现，例如既有太阳表证，又有阳明里证；或太阳表证还没有完全解除，又出现了阳明里证。前者称做“合病”，后者称做“并病”。它的区别是，合病为两经或三经同时受邪，不是传变所致，遇到这类情况，就称为太阳阳明合病、三阳合病等；并病为一经未退又传一经，必须前一经症状还在，而又具备后一经症状，遇到这类情况，就称为太阳阳明并病、阳明少阳并病等。

用六经来辨证的基本精神已如上述，它不仅说明了外感病发展过程中的一般情况，也说明了六经之间是一个互相影响的整体。这样，可以从全面来观察外感病的发生和变化，从而掌握治疗规律，成为辨证中的一个基本方法。要学习六经辨证，必须对《伤寒论》下一番功夫。《伤寒论》的注解有百数十家，各有特长，比较简明而又能提纲挈领的可阅读尤在泾注的《伤寒贯珠集》，此外，柯韵伯的《伤寒来苏集》将方证分类，加减变化，眉目朗然，也可作为参考。

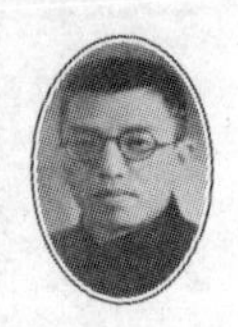

三、三焦（包括卫气营血）

三焦辨证法是六经辨证法的发展，《温病条辨》一书就是运用这种方法编写的。它的主要精神，是在热性病整个发展过程中辨别轻、重、浅、深。比如外感温病初起在上焦，病浅而轻，顺次传到中焦和下焦，就逐渐深入严重了。所以三焦这名词虽与脏腑中三焦的名称相同，但其意义和作用是有差别的。

1. 上焦症状 上焦指手太阴肺和手厥阴心包两个经、脏。肺司气而主皮毛，心包主血而通神明。温邪首先犯肺，症见微恶风寒，身热，自汗，头痛，口渴或不渴，咳嗽，脉浮滑数。假使热传心包，则见烦躁，口渴，神昏谵语，夜寐不安，舌色绛赤。一般温邪由肺传胃，即从上焦传入中焦，称做“顺传”，若迅速由肺传心包，即由气传血，称做“逆传”。

2. 中焦症状 中焦指足阳明胃和足太阴脾两个经、脏。阳明主燥，太阴主湿。上焦温邪传入阳明，症见壮热，多汗，日晡更炽，面目俱赤，呼吸气粗，大便闭结，小溲短赤，口干引饮，舌苔黄糙，或黑有芒刺。若传入太阴，则见身热不甚，午后较重，头胀、身重，胸闷不饥，泛恶欲呕，小便不利，舌苔白腻或微黄。在这时期，热甚或湿热熏蒸，皮肤出现斑疹或白痦，并狂妄谵语或神识似明似昧。

3. 下焦症状 下焦指足少阴肾和足厥阴肝两个经、脏。肾主阴，肝主血。温邪传到这阶段，往往从津枯液涸而进一步伤血耗阴。在肾为昼日较静，夜间烦躁，口干不欲多饮，咽喉痛，或生疮不能言语，下利，小溲短赤。在肝为厥热交替，心中疼热，懊侬烦闷，时作干呕，或头痛吐沫，嘈杂不能食。在上则口干糜烂，在下则泄利后重。或风动痉厥、囊缩、腹痛等。

把三焦辨证和六经辨证作一对比，不难体会三焦自上而下，是一个纵的关系，六经从表走里，是一个横的关系。假如把这两种方式联在一起，则纵横的交点，在三焦为中焦，在六经为阳明和太阴，原是一处。故温病的阳明证与伤寒的阳明证，温病的太阴证与伤寒的太阴证，本质上没有什么差别，尤其是寒邪化热后的阳明证与温病根本相同，仅温病的太阴证属于湿热，伤寒的太阳证属于寒湿，病邪有所不同而已。再从六经中的太阳来看，也不能离开上焦肺；同样，六经中的少阴和厥阴也就是下焦肝、肾。正因为此，三焦和六经虽然是两种辨证方法，各有突出地方，也有共同之点，在临症上经常结合使用。

在运用三焦来辨证的同时，辨别卫、气、营、血也是极其重要的一环。卫、气、营、血是跟三焦来的，表示病变浅深的四个层次，所以习惯上称为卫分、气分、营分和血分。最浅是卫分，其次是气分，从此深入为营分，最深为血分。病邪的出入于卫、气、营、血，和三焦的传变有密切关系。

1. 卫分症状 皮毛受邪，内合于肺，症见发热，微恶风寒，鼻塞，咳嗽，舌苔薄白等。上焦病初期皆属卫分，也就是表证。

2. 气分症状 表邪入里，症见壮热，口渴，脉象滑数或洪大，舌苔由白转黄。中焦阳明症状皆属气分，也就是里证。

3. 营分症状 邪在上焦而逆传心包，症见烦躁，神昏谵语，或邪在中焦而出现斑疹和神昏谵语等。这些症状，也就是表示传营分。此时诊断上最可靠的症象，为舌质红绛。

4. 血分症状 热邪入血，症见狂妄、神昏谵语，痉挛抽搐，外有斑疹，内有吐，衄、便血，脉象细数或弦数，舌质深绛少液。这些症状，在三焦分症时，是属于下焦病。

三焦和卫、气、营、血的辨证方法，始于叶天士，他明白地指出："温邪上受，首先犯肺"。又说："卫之后方言气，营之后方言血。"在治疗方面更扼要地指出："邪在卫汗之可也，到气方可清气，入营尤可透热转气，入血乃恐耗血动血，直须清血散血"。由此可以理解三焦和卫、气、营、血有密切联系，都是中医的一套诊治方法。为了更明确它的意义，便于掌握运用，再作综合的解释如下。

在整个外感温病过程中，可分四个时期。

第一，恶寒期：这是温病的最早阶段，先觉形寒怕风，微有身热或午后较高，兼见头痛、咳嗽，四肢酸痛，自汗或无汗，口干或不干，舌苔薄白。由于邪在上焦，上焦属肺，肺又主卫，故称上焦病，也即邪在卫分，与一般所称的表证同。既然邪在表分，应当疏散表邪，所以有一分形寒怕风，就有一分表证；即使形寒怕风已减，身热稽留而没有其他病变，还是属于上焦卫分。

第二，化热期：主要病状是形寒怕风消失后，身热增高，随着口燥，烦闷，小溲黄赤，或者咳嗽加剧，这是化热的开始，一般来说，热邪仍在上焦卫分。接着身热转炽，恶热，多汗，渴欲饮冷饮，脉象滑大，舌苔变黄，则热邪已从上焦转入中焦、已从卫分转入气分。中焦属胃，胃为阳明，治疗当用清热透邪为主。便闭的可用泻下法。

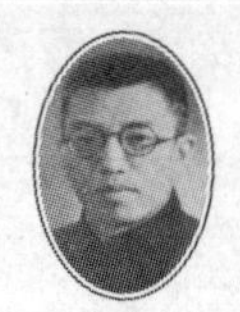

第三，入营期：热郁中焦，由气入营，开始舌质红绛，夜不安寐。有三种特征，即神昏谵语，斑疹或口鼻出血。此时温邪虽然仍以中焦为根据地，但已波及心包，心包属血，故称营分。温病至此，渐向恶化，实为病势进退重要关头，治宜清热之中加入凉血药，犹可望其回转气分。

第四，伤阴期：温邪经久，无不伤津伤阴，伤津多在中焦比较轻，伤阴多在下焦最重。肾阴肝血受损，舌光干绛，从而虚阳妄动，引起痉厥、四肢抽搐等症。此时也称作邪入血分。血分不是单指血液，包括真阴在内，故必须大剂滋阴潜阳。温病的死亡，以这一时期为最多。

如上所述，可以体会到：三焦是指发病的部位，卫、气、营、血是指病变的轻重浅深。论三焦不能与卫、气、营、血分开，论卫、气、营、血也不能与三焦分开；但是对上、中、下三焦部位和卫、气、营、血四个阶段的本身，应当划分清楚，在治疗上才不致模糊。

关于三焦辨证法，可阅读叶天士的外感温热篇（载《温热经纬》内）以及吴鞠通的《温病条辨》。

四、病机

“病机”这名词见于《内经》，是一种症状分类法。《内经》在重视色脉等诊法的同时，也极其重视症状。病机是从复杂的症状中提出纲领，作为辨证求因的依据。所以说：“谨守病机，各司其属，有者求之，无者求之”。

《内经》提出的病机只有十九条，都是指的一般症状，不是固定的一种病。它所指出的病因虽以六淫为主，但也可以应用于其他杂症。如说：一般风证振颤晕眩，都属肝经，一般湿证浮肿胀满，都属脾经。一般痛痒疮疡，都属心经。一般气证喘逆痞闷，和一般肺痿、气喘、呕吐等症，都属于上焦肺经。一般寒证收缩拘急和一般四肢厥冷，二便或闭或不禁等症，都属于下焦肾经。一般急性筋脉强直等症，都属风邪。一般小便清利，无热感及无沉淀等症，都属寒邪。一般痉病颈项强直等症，都属湿邪。一般腹内有声，中空如鼓等症；一般腹大胀急和一般吐酸、泻利迫急等症；都属热邪。一般热证昏闷抽搐；一般口噤，鼓颔战栗，不能自主等症；一般逆行上冲等症；一般躁乱狂妄，精神失常等症；一般浮肿、酸疼、惊惕等症和一般转筋、反张、小便浑浊等症；都属火邪。后来刘完素又补上一条：一般枯涸不润，筋脉干劲，皮肤皲裂等症，都属燥邪。

十九条当然不够全面，但在临症上起着很大启发和指导作用。主要是有了这样一个概念，可以在这范围内反复推求发病原因。比如遇到以头晕、目眩、手臂抖颤为主诉的病人，初步印象是一个肝经病，从而以四诊法来诊断其是否符合于肝经病，然后进一步分析其虚实寒热，并观察有无其他因素夹杂。所以《内经》说："有者求之，无者求之"。又说："盛者责之，虚者责之"。必须体会《内经》的精神，对每一个病症从正、反两个方面来考虑。如果认为所有疾病的病机只有那么几条，又是片面地作出肯定，那就成为毫无意义的教条了。

通过八纲、六经、三焦以至病机的学习后，我们以为还应该学一学中医对证候的比类。中医诊断着重于辨证，但是单凭一个症状是没有意义的，必须把几种类似的症状加以比较和区别。比如发热，有恶寒发热，有发热不恶寒，有往来寒热，有潮热，有骨蒸，有烦热，有白天发热，有夜间发热，有发热自汗，有发热无汗。又如汗出，有自汗，有盗汗，有只有头部出汗，有手足心出汗，有汗出恶寒，有汗出味咸，有汗出不止。分析这些症状的性质，就有表虚证、表实证、寒证、热证、阳证、阴证等，不加仔细分辨，无从作出诊断。证候是建筑在症状之上，只有分析症状，才能定出证候。徐灵胎曾说过：症之总称为病，一病必有转症，如太阳伤风是病，其恶风、身热、自汗、头痛是症，这些都是太阳病的本症，合之而成为太阳病。如果太阳病而又兼泄泻、不寐、心烦、痞闷，则又为太阳病的兼症。又如疟疾是病，往来寒热、呕吐、口苦是症，合之成为疟，倘疟而兼头痛、胀满、咳逆、便闭，则又为疟的兼症；如果疟而又兼下痢一日数十次，则又不是兼症而是兼病，因为疟是一病，痢下又是一病，二病各有本症。以此类推，不可胜举，病之与症，不可不求其端而分其绪云云。这说明了要认识一个病、一种症候，必须先把类似的症状辨清，并将每一个病和每一种症候的症状联系起来。有关这些方面的资料，可参考成无已所著《伤寒明理论》，他就伤寒症状进行了分辨，并与六经辨证互相结合。

第二节　诊　法

一、望诊

中医的诊断方法分为望、闻、问、切，称做四诊。

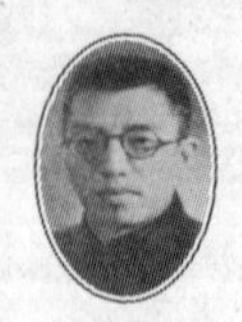

望诊是凭医生的视觉，观察病人的精神、气色、舌苔，及形态和全身各部分情况。

1. 精神 精神的强弱，基于正气的盛衰，正气充实则精神不疲，目光精彩，言语明朗，神思不乱，呼吸平静，虽有临时急症，预后多良。反之，正气衰弱则精神萎靡，目光暗淡，言语低怯，神思不定，呼吸气促，虽然临时病势不重，但须防生变端。

精神充实的病人，信心高，自主力强，少忧虑，耐痛苦，对疾病能作坚强的斗争，这对治疗是一个有利的条件。

2. 气色 察色包括面部和全身皮肤，分为青、赤、黄、白、黑五种，依据五行学说分属五脏，并将内脏分配在面部各部。比如赤为火之色，主热，就认为肝热病者左颊先赤，肺热病者右颊先赤，心热病者颜先赤，肾热病者颧先赤，脾热病者鼻先赤。这些有其准确的一面，但不能执此一端论定。

临症上常见的：面部色青，为小儿急惊，为痰喘重症；青黑为寒痛；色白为气虚，为亡血；色黄为湿气，兼目黄为黄疸；色赤为肝火上逆，为阳明实热，色赤独见两颧者为阴虚火亢；色黑为水气，为女劳疸，妇女眼眶四角色黑者为带下病。

在察色的同时必须察气，气分浮沉、清浊、微甚、散抟、泽夭五类。其色现于皮肤间的为浮。主病在表；隐于皮肤内的为沉，主病在里；明朗的为清，主病在阳，重滞的为浊，主病在阴；浅淡的为微，主病轻，深浓的为甚，主病重；疏散的为散，为病将愈，凝聚的为抟，主病未已；鲜明的为泽，主病吉，枯槁的为夭，主病凶。通过气的观察，对于色的诊断将会有更深入地认识，例如风温病的面色多清朗，出现红色亦浮泛在表；湿温病则面色晦浊，黄而带黑。又如黄疸病，黄而鲜明如橘子色的为阳黄，黄而象烟熏的为阴黄。

察色不仅于诊断病邪有用，与正气亦极有关系。凡是营养缺乏的病人面上不会有华色，疲劳过度的、久病体弱的也不会容光焕发。所以气色相合，可以鉴别疾病，也可测知病人体力的强弱。

除了气色相合以鉴别疾病外，还可以与症候结合起来以验气色的顺逆，例如胁肋胀痛，或小儿惊痫抽搦，均为肝病，色以青黄而泽为顺，纯白为逆。咳嗽气喘，或盗汗遗精，或骨蒸痨热，均为肺肾虚证，色以黄白为顺，纯赤为逆。

3. 舌苔 察舌是望诊中重要的一环。舌和苔的定义：舌是舌质，苔是舌质上的一层薄垢，有如地上所长的莓苔，故称舌苔。看舌质是辨别脏气的虚实，看舌苔可以辨别胃气的清浊和外感时邪的性质，总的说来，观察舌质和舌苔的变化，能知疾病的性质及正气和邪气的消长情况。

其次，当知舌苔的分部。以五脏来分，舌尖属心，舌根属肾，中心属肺胃，两旁属肝胆。以三焦来分，舌尖属上焦，舌中属中焦，舌根属下焦。

在谈病理的舌苔之前，应首先谈一下正常的舌苔。正常人的舌苔，除了个别人的舌苔因体质及嗜好等不同不尽一致外，一般以舌地红润，上罩薄白苔，不干不湿为标准。但多痰多湿的人，舌苔往往较厚；阴虚内热体质的人，舌苔多带微黄；嗜酒吸烟的人，舌苔比较黄腻，或带灰黑；吃奶的婴儿又多白腻带滑。还有属于先天性的舌光无苔，或舌苔花剥，或舌多裂纹，必须一一问明，只要平常如此，也无病征，都属正常范围。

察舌是相当细致的，舌与苔须分看，又须合看。兹为便于说明，分述如下。

⑴舌质：分淡、红、绛、紫、蓝五色。质地淡白为虚寒证，或为大失血后极度贫血的现象。鲜红为温热证，或为阴虚火旺，舌尖红为上焦热盛，或心火上炎；舌边红为肝热。红甚为绛，即深红色，多为邪热入营。紫红为三焦俱热极，紫而晦暗为瘀血蓄积，淡紫而青，并较湿润者为寒邪直中肝肾的阴证。蓝舌亦称青舌，蓝而滑者为阴寒证，干燥者为瘀热证，均为凶险之候。

⑵舌苔：分白、黄、灰黑色。①白苔：薄白而滑，为感冒初起；白滑黏腻，为内有痰湿；白而厚腻，为湿浊极重；白如积粉，为温疫秽浊重；白腻如碱，为食滞挟湿浊郁伏。白苔在外感上多为表证。②黄苔：淡黄而不干者，为邪初传里；黄腻为湿热；黄而垢腻，为湿盛于热；老黄焦裂，为热盛于湿。③灰黑苔：但灰而薄腻滑润，为停饮或直中阴寒；灰之甚为黑，黑苔干燥，为热炽伤津，火极似水，滑润者则为阳虚寒盛，水来克火。

饮食能使舌苔变色，如初进豆浆、牛奶多见白腻；饮橘子汁多变淡黄；食青果、酱菜等多变灰黑。这种变色，大多浮在舌苔上，不关舌质，称为“染舌”，于诊断上不足为据。

除了观察舌质和舌苔的颜色外，还要辨别老嫩、干润、软硬、战痿、厚薄、松腻、荣枯、胀瘪。舌坚敛苍老属实，浮胖娇嫩属虚；干为津枯，润为津液未伤；软属气液自滋，硬属脉络失养；战为颤动，属虚属风，痿为软不能动，属正气虚弱；苔薄属表邪初感，厚属里邪已深；松者无质，属正足化邪，腻为有地，属秽浊盘踞；荣为有光彩，病见皆吉，枯为无神，病见多凶；胀为胖肿，属水湿，瘪为瘦缩，属心虚或内热消烁。

舌上全部无苔，称做光舌，多为阴虚，光如去膜猪腰，为肝肾阴分极伤。舌苔中间缺乏一块，称做剥苔，赤为阴虚有热，剥蚀斑烂的，称做花剥，多为温疫湿热伤阴。舌光有裂纹，或舌苔燥裂，均为津液损伤，舌生红刺或红点，均为内热极重。舌起白点如疱，饮食刺痛，称做疳，为胃热；生白衣如霉腐，逐渐蔓延，称做糜，多见于热恋阴伤之症。

当分别观察舌质和舌苔变化以后，两者必须结合考虑，才能全面，例如舌绛是邪热入营，倘兼黄白苔者，为气分之邪未尽；白苔红底，为湿遏热伏，不可一味清营。又如舌腻是湿，黄是入胃化热，倘然厚腻而黄，舌质不红，仍以化湿为要；相反地，舌腻不润，舌质已露娇红，便须防止化热伤津，虽厚不可用辛燥化湿。诸如此类，变化极多，不能专顾一面。

4. 形态 观察病人的形体姿态动作，对于诊断上也有很大的帮助。如肥人多痰湿，瘦人多内热；一臂不举为痹，半身不遂为中风；膝部屈伸不便，行时偻俯，为筋病；不能久立，行时振掉为骨病；卧时身轻能转侧的为阳病，身重不能转侧的为阴病；常屈一足或蜷曲而卧的多为腹痛证；循衣摸床，撮空理线，为神气散乱；四肢拘急，角弓反张，为痉病及小儿惊风等。

5. 其他部分 目赤为热，目黄为黄疸，目斜视者多为肝风。鼻塞流涕为感冒，鼻孔干燥，黑如烟熏为阳毒热深，鼻孔扇张为肺风或肺绝。口噤不语为痉，口角㖞斜为中风。

凡是目力所能观察到的地方，都属望诊范围，望法是诊断的第一步。

二、闻诊

闻诊分两方面，一方面用听觉来听取病人的语言、呼吸、咳嗽和其他声音的高低、清浊等；另一方面用嗅觉来辨别口气、病气和二便等气味。

1. 声音 语气低微为内伤虚证；细语反复为神思不足；妄言谵语为热盛神昏；高声骂詈，不避亲疏，为癫狂证。

呼吸微弱为正虚；气粗为肺胃有热；呼多吸少为痰阻；喉间如拉锯声为痰喘；吸气困难，似欲断绝，但得引长一息为快者，为肾虚不能纳气；时作叹息，多为情怀不畅；胸膈痞闷，常见于因悲郁忧思引起的气郁证。

咳嗽病中暴咳声嗄的为肺实；久咳声瘖的为肺虚；咳时费力无痰的为

肺热；一咳有痰，气息短促的为痰饮；咳嗽顿作，连声不绝，面红呕恶，为顿嗽。

呃逆连声为胃中受凉；声响亮而有力为实热；低微而不能上达于咽喉为虚寒；断续不继、半响方呃一声，多为久病或时病后期胃气将败。

病人有一种特殊声音，常从鼻内发出，嗯嗯不绝，称做呻吟，多为疼痛的表现，兼见攒眉的为头痛；以手按心的为胸脘痛；两手叉腰而转侧不便的为腰痛。

2. 气味　口内出气秽臭的为胃有湿热；嗳气带酸腐气的为胃有宿食；痰有腥秽气的为肺热；臭甚而咯出脓样者为肺痈。

大便酸臭溏薄为肠有积热食滞，小便腥臭浑浊为膀胱湿热；矢气奇臭，多为消化不良。

病气，就是病人所特有的一种酸臭的秽气，常见于时病热证及瘟疫病。体弱者闻之极易感染。如温病得汗，身热不解，先有汗酸臭；当发疹发斑时期，其气更重。瘟疫病则一开始即有病气触鼻。

三、问诊

诊病必须了解病人的生活习惯、精神状态以及发病、转变的情况，必要时还得了解其家族史及个人的已往病史。一般在临症上都以发病过程和自觉症状为主要的问诊内容，问诊时有一定的程序，张景岳曾作十问歌：“一问寒热二问汗，三问头身四问便，五问饮食六问胸，七聋八渴俱当辨，九因脉色察阴阳，十从气味章神见。”十问里包括了外感和内伤的辨别，解释如下。

1. 寒热　有寒热的多为表证、外感证，无寒热的多为里证，内伤杂证；发热恶寒的为病在阳，无热恶寒的为病在阴。进一步还可结合其他症状加以分析，如发热恶寒兼头身疼痛的为太阳病；发热不恶寒兼口渴的为阳明病；寒热往来兼口苦、咽干、目眩的为少阳病。亦有不发热而但恶寒、手足常冷的为虚寒证；潮热或一阵烘热、手足心灼热的为虚热证；此外，对发热的时间也应加分辨，早减暮盛为时邪；早退暮起或早起暮退为虚劳；起伏定时，一日一发、二日一发、三日一发的为疟疾。

2. 汗　汗与寒热有密切关系，如外感发热无汗是伤寒，有汗是伤风，汗出热减是病渐衰，汗后热反增高是邪渐入里。虚证中的阴虚盗汗，汗后感觉疲乏；阳虚自汗，汗后感觉身冷。更有表证发汗，汗出不止，热骤降

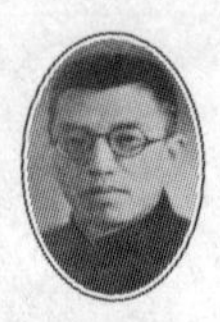

而恶寒转甚，称为亡阳，有虚脱危险；也有发汗战栗，汗出类似虚脱而安卧脉静，称为战汗，是疾病转机之征，不必惊惶。若汗出如珠如油，四肢厥冷，脉伏，为垂亡之象，称做绝汗。

3. 头 头痛无休止、有寒热的多为外感，头项痛属太阳，前额痛属阳明，两侧痛属少阳，巅顶痛属厥阴。痛有间歇，兼有眩晕重胀的多为内伤杂症，痛胀觉热的属肝火；眩晕畏光的属肝阳；痛剧面青的属肝寒；头重昏沉响鸣的属脑虚。痰湿内阻，清阳不升，亦能使人晕眩，但多兼舌腻恶心。

4. 身 一身酸痛，有表证的多为外感，汗出即减，不兼寒热，痛在关节，或游走四肢，为风寒湿痹，常与气候有关；手足麻木，或身体一处麻木的为气虚；仅有手大指或食指觉麻木，延及肘臂的为中风先兆。多卧身痛不舒，活动后轻减的为气血不和；身痛而重，举动不便的为湿阻经络。

5. 大便 便闭能食者为阳结，不能食者为阴结；腹满胀痛的为实证，不满不胀的为虚证；久病或老人、产妇经常大便困难，为血枯津燥；先干后溏为中气不足；大便常稀为脾虚；每逢五更天明泄泻的为肾虚；泄泻腹痛，泻下臭秽的为伤食；痛一阵泻一阵，泻下黏秽赤白，里急后重的为痢疾；骤然呕吐，水泻不止，肢麻头汗的为霍乱。

6. 小便 小便清白为寒，黄赤为热，浑浊而不爽利为湿热。频数不禁为虚证；溲频而口渴多饮为消渴；溲时淋沥，茎中刺痛为淋证；小便不通，腹内胀急为癃闭。凡泄泻病人小便必少，小便渐长则泄泻将愈。

7. 饮食 胃主受纳，脾主消化。能食易饥为胃强，食入难消为脾弱，饮食喜冷为胃热，喜温为胃寒；食入即吐为热证，朝食暮吐为寒证。小儿恣食，腹痛，形瘦，多为虫积；孕妇见食恶心，为恶阻，此乃生理现象。口苦为肝胆有火，口甘为脾有湿热，口酸为肝胃不和，口咸为肾虚水泛，口淡多清水为胃寒。

8. 胸 胸膈满闷多为气滞；懊侬嘈杂多为热郁；胸满痛为结胸；不痛而胀连心下为痞气；胸痛彻背，背痛彻心，为胸痹证。询问胸部症状必须联系脘腹两胁，如脘痛属胃，得食胀痛为实，食后痛缓为虚。腹痛属肠，痛而拒按为实，痛时喜按属虚。胁痛属肝，暴痛在气，久痛入络。

9. 耳聋 暴聋多实，为肝胆之火上逆；久聋属虚，为肝肾阴分内亏。耳聋初起往往先有耳鸣，如潮声风声的为风热；如蝉声联唱的为阴虚；也有流脓作胀，似鸣似聋的为肝经湿热。

10. 口渴 口干能饮为真渴，胃中有火；不能饮，饮亦不多，为假渴，胃中有湿。渴喜凉饮者为胃热，反喜热饮者为内寒。

在问珍中，睡眠好坏，也应注意。如失眠多为虚证；眠短易醒为神不安；睡中多梦为相火旺；梦中惊呼为胆气虚；胸膈气闷，寐不得安为湿痰内阻。

此外，记忆力是否衰退、性欲是否正常、有无遗精等，只要与病症有牵涉，都应问及，不厌求详。

对于女病人，在问诊时，当问其月经调与不调，如经期超前，色鲜红者多属热；经期落后，色瘀紫者多属实；经行量少色淡者多属虚；经前腹痛，涩少挟瘀者多属气滞。倘经行感冒发热，或发热中经水来潮，神识不清，为热入血室。在一般情况下月经停止，已婚者须考虑是否受孕。

小儿科古称哑科，这是因为一般不能直接听到病孩主诉的缘故。但也不能放松问诊，必须详询病孩的保姆。除了询问发病时间、病情经过等外，对于是否种过牛痘、患过麻疹，也应注意。

四、切诊

切诊以按脉为主，并包括其他触诊在内。

1. 切脉 切脉采取两手寸口即掌后桡骨动脉的部位，用示指、中指和无名指轻按、重按，或单按、总按，以寻求脉象。每手分三部，以掌后高骨作标志，定名为“关”，关之前名“寸”，关之后名“尺”，两手寸关尺共六部，称为左寸、左关、左尺，右寸、右关、右尺。这六部分都是候测内脏之气的。左寸候心和心包络，左关候肝和胆，左尺候肾和膀胱、小肠；右寸候肺，右关候脾和胃，右尺候肾和命门、大肠。

一般地说，脉象分二十八种，它的名称是：浮、沉、迟、数、滑、涩、虚、实、长、短、洪、微、紧、缓、芤、弦、革、牢、濡、弱、细、散、伏、动、促、结、代、疾。这些脉象，大多是相对的，如以浮和沉分表里，迟和数分寒热，涩和滑分虚实，其他均从这六脉化出。例如：浮而极有力，如按鼓皮为革；浮而极无力，如绵在水为濡。沉而按之着骨始得为伏；沉而坚实为牢；沉而无力，细按乃得为弱。浮中沉均有力，应指愊愊然为实；浮中沉均无力，应指豁豁然为虚；浮取大、按之中空，如慈葱为芤。迟而细短，往来涩滞为涩；一息四至，往来和匀为缓；缓而时止为结；数而在关、无头无尾为动；数而时一止为促；每一息七至八至为疾；迟数不定、止有常数为代；至数不齐、按之浮乱为散。滑而如按琴弦为

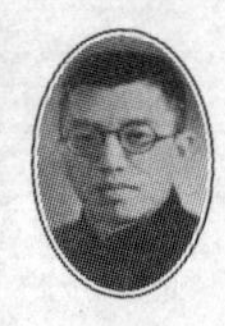

弦；来往有力如转索为紧；不小不大，如循长竿为长；来盛去衰、来大去长为洪；涩而极细软、按之欲绝为微；如微而细为细；如豆形应指即回为短。因此，浮沉、迟数、涩滑是二十八脉的纲领，学习切脉应当先从这六个纲领入手，比较容易体会和理解。兹列表如下。

- 浮（轻按即得）
  - 革：浮而极有力
  - 濡：浮而极无力
  - 实：浮中沉均有力
  - 虚：浮中沉均无力
  - 芤：浮取大，按之中空
- 沉（重取应指）
  - 伏：按至着骨始得
  - 牢：沉而坚实
  - 弱：沉而无力，细按乃得
- 迟（一息三至以下）
  - 缓：一息四至
  - 结：迟而歇止
  - 代：止有常数
  - 散：止数不齐，按之浮乱
- 数（一息五至以上）
  - 动：关上动数，无头无尾
  - 促：数而歇止
  - 疾：一息七至八至
- 滑（往来流利）
  - 弦：如按琴弦
  - 紧：来去有力
  - 长：不大不小，过于本位
  - 洪：大而来盛去衰
- 涩（往来涩滞）
  - 短：应指即回、不能满部
  - 微：极细而软、按之欲绝
  - 细：细而较微有力

二十八脉极少单独出现，常见的兼脉有如下几种：浮紧、浮缓、浮滑、浮数、浮迟、浮大；沉紧、沉滑、沉弦、沉细、沉数、沉迟、沉微；迟缓、迟涩；滑数、弦数、洪数、细数；濡数、濡细、濡滑、濡涩、濡缓；虚细、虚数、虚弦；微细、微弱；弦紧、弦细；细紧、细迟；以及三种脉同时出现的如浮紧数、浮滑数、沉细而微，等等。

根据脉象来诊断病症，主要如下。

浮脉主表证，有力为表实，无力为表虚。

沉脉主里证，有力为里实，无力为里虚。

迟脉主寒证，有力为积寒，无力为虚寒。

数脉主热证，有力为实热，无力为虚热。

滑脉主痰证、热证。

涩脉主血少、血寒。

虚脉主虚证、伤暑。

实脉主实证、火邪。

短脉主元气虚少。

洪脉主热证、阳盛阴衰微脉主亡阳、气血两虚紧脉主寒证、痛证。

缓脉主无病、湿气。

芤脉主大失血。

弦脉主肝气、痰饮。

革脉主表寒、中虚。

牢脉主坚积。

濡脉主阳虚、湿病。

弱脉主阴虚。

细脉主血少、气衰。

散脉主肾气衰败。

伏脉主病邪深伏。

动脉主惊证、痛证。

促脉主火亢。

结脉主寒积。

代脉主脏气衰败。

疾脉主阳邪亢盛、真阴欲竭。

诸脉各有形象，各有主症，因多错综出现，必须进一步探求，才能应用于临症。如：浮紧为伤寒，浮缓为中风，浮虚为伤暑，浮芤为失血，浮数为风热。沉细为虚寒，沉数为内热，沉紧为冷痛，沉弦为伏饮，沉迟为痼冷。浮迟为表寒，沉迟为里寒，迟涩为血少，迟缓为寒湿。滑数为实热，弦滑为肝火，细滑为阴虚内热，浮滑为风痰，沉滑为宿食，滑大为胃

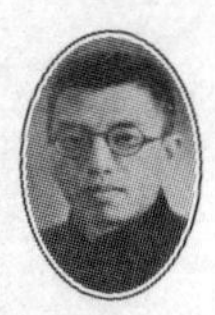

热。细缓为湿痹，缓弱为气虚。这都是显示邪正的盛衰、病邪的性质和发病的部位，故必须与症候密切结合，观察其是否脉症符合为要。

辨别二十八脉不是简单的事，必须通过临症慢慢体会。兹录前人二十八脉总括以便记诵："浮行皮肤，沉行肉骨。浮沉既请，迟数当觉，三至为迟，六至为数。浮沉迟数，各有虚实，无力为虚，有力为实。迟数既明，部位须识，濡浮无力，弱沉无力，（即浮而无力为濡，沉而无力为弱）沉极为牢，浮极为革，三部皆小，微脉可考，三部皆大，散脉可会，其名曰伏，不见于浮，唯中无力，其名曰芤。部位既明，至数宜晰，四至为缓，七至为疾，数止曰促，缓止曰结。至数既识，形状当别，紧粗而弹，弦细而直，长则迢迢，短则缩缩，谓之洪者，来盛去衰，谓之动者，动摇不移，谓之滑者，流利往来，谓之涩者，进退艰哉，谓之细者，状如丝然，谓之代者，如数止焉，代非细类，至数无时，大附于洪，小与细同。

二十八脉之外，倘有七怪脉：一曰雀啄，连连凑指，顿有顿无，如雀啄食之状；二曰屋漏，如残溜之下，良久一滴，溅起无力；三曰弹石，来坚而促，来迟去速，如指弹石；四曰解索，脉来动数，随即散乱无序；五曰鱼翔，脉来头定而尾摇，浮浮泛泛；六曰虾游，脉在皮肤，如虾游水面，杳然不见，须臾复来；七曰釜沸，有出无入，如汤涌沸，息数俱无。这些脉象均为心脏极度衰竭，表示生机已绝，多属死候，在《内经》称做"真脏脉"，言其毫无冲和之象，表示胃气已绝。

2. 触诊　一般是触按胸腹和手足，如心下满症，按之坚实疼痛的为结胸，按之濡耎不痛的为痞气。又如腹满拒按，按之作痛的为实为热；喜按，按之不痛的为虚为寒；腹胀叩之如鼓者为气胀，皮肤薄，按之如糟囊者为水胀。

手背热为外感，手心热为阴虚；手足温者病轻，手足冷者病重；足肿按之然不起者为水；趺阳脉按之微细者为后天生气衰弱。

切脉之道，比较精微，非深入体会，不易辨别。开始临症切脉，有两点应当注意。首先，心神安定，切忌浮躁，先举、后按、再寻，举是轻手取脉，按是重手取脉，决定其浮沉，然后不轻不重寻求其形象。其次，从症候来结合脉象，是否相符，比如阳证应见阳脉，阴证应见阴脉，是为脉症符合；如果外感证而脉见细弱，或虚弱证而脉见滑大，脉症不符，预后一般不良，临症时切宜注意。

四诊必须联系，四诊与症候也须密切结合，前人有舍脉从症，也有舍症从脉，作为治疗的紧急措施。实际上这种措施，是根据四诊的结果，通盘考虑后所作出的决定。四诊中又以切脉和望舌最重要，如欲进一步学习，一般可阅《四诊抉微》、《濒湖脉诀》和《伤寒舌鉴》诸书。

第三节 治 法

一、正治和反治

中医治病从整体出发，十分重视病人的体力——正气，和发病的原因——邪气，把疾病看成是一个邪正相搏的过程。当邪气退却，正气进入恢复的阶段，这一斗争才算结束。也就是，正气战胜了，疾病便痊愈；邪气战胜了，就会导致病重和死亡。所以《内经》提出了一个纲领：“虚则补之，实则泻之”。补是扶持正气的不足，泻是驱除邪气的侵害；补泻之中又有各种方法，但目的只有一个，恢复健康而已。

针对着虚就用补，实就用泻，虚实同时存在，就考虑先补后泻，先泻后补，或补泻兼施。凡是从正面进行治疗，使用与病情相反性质的一种治法，不论补或泻，都叫“正治”。相反地，使用与病情性质相一致的治法，则称为“反治”。

具体地说，正治法就是寒证用热药，热证用寒药；又如证现干燥的用滋润法，拘急的用舒缓法，耗散的用收敛法。反治的用处比较少。其实反治并非真正顺从病情来治疗，表面上治法的目的似与病情同一方向，细究之，与病因仍然是相反的。例如虚性胀满之属于消化功能迟钝的，给予补剂，而不予理气消导药，这是因为病由虚引起，不加强其功能无从改善其症状。又如下痢之属于积滞内阻的，给予泻剂，不予固涩止泻药，也是因为由积滞引起，不予清除无法制止，即使暂时制止，日后仍然复发。还有疾病严重时往往出现假象，如寒盛的格阳于外，发现烦躁不安的现象，倘以凉药治其烦躁是增加其病根，但直接用大热之药又将格阻不受，此时可以用热药凉饮方法，或在热药内加上少许凉药。这些都属反治范围，但实质上仍是正治。

于此可见，正治和反治性质是一致的，只是战术上有所不同。运用这两种不同的战术之前，了解病因和症状是最为重要的关键性问题。后人所

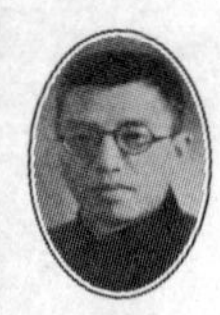

立的许多治疗法则，多以《内经》为根据加以推广应用的。至于正治和反治的具体应用，即《内经》中也已有较详细的指示：关于病因方面的，如“寒者热之；热者寒之；客者除之；劳者温之；其实者散而泻之”，此皆为正治法；又如“寒之而热者取之阴；热之而寒者取之阳”，此皆为反治法。关于症状方面的，如“坚者削之；结者散之；留者攻之；燥者濡之；急者缓之；散者收之；惊者平之；剽悍者按而收之”，此皆为正治法；又如“塞因塞用；通因通用”，此皆为反治法。关于这类治法，《内经知要》的治则篇内均有采入，可参阅。

二、治本和治标

治本和治标也是一般常用的治疗法则，必须明白标本，才能在治疗上决定轻重、缓急、先后等措施。

标本的意义有两项：①从人体与疾病来说，人体是本，疾病是标。治病的目的为了病人恢复健康，如果只顾疾病，不考虑人体，势必病去而元气大伤，或元气伤而病仍留存，或带来后遗症成为残废，甚至病除而人亦随亡，这是首先应该注意的。②从疾病的原因和症状来说，原因是本，症状是标。症状的发生必有一个因素，能把因素去掉，症状自然消失，中医常说“治病必求于本”，即是指此。

本就是根本、根源，治病必须重视根本，找寻根源，了解其所以然。也就是治病必须抓住主要的，主要的解决了，次要的自然迎刃而解。因而有祛邪扶正和扶正祛邪两种说法，认为扶正则邪自却，邪却则正自复。这两种说法表面上似有矛盾，其实都是从根本上出发，因虚而致病自以扶正为主，因邪而致病自以祛邪为先。王应震曾经写过一首治病求本的诗：“见痰休治痰，见血休治血，无汗不发汗，有热莫清热，喘生休耗气，精遗不涩泄，明得个中趣，方是医中杰”。意思是吐痰、失血、无汗、发热、气喘、遗精等均属表面的现象，酿成这类病症各有主要的原因，不探本寻源想办法，仅用化痰、止血、发汗、清热、平喘、固精等常法是不起作用的。

虽然，治病必须求本，但也不能忽视其标。我们体会求因当然是必要的，辨证也同样重要，辨证就是为了求因。但在另一方面，求得主因之外还要求得主症，因为迅速地缓和症状，也是解除病人痛苦的重要一环。例如感冒风寒，发热头病，浑身酸楚，手足无措。风寒是主因，其他都是由风寒引起的症状，但在症状中发热是一个主症，热度的高低能使其他症状加剧和轻减。所以用发汗法来疏散风寒是主要治法，但加入一些清解药来帮助退热，以减轻其他症状，也是合理的。前人治病有单从原因用药的，也有兼顾症状的。前人方剂中往往注明口渴加什么药，咳嗽加什么药，可以看到在治本的同时没有放弃治标。但也应该回过来说，治本是主要的，治标是次要的。

倘然主次不分，看到那一个症就加上那一种药，便会杂乱无章，违反组方法则。

临症上如果认为标症已占重要位置时，应当采取先治其标的方法。例如：因肝病引起的腹水，肝病是本，腹水是标。但已到腹部胀满，呼吸困难，二便不利的地步，如同洪水泛滥，不予疏浚，无法救其危急。此时再不能用疏肝和肝，只有峻剂泻水，俟水退后再商治本。又如：小便不利能很快促使病情恶化，任何疾病发现小便不利时，即当以通利小便为急。此外，如痰喘病人气塞欲绝，可以暂用沉香破气；喉风症咽喉肿闭，汤水不下，可以先用刺法砭出恶血，然后分别给药。前人说“急则治标”，治标原是一种权宜之计，达到目的以后，就不宜继续使用，这是不同于治本的最大的出入处。

一个人同时患两种病时，也须分别标本，一般对先病为本，后病为标。先病多指顽固性慢性疾病，后病则以感冒等时症为多，在这种情况下应当先治感冒，后治慢性病。因为慢性病不是旦夕能除，而感冒等时症容易解除，且亦能发展成为严重症候，促使慢性病的恶化。也有本来是感冒症，忽然并发胃肠病，下利清谷，脉浮转沉，则恐外邪乘虚内陷，又须急治其里，再解其表。这些又说明了治疗上以治本为原则，在这原则下还应掌握先后缓急，灵活运用，《内经》上指出：“先寒而后生病者治其本，先病而后生寒者治其本；先热而后生病者治其本，先热而后生中满者治其标；先病而后泄者治其本，先泄而后生他病者治其本；先病而后生中满者治其标，先中满而后烦心者治其本；小大不利治其标，小大利治其本，先小大不利而后生病者治其本。病发而有余，本而标之，先治其本，后治其标；病发而不足，标而本之，先治其标，后治其本”。以上对于标本治法，说得非常具体，因此《内经》又曾总结地说：“知标本者，万举万当，不知标本，是为妄行”。

三、八法

确定病症后，紧接着的便是选择治疗方法。治法分发汗、催吐、攻

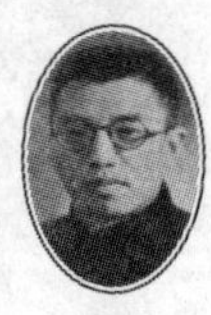

下、和解、清凉、温热、消导和滋补等，简称为汗、吐、下、和、清、温、消、补八法。这八法针对病因、症状和发病的部位，指出了治疗的方向，在临症上灵活运用，还能产生更多的法则。

1. 汗法 以疏散风寒为目的，常用于外邪侵犯肌表，即《内经》所说"在皮者汗而发之"，故亦称解表、解肌、疏解。比如外感初起，恶寒发热，头痛，骨节痛，得汗后便热退身凉，诸症消失。

汗法可分两类，一为辛温发汗，适用于外感风寒的表寒证；一为辛凉发汗，适用于外感风温、风热的表热证，也有寒和热不甚明显的，可用辛平发汗法。

汗法的主要目的是在发汗，倘然病人有表证而自汗出或已经用过发汗剂，是否能再予汗法？这必须根据具体情况来决定。一般表证以恶寒、发热为主症，汗出后热不退仍有恶寒的，此为表邪未除，仍宜汗解；如果不恶寒而热不退，或热势反增，病邪有向里传变的趋势，不可再汗。

发汗能祛散外邪，也能劫津耗液，血虚或心脏衰弱以及有溃疡一类的患者，用时当谨慎，以免发生痉厥等病变。一般发汗太过，汗出不止，也能引起虚脱的危险。

汗法包括宣肺法在内，如伤风咳嗽、鼻塞、音嗄，用轻扬上焦的药，目的不在发汗，而使肺气宣通。

2. 吐法 常用于咽喉、胸膈痰食堵塞。如喉症中的缠喉症、锁喉症皆为风痰郁火壅塞，胀闭难忍；又如积食停滞，胸膈饱满疼痛，只要上涌倾出，便可松快，故亦称涌吐，也即《内经》所说的"其高者因而越之"。

吐法都用催吐药，但亦有因症用药，服药后用鸡毛或手指探喉使其恶出，所以又有探吐之称。

吐法多用在胃上部有形的实邪，一般多是一吐为快，不须反复使用。某些病人先有呕吐的，不但不可再吐，还要防其伤胃，给予和中方法。其他，凡虚弱的病体或新产后以及四肢厥冷的，均不宜用吐。

急性病用吐法，含有发散的意思，同样可以解表退热。在杂病或妇女病用吐法，又可替代升提法，如小便不利或妊娠胞阻，前人亦有用吐法治疗的。

3. 下法 一般多指通大便，用来排除肠内宿粪积滞，故也称攻下、泻下，也即《内经》所说的"其下者引而竭之"。

攻下剂分为两类，一种是峻下，用猛烈泻下药，大多用于实热证有津涸阴亡的趋势时，即所谓“急下以存阴”时用之。一种是缓下，又分两类，一类是用较为缓和的泻药，一类是用油润之剂帮助下达。但不论峻下或缓下，都宜于是实证，这是一致的。

由于里实的原因不同，又分凉下和温下二种，凉下是指苦寒性质的泻剂，温下是指辛热性质的泻剂。一般应用以苦寒为多，因多数便闭或下痢，由于热结或湿热引起。

下法除用于通大便外，也用于痰饮不化，瘀血凝结和腹水鼓胀等，其所用药物则与通便药不同。

使用下法，须考虑病人体质，并要懂得禁忌。大概有表证而没有里证的不可用，病虽在里而不是实证的不可用，病后和产后津液不足而便闭的不可用。在虚弱证上误用下法，很容易败坏后天，引起呃逆甚至虚脱。

4. 和法 和是和解的意思，病邪在表可汗，在里可下，倘在半表半里既不可汗又不可下，病情又正在发展，就需要一种较为和缓的方法来祛除病邪，故和解法用在外感方面，其主要目的仍在祛邪外出。

在杂病方面使用和法，意义稍异。例如血虚劳热，纳食减少，妇女月经不调，可用调和肝脾的方法。又如胸满不痛，嘈杂呕恶，痰热交阻，可用辛开苦降和胃的方法。还有感受暑湿，内伤饮食，寒热不扬，头胀胸闷，腹部结滞不疏，可用芳香泄化和中。诸如此类，均属和法范畴。

因此和法的应用相当广泛，包括和解少阳，安内攘外，调理气血，疏畅气机，芳化和中，等等。目的虽同，方法不一。

5. 清法 凡用清凉剂来治疗温热病症，都称清法，即《内经》所说“热者寒之”的意思，亦称清解法。

温热症候有表热、里热、虚热、实热、气分热、血分热，用清凉剂时必须分辨热的性质及在哪一部分。比如表热证应取辛凉，里热中虚证采用甘寒，实证采用苦寒。在气分清气，在血分清血。

清法里包括镇静和解毒，例如肝阳或肝火上扰，头晕头胀，用清肝方剂能够熄风镇痛；还有温毒用清热凉营，具有解毒作用。

临症上用清解法比较多，但亦不宜多用久用，尤其是苦寒一类的药，能损害脾胃，影响消化。体质素虚，脏腑本寒，食欲不强，大便溏薄，以及产后病后，均宜慎用。

6. 温法 常用于寒性病，即《内经》所说“寒者热之”。

寒性病有表寒、里寒等区别，但从温法来说，一般都指里寒，故以温

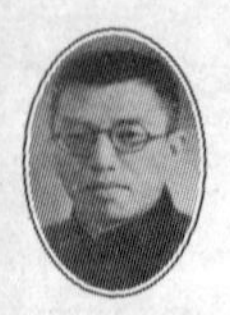

中为主要治法。例如呕吐清水，大便溏薄泄泻，腹痛喜按，手足厥冷，脉象沉伏迟微，均为温法的对象。

寒性病有寒邪直中内脏引起的，也有因阳虚而逐渐形成的，所以温法的使用，或以逐寒为主，或以扶阳为主。但逐寒的目的为了防止伤阳，也叫回阳，扶阳也为了祛除沉寒痼冷，两者之间是互有关系的。

温法包括兴奋作用，有些因阳虚而自汗形寒，消化不好，气短声微，肢软体怠，小便不禁，性欲衰退等症候，都需要温法调养。

温法在使用时多与其他方法配合，例如汗法分辛温，辛凉，下法分温下、凉下，补法分温补、凉补。

7. 消法　主要是消导，用来消除肠胃壅滞，例如食积内阻，脘腹胀满，治以消化导下。其次是消坚，多用于凝结成形的病症，如癥瘕积聚和瘰疬等，因为这类病症多由气血痰瘀停滞，其来也渐，其去也缓，不是攻逐所能荡尽，须用磨运消散，缓以图功。再次是消痰，痰浊的原因不一，有寒痰、湿痰、痰热以及顽痰等，故须分别用温化、清化、涤痰、豁痰等方法，总称消痰。

还有利水亦在消法之内。水湿以走小便为顺，如果水湿内停，小便不利，或走大便而成泄泻，应予利导，使之从小便排出，一般称为利尿，亦叫淡渗。使用这一方法因能分散和消除水湿之势，故也叫分利或分消。

消法在有些地方接近和法和下法，但和法重在和解，消法则有克伐的性质；下法重在攻泻，消法则具有帮助运行的意思。故消法不宜于极虚的人，也不用于急症，是介乎两者之间的一种祛邪磨积的方法。

8. 补法　就是补充体力不足，从而消除一切衰弱症候，故《内经》说“虚者补之”。所用药物大多含有滋养性质，故亦称滋补、补养。

补法在临症上分补气、补血、益精、安神、生津液、填骨髓等，总之，以强壮为目的。

补剂的性质可分三种，一为温补，用于阳虚证；一为清补，用于阴虚证；另一种为平补，用于一般虚弱证。

由于病情的轻重不同，又分为峻补和缓补。峻补常用于积弱极虚之体，或以急救为目的挽回虚脱；缓补则用于体质虽虚不胜重补，或虚而别无大寒大热症状，只宜和平之剂缓缓调养。

用补法必须照顾脾胃，因补剂大多壅滞难化。脾胃虚弱者一方面不能很好运行药力，另一方面还会影响消化而不能吸收。

补法中包括固涩法。例如大汗不止，大吐血不止，男子遗精、滑精久不愈，妇人血崩、白带过多等，用止涩药时大多依靠补法协助。

见虚不补，势必日久成损，更难医治；然而不需要补而补，也能造成病变，尤其余邪未尽，早用补法，有闭门留盗之弊。

上面介绍了八法的概要，可以看到八法各有它独特的作用，但在使用上不是孤立的，而是互相关联的。所以明白了八法的意义以后，必须进一步懂得法与法之间的联系，如何来综合运用，才能灵活地适应病情变化，发挥更好的疗效。

首先指出，八法中大部分方法是相对的。如汗法用于表证，下法用于里证，表里是相对的，汗下法当然也是相对的；又如下法是攻逐病邪，补法是扶助正气；清能去热，含有镇静作用，温能去寒，含有兴奋作用。下和补，清和温，也是相对的。但是汗下、攻补、清温都能配合应用，即临症上所说的“表里双解”、“攻补兼施”、“寒温并用”等等。总之，一病可以有多种原因，也可以发生在几个部分，特别是一个病在发展过程中，往往情况复杂，就必须灵活地随机应变，用多种方法来治疗。兹举例说明如下。

（1）汗下同用：既有表证，又有里证，以先解其表、后攻其里为常法。但表里俱急时，不能拘守常规，而可以汗下同用，双管齐下。例如桂枝汤是解表的，可以加入大黄攻里，治疗寒热、头痛兼有腹满作痛的表里证。

（2）攻补并用：体质素虚，感受实邪，或病邪不解，正气渐衰，造成正虚邪实的局面时，祛邪则虑其正气不支，补正则又恐邪气固结，唯有攻补并用，双方兼顾。如黄龙汤用大黄、芒硝通大便，又用人参、当归培养气血。

（3）寒温并用：病有上热下寒，或上寒下热的，不能单顾一面，例如黄连汤用黄连、干姜以治胸中有热，胃中有邪气，腹中痛，就是寒温并用之意。这类例子很多，临症上经常可以遇到的如湿邪和热邪凝聚，水饮和热邪胶结，大多采用三仁汤和泻心汤来治疗，前者厚朴和滑石同用，后者半夏和黄连同用，都是寒温并用的方法。

此外，一消一补也可同用，例如脾胃薄弱，消化不良，食积停滞，一面用白术补中健脾，一面用枳实消痞宽膈，合成枳术丸。还有和法，是为不能汗下而设的，它的代表方剂是小柴胡汤，但亦须随着症候的不同，结合其他方法予以变化，如偏于寒去黄芩，偏于热加重黄芩；偏于虚重用人参，偏于实减去人参；偏于燥加天花粉，偏于湿重用生姜、半夏；偏于表加桂枝，偏于里加芒硝。这样，同一和法，也包含着清、温、汗、下、补

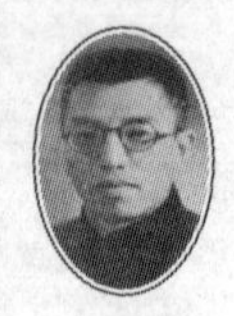

诸法在内了。

因此，进一步说明八法的运用，实际上很少一个方法单独使用的，原因是八法是根据三因、四诊、八纲等订出的，每一个病都有它的原因和部位，八法就是应付这几方面而立的。然而八法中的汗、吐、下、和只指出了发病的部位而没有说明原因，温、清、消、补只指出了原因而没有说明部位；同时，同一原因加在不同部位上可以出现不同的症状。所以明了八法以后，不懂得结合的方法，还是不够的。如上所说，汗法有辛温发汗、辛凉发汗、辛平发汗，下法有温下、凉下、润下等等，都是从原因、部位和症状等作出的具体措施。再说得明白一点，譬如补，必须问虚在哪一方面？缺少了哪些成分？它的性质怎样？它所反映的症状又怎样？假定答案是：虚在肝脏，血分不足，发现内热和头晕等现象。那就可以采用滋阴养血，佐以镇静的方法。否则目标不明，一味滋补，虽然有些用对了，效果是不会显著的。

适当运用八法的同时，还要懂得八法的禁忌。《伤寒论》里有可汗不可汗、可吐不可吐、可下不可下病脉症提出，后来程钟龄作八法论（《医学心悟》），更为详尽。他对每一治法说明了当用症，又指出了当用不用、不当用而用、不当用而又不可以不用、当用而用时知发不知收等种种流弊，均用具体例子来证实，对临症上极有帮助，可以参考。

四、常用治法

处方上常用的治法相当多，并且相当细致。这些方法都是根据八法结合病因症候，在具体问题上灵活运用的成果，实为进一步研究的良好楷模。兹录若干例，附加说明如后。

1. 辛温发汗法　用于外感风寒表证，无汗，脉象浮紧。药如麻黄、桂枝、紫苏、葱白。

2. 辛凉解表法　用于风温初起。药如豆豉、防风、薄荷、桑叶、菊花。

3. 轻宣肺气法　用于冒风音嗄，金实不鸣。药如麻黄、蝉蜕、桔梗，倘鼻塞流涕，用辛夷、苍耳子。

4. 清疏暑风法　用于暑令感冒。药如香薷、藿香、青蒿、佩兰。

5. 疏化表湿法　用于雾露雨湿外乘。药如苍术、白芷、防风。

6. 清气润燥法　用于感受秋燥，清窍不利。药如薄荷、焦山栀、连翘、桑叶、杏仁。

7. 两解太阳法 用于风湿，疏风以解太阳之经，利湿以渗太阳之府（即膀胱）。药如羌活、防风、泽泻、茯苓。

8. 蠲除痹痛法 用于风寒湿痹，关节疼痛。药如桂枝、羌活、独活、川乌、草乌、海风藤。

9. 调和荣卫法 用于伤风，以调和气血来解肌散邪，不同于直接疏表。药如桂枝、白芍、生姜、红枣。

10. 固表祛邪法 用于体虚容易感冒，或感冒后纠缠不解。药如黄芪、白术、防风。

11. 清凉透邪法 用于外感汗出不解，邪有化热内传之势。药如葛根、金银花、连翘、薄荷、芦根。

12. 辛寒清胃法 用于胃热证，脉象滑大而数。药如石膏、知母、滑石、竹茹。

13. 苦寒泻火法 用于温邪化火，燔灼三焦。药如黄连、黄芩、大黄、焦山栀。

14. 清化湿热法 用于温邪挟湿，或脾湿胃热交阻。药如黄芩、厚朴、滑石、半夏、通草。

15. 却暑调元法 用于暑热伤气。药如人参、麦冬、五味子、竹叶。

16. 清瘟败毒法 用于温毒证。药如大青叶、板蓝根、玄参、马勃。

17. 清营透斑法 用于蕴热发斑发疹。药如生地、豆卷、石膏、赤芍、丹皮。

18. 清泄心包法 用于温邪内陷心包，神昏谵语。药如紫雪丹、牛黄清心丸，挟湿者用神犀丹。

19. 泻下实热法 用于肠胃热结、便闭。药如大黄、枳实、玄明粉。

20. 清化荡积法 用于湿热食滞，腹痛下痢。药如木香、枳实、黄连、青皮、槟榔。

21. 清降相火法 用于肝胆火旺。药如龙胆草、赤芍、黄芩、焦山栀、木通。

22. 辛热逐寒法 用于寒邪直中三阴证。药如附子、干姜、肉桂。

23. 甘温扶阳法 用于肾阳虚。药如鹿茸、枸杞子、巴戟天等。

24. 温运脾阳法 用于脾脏虚寒。药如白术、炮姜、肉果。

25. 温胃散寒法 用于胃寒泛酸，呕吐清水。药如吴萸、生姜，呃逆者用丁香、刀豆子。

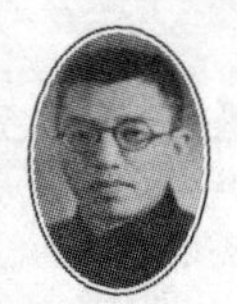

26. 辛滑通阳法 用于胸痹，阳为寒遏。药如薤白、桂枝、瓜蒌。

27. 益火培土法 用于命门火衰，脾虚久泻。药如补骨脂、益智仁、炮姜。

28. 引火归源法 用于浮阳上越，上热下寒。药如熟地、附子、肉桂、五味子。

29. 平肝理气法 用于肝气横逆，胸腹胀痛。药如青皮、枳壳、川楝子、延胡索。

30. 疏肝和络法 用于胁痛久痛入络。药如丹参、桃仁、郁金、橘络。

31. 疏气宽中法 用于胸闷嗳气，频转矢气。药如香附、陈皮、枳壳、佛手。

32. 降气平逆法 用于气喘实证。药如沉香、檀香、乌药、枳实。

33. 重镇降逆法 用于胃虚呃逆，冲气上逆。药如代赭石、磁石。

34. 调理肝脾法 用于肝脾气滞。药如当归、白芍、柴胡、白术、茯苓。

35. 行气祛瘀法 用于妇女痛经病，量少挟瘀。药如川芎、红花、益母草、香附。

36. 温经和营法 用于血分有寒，月经后期。药如当归、艾绒、肉桂。

37. 清热凉血法 用于血热吐衄，或月经先期。药如生地、丹皮、侧柏叶、藕节、黄芩。

38. 温通肝经法 用于少腹冷痛，或疝气胀堕。药如乌药、小茴香、荔子核、延胡索。

39. 活血镇痛法 用于瘀血停留，跌打损伤。药如红花、参三七、土鳖虫、落得打、乳香、没药。

40. 化癥消积法 用于癥瘕积聚，肝脾大。药如三棱、蓬莪术、穿山甲。

41. 宣肺化痰法 用于伤风咳嗽。药如牛蒡、桔梗、杏仁、象贝。

42. 温化湿痰法 用于咳嗽痰多薄白。药如半夏、陈皮、茯苓。

43. 清化痰热法 用于咳嗽痰黏，肺有伏热。药如天竺黄、川贝、海蜇、荸荠。

44. 肃肺涤痰法 用于痰多咳喘，药如苏子、旋覆花、白果。

45. 温化痰饮法 用于痰饮咳嗽症，药如桂枝、白术、半夏、五味子、干姜。

46. 开窍涤痰法 用于中风昏仆，痰涎涌塞。药如远志、菖蒲、竹沥、皂角炭。

47. 消磨瘰核法 用于瘰疬。药如昆布、海藻、山慈菇、僵蚕。

48. 芳化湿浊法 用于湿阻中焦。药如苍术、厚朴、陈皮。

49. 辛香健胃法 用于气阻湿滞，食欲不振。药如豆蔻、砂仁、佛手。

50. 渗利水湿法 用于停湿小便不利。药如泽泻、车前子、茯苓。黄疸小便短赤，用茵陈蒿。

51. 通利淋浊法 用于淋浊，小便不利刺痛。药如瞿麦、石韦、海金沙、萹蓄。

52. 攻逐水饮法 用于腹水或水停胸胁。药如葶苈、大戟、甘遂、牵牛子、商陆。

53. 分消水肿法 用于全身浮肿，在上宜汗，在下宜利，所谓开鬼门（指毛孔），洁净府（指膀胱）。药如浮萍、防风、冬瓜皮、生姜皮、防己。

54. 消导和中法 用于伤食证。药如神曲、山楂、莱菔子。

55. 驱除虫积法 用于虫积腹膨形瘦。药如使君子、雷丸、槟榔、五谷虫。

56. 养血滋肝法 用于血虚证。药如何首乌、当归身、白芍、潼沙苑、阿胶。

57. 滋补肾阴法 用于阴虚证。药如生地、萸肉、女贞子。

58. 柔肝潜阳法 用于肝阳上扰。药如白芍、菊花、天麻、钩藤。

59. 育阴定风法 用于阴虚引动内风。药如龟板、牡蛎、鳖甲、玳瑁。

60. 养心宁神法 用于怔忡、失眠。药如阿胶、枣仁、夜交藤、柏子仁。

61. 养阴退蒸法 用于阴虚潮热。药如鳖甲、地骨皮、银柴胡、丹皮。

62. 清养肺阴法 用于肺热气阴不足。药如沙参、麦冬、玉竹。

63. 甘凉生津法 用于胃阴耗伤。药如石斛、天花粉、芦根。

64. 补益中气法 用于脾胃气虚。药如黄芪、党参、白术、山药。中气下陷者，用升麻、柴胡。

65. 固摄精关法 用于遗精滑泄。药如金樱子、莲须、莲肉、煅龙骨。

66. 厚肠收脱法 用于久泻不止。药如扁豆、诃子、赤石脂、米壳。

67. 润肠通便法 用于大肠枯燥，便坚困难。药如麻仁、郁李仁、瓜蒌仁。

68. 升清降浊法 用于清阳下陷，浊气中阻。药如葛根、山药、扁豆、陈皮。

69. 交通心肾法 用于水火不济，失眠难寐。药如黄连、肉桂。

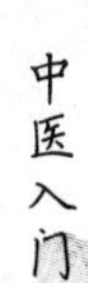

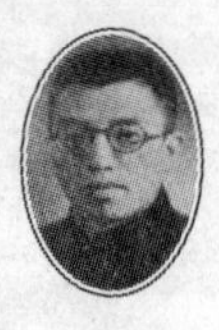

70. 金水相生法　用于肺肾两虚，潮热颧红。药如生地、天冬、麦冬、百合。

71. 培土生金法　用于肺虚脾弱，清补两难。药如山药、芡实、扁豆、谷芽。

72. 扶土抑木法　用于肝旺脾弱，腹痛泄泻。药如白术、防风、白芍、陈皮、甘草。

上述治法，从1～10多用于外感证，11～28多用于寒证和热证，29～40多用于气分和血分病，41～55多用于痰、食、水湿证，56以下多用于虚弱证候。就八法说来，已经化出不少法则，但是还不够全面，接触到具体证候还有更多更细致的治法。在这些方法里，可以看到八法是一种治疗原则，应用时必须根据病因、病症和发病部位等具体情况，反复研究后选用。同时也能看到有好几种药物的功效相近，而用法却有区别，也应加以适当的选择。

第三章　方剂之部

第一节　方制

一、君臣佐使

多种药物配成的处方，称作方剂。方剂的组成有一定的法度，称作方制。所以，方剂是用单味药物治疗的进一步发展。它的特点是：具有综合作用，治疗范围较广，并能调和药物的毒性，减少或避免不良反应。

方剂的组成，分君、臣、佐、使四项。一般处方用药多在四种以上，均按这四项配伍，即使少于四种药或多至几十种，也不能离此法则。否则漫无纪律，方向不明，前人所谓有药无方。

1. 君　君是一方的主药，针对一病的主因、主症能起主要作用的药物，即《内经》所说："主病之谓君"。君药不一定一方只有一个，也不一定猛烈的药才能当君药，主要是看具体情况和需要来决定的。李东垣曾说："假如治风则用防风为君，治寒则用附子为君，治湿则用防己为君，清上焦则用黄连为君，清中焦则用黄芩为君"。依此类推，即使是性味比较薄弱的药物如桑叶、菊花、陈皮、竹茹等，都有作为君药的资格。

2. 臣　《内经》上说："佐君之谓臣"。臣是指协助和加强君药效能的药物，如麻黄汤中的桂枝就是帮助麻黄发汗解表的，所以它在麻黄汤中是臣药。臣药在一个方剂内，不限定只有一味，一种君药可以有几种臣药；如果一方中有两个君药，还能用较多的臣药来配伍。

3. 佐　臣之下称做佐，佐药就是接近于臣药的一种配伍药。除了与臣药一样协助君药的作用，还能协助君药解除某些次要症状。例如麻黄汤用杏仁为佐，其作用就是宣肺、平咳，帮助君药解除麻黄汤证的次要症状。另一方面，假使君药有毒性或者药性太偏，也可利用佐药来调和。

4. 使　从使字的意义来看，使药是一方内比较最次要的药物。《内

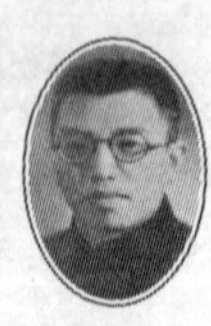

经》说："应臣之为使。"可知使药是臣药的一种辅助药。在临症上一般把使药理解为引经药，引经药的意思是将药力引到发病场所，所以也叫引药，俗称药引子。

君、臣、佐、使等字面虽含有封建意味，但实质上是用来代表主要药和协助药，以说明方剂的组织形式。几千年来中医在方剂的配合方面积累了十分丰富的经验，无论经方和时方都是遵守这个原则制定的。

在这里顺便谈一谈"经方"和"时方"的问题。中医从单味药的使用发展到方剂，这是很早以前的事，《内经》里就有乌贼骨、茹藘和雀卵组成的血枯方，制半夏和秫米组成的失眠方，泽泻、白术和麋衔组成的酒风方等。到张仲景博采众方撰述《伤寒论》和《金匮要略》，方剂更为完备。后人重视其著作尊为经典，并称其方为经方，把后来方剂叫做时方。我们认为经方的疗效是肯定了的，但时方的价值也是不可否认的。时方的形成，也是中医学术不断发展的例证之一。同样的理由，上面说过的六经辨证法是以《伤寒论》为主，三焦辨证法是以《温病条辨》为主，一在汉朝，一在清代，不仅没有抵触，而且相得益彰。《温病条辨》的方剂在《伤寒论》的基础上还有不少的发挥和补充。所以，在古为今用的目标下，我们应重视经方，也应重视时方，还要重视现代的有效方剂。

二、七方

方剂在应用上，由于所用药物的种类多少和产生疗效的快慢不同，又分为七类，简称七方，即大方、小方、缓方、急方、奇方、偶方和复方。

1. 大方　病邪强盛，非大力不能克制，须用大方，如下法中的大承气汤便是。用大方的时候，应先考虑正气能否胜任，因为大下可以伤阴，大汗可使亡阳，邪虽去而正气随伤，这就失去用大方的意义了。

2. 小方　小方和大方是相对的。邪气轻浅的，只要用较轻的方剂，或者根据大方减小其制，这就叫做小方，如下法中的小承气汤便是。

3. 缓方　一般慢性、虚弱性病症，不能急切求效，宜用药力缓和的方剂来长期调养，如补法中的四君子汤，即是缓方一类。

4. 急方　急方和缓方是相对的。是在病势危急时用来急救的，例如腹泻不止，手足逆冷，脉微欲绝，用四逆汤回阳。急症用急方，不仅药力要专，药量也宜重，故常与大方结合应用。

5. 奇方　奇是单数，奇方即专一的意思。如病因只有一个，就用一种君药来治疗主症，以求其药力专一，故叫奇方。但奇方并不等于单味药，亦有臣药、佐药等配合。

6. 偶方 偶是双数，含有双方兼顾的意思。如同时有两个病因，需要用两种君药来治疗的，就叫偶方。临症上所说的汗下兼施，或攻补并用，都属偶方一类。

7. 复方 复是复杂、重复的意思。凡是病因较多或病情较复杂的就需用复方治疗，如五积散是由麻黄汤、桂枝汤、平胃散和二陈汤等方剂组成，用一方来袪除风、寒、痰、湿以及消痞去积。另一种是指用此法不效，再用他法，他法不效，更用另一方法，如《内经》所说："奇之不去则偶之，偶之不去则反佐以去之"。所以，在某些情况下，复方也叫重方，不同于一般与单味药相对而言的复方。

七方是方剂组成的法则之一。除此以外，还有从治疗作用来分的。如张景岳曾把方剂分为"八阵"，即补阵、和阵、攻阵、散阵、寒阵、热阵、固阵、因阵。补阵的方剂是用于元气亏损、体质虚弱的病症；和阵的方剂是用来调和病邪的偏胜；攻阵的方剂是用于内实证的；散阵的方剂是用于外感证的；寒阵的方剂是用于热证的；热阵的方剂是用于寒证的；固阵的方剂是用于滑泄不禁证的；因阵的方剂都是因症立方的。目前一般方剂的分类多照汪昂《医方集解》所分，计分22类。

（1）补养剂：滋补人体阴阳气血不足，消除一切衰弱病症，如六味地黄丸、四君子汤等。

（2）发表剂：疏散外邪，解除表证，如麻黄汤、桂枝汤等。

（3）涌吐剂：引邪上越，使其呕吐，如瓜蒂散、参芦散等。

（4）攻里剂：以通便导滞，清除肠胃实邪为主，如大承气汤、大陷胸汤等。

（5）表里剂：既疏表邪，又除里邪，表里双解法，如大柴胡汤、桂枝加大黄汤等。

（6）和解剂：用和解方法来达到袪除病邪为目的，如小柴胡汤、逍遥散等。

（7）理气剂：疏理气机，解郁降逆，如四七汤、旋覆代赭汤等。

（8）理血剂：和血袪瘀，养营止血，如四物汤、胶艾汤等。

（9）袪风剂：通阳散风、滋阴熄风，如小续命汤、地黄饮子等。

（10）袪寒剂：扶阳温中，袪逐内寒，如真武汤、四逆汤等。

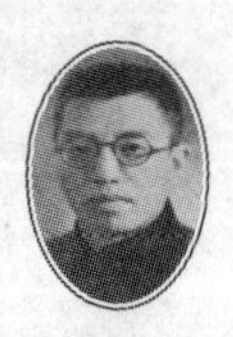

（11）清暑剂：清解暑邪，如香薷饮、六一散等。

（12）利湿剂：排泄水湿，如五苓散、五皮饮等。

（13）润燥剂：滋润津血枯燥，如琼玉膏、消渴方等。

（14）泻火剂：清热解毒，如白虎汤、黄连解毒汤等。

（15）除痰剂：化痰涤痰，如二陈汤、礞石滚痰丸等。

（16）消导剂：消积行气，健运脾胃，如枳术丸、保和丸等。

（17）收涩剂：收敛精气，固涩滑脱，如真人养脏汤、金锁固精丸等。

（18）杀虫剂：驱除肠寄生虫，如集效丸、化虫丸等。

（19）明目剂：专治目疾，如羊肝丸、拨云退翳丸等。

（20）痈疡剂：专治外科肿疡、溃疡，如真人活命饮、散肿溃坚汤等。

（21）经产剂：专治妇科月经及胎前、产后疾病，如六合汤、达生饮等。

（22）救急方：包括急救冻死、溺死及毒虫咬伤等方。

中医的方剂，一般很难分类，原因是一个方剂往往包含多种效能，因而不能把它固定在一个门类内，即使几个方剂的治疗目的一致，但使用上又有很大出入。例如补养剂，不仅用于虚弱证，也能用于其他症候；而且补养一类的方剂也不是任何虚弱证都能适应的。此外，方剂中药物的加减，用量的多少，都能使其性质和作用改变。例如麻黄汤用麻黄、桂枝、杏仁、甘草组成，为发汗解表剂，倘把桂枝改为石膏，便为麻杏石甘汤，治肺热气喘，或把桂枝除去不用，便为三拗汤，治伤风感冒、鼻塞、咳嗽等症。又如小承气汤和厚朴三物汤，同样用大黄、枳实、厚朴组成，但小承气汤以大黄为君，厚朴为佐，厚朴的用量比大黄减半；厚朴三物汤以厚朴为君，大黄为佐，厚朴的用量就比大黄加一倍。这样，小承气汤适用于泻热通大便，而厚朴三物汤则是行气除满的方剂了。这说明根据治疗作用的分类，是指其主要作用而言，运用时必须考虑。

三、剂型

方剂有多种剂型，各具不同的性质和不同的效用，常用的有丸、散、膏、丹、酒、汤等几类。

1. 丸剂　丸剂俗称丸药或药丸。将药物研成细粉后，加冷开水或蜜，或米糊、面糊等黏合物作成的圆形体。根据治疗上的要求，丸剂的大小和重量是不一致的，有小如芥子的，有大如弹丸的，也有如绿豆或梧桐子大的。大约大丸每粒重3克、6克或9克；小丸每30克200~400粒；细小丸每30

克600～1500粒；极小丸每30克5000～10000粒。

丸药入胃，吸收较慢，多用于慢性疾病之须长期服食者，故前人所说“丸者缓也”，就是这个意思。又病在下焦亦多用丸，取其吸收慢到达肠内才发生作用；也有急症、重症采用丸剂的，因可先期制成，取其便捷。

2. 散剂 即粉剂，将药物研成细粉。有分研、合研、陆续配研等程序。一般多用合研，但带黏性的药物如乳香、没药、血竭、孩儿茶等，或挥发性强烈的药物如麝香、冰片、樟脑等；或较贵重的药物如犀角、羚羊角、珍珠、熊胆、蟾酥等，均用分研。陆续配研是因处方中含有少量贵重药或有其他必须分研的药物时用之，法将需要配研的药物分研后，置一种于乳钵内，然后加入等量的其他药粉，研匀以后，再加等量的其他药粉同研，陆续倍量，增加至全部混合均匀为止。

散剂用于内服，药力较丸剂为速；亦用于嗃鼻，或作外敷用。

3. 膏剂 将药物用水煎汁，浓缩成稠厚半固体状，挑取适量，用开水冲服。一般制法，药物水浸一夜，煎2～4次，取汁分次过滤，合并再熬，至不渗纸为度。另外有用植物油熬炼的，则为外贴用膏药。

膏剂多为滋补类，用于慢性虚弱证，冬季服用的膏滋药亦属这一类。

4. 丹剂 丹是用升华或熔合等方法制成的，主要为矿物类药物。也有用一般药物混合制成的，则取“赤心无伪曰丹”的意思。丹的剂型不一，有丸有散和锭剂等。

用法与丸、散剂相同。

5. 酒剂 为药物用白酒作溶剂浸取所得的浸出液，故俗呼药酒。制法分冷浸和热浸两种，冷浸将药物泡在酒内，过一个时期即可服用；热浸是药物和酒密封坛内，隔水用文火缓缓加热，保持抵温，经过3～7天，去火放冷。

药酒多用于风湿痹痛，借酒的力量来帮助流通气血，加强舒筋活络的效能。

6. 汤剂 即水煎剂，用适当的水煎取药汁，倾出后加水再煎，第一次为头煎，第二次为二煎。一般每剂均煎2次，服法有头、二煎分开服的，也有将头、二煎药汁合并后，再分2次服的。

临症上，汤剂应用最广，不仅吸取快，作用强，而且便于随症加减。

丸、散、膏、丹和酒剂，多数属于成药，亦可视病症需要，处方配合。一部分丸散膏丹除单独使用外，也能放在汤剂内包煎，或用药汁冲服。

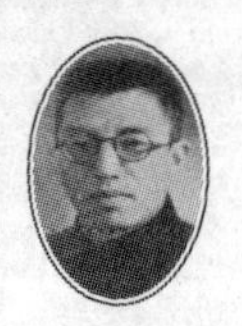

第二节　基本方剂和处方

一、基本方剂

徐灵胎说："欲治病者必先识病之名，能识病名而后求其病之所由生。知其所由生，又当辨其生之因各不同而症状所由异，然后考其治之之法。一病必有主方，一方必有主药，或病名同而病因异，或病因同而病症异，则又各有主方、各有主药，千变万化之中，实有一定不移之法，即或有加减出入而纪律井然。"的确，治疗每一种病必须辨证求因，才能确定治疗方针。同时，一病有一病的主治法，也必然有主方和主药，这是治病的基本法则。在这基础上，再根据具体病情加减出入，灵活运用，才能收到良好效果。

前人留传下来的成方，都是通过实践得来的，必须加以重视，特别是几个基本方剂，必须熟悉。现在择要说明，以见一斑。

1. 四君子汤　人参、白术、茯苓、甘草。为补气主方，用于脾胃薄弱、食少、泄泻等症。气不运者，可以加陈皮，名异功散；胃寒者，可以加木香、砂仁，名香砂六君子汤。

2. 四物汤　生地、当归、白芍、川芎。为养血主方，用于肝血虚滞，妇人经水不调。气血俱虚，可与四君子汤同用，名八珍汤；除去生地、白芍名佛手散，能行血活血。

3. 六味地黄丸　熟地、山萸、山药、茯苓、丹皮、泽泻。为养阴主方，用于肾水亏乏，腰痛、遗精等症。虚寒者可以加附子、肉桂，名桂附八味丸；内热者，可加黄柏、知母，名知柏八味丸；单加肉桂，名七味地黄丸，能引火归源；加五味子名七味都气丸，能治痨嗽。

4. 四逆汤　附子、干姜、炙甘草。为回阳主方，用于寒盛阳微，四肢厥冷，水泻不止。寒伤血分，脉细欲绝，可加当归、木通，名当归四逆汤；风湿相搏，身体烦疼，可加白术、大枣，名术附汤。

5. 桂枝汤　桂枝、白芍、炙甘草、生姜、大枣。为调和荣卫主方，亦治伤风。汗不止者可加附子，名桂枝加附子汤；精关不固，可加龙骨、牡蛎，名桂枝加龙骨牡蛎汤；倍白芍、加饴糖，名小建中汤；再加黄芪，名黄芪建中汤，治中气虚寒腹痛。

6. 麻黄汤 麻黄、桂枝、杏仁、炙甘草。为发散风寒主方，用于寒热，无汗，脉象浮紧。挟外湿者，可加白术，名麻黄加术汤；去桂枝，加石膏，名麻杏石甘汤，治表邪内陷，肺热气喘。

7. 银翘散 银花、连翘、豆豉、荆芥、薄荷、牛蒡、桔梗、甘草、竹叶、芦根。为风温初起主方，用于发热、口渴、脉象浮数。咳嗽者可加杏仁、象贝宣肺化痰；热重者，可加山栀、黄芩清气。

8. 六一散 滑石、甘草。为清暑主方，用于身热烦渴，小便短赤。清心可加辰砂，名益元散；散风可加薄荷，名鸡苏散。

9. 平胃散 苍术、厚朴、陈皮、炙甘草、生姜、大枣。为化湿主方，用于满闷、呕恶、舌苔白腻。痰多者可与二陈汤同用，名平陈汤；泄泻溲少，可与五苓散同用，名胃苓汤。

10. 五苓散 茯苓、泽泻、猪苓、白术、桂枝。为利湿主方，用于小便不利，饮水吐逆。无寒但渴者，可除去桂枝，名四苓散。

11. 十枣汤 芫花、甘遂、大戟、大枣。为泻水主方，用于水饮内停，胸胁满痛。

12. 琼玉膏 生地、人参、茯苓、白蜜。为润燥主方，用于津液枯涸，气虚干咳者。

13. 五仁丸 桃仁、杏仁、柏子仁、松子仁、郁李仁、陈皮。为润肠主方，用于津枯大便困难者。

14. 白虎汤 石膏、知母、甘草、粳米。为清热主方，用于壮热、口渴、汗出，脉象洪大。气阴虚者，可加人参，名人参白虎汤；挟湿者，可加苍术，名苍术白虎汤。

15. 黄连解毒汤 黄连、黄芩、黄柏、山栀，为泻火主方，用于三焦积热，狂躁烦心，迫血妄行等症。

16. 普济消毒饮 玄参、黄连、黄芩、连翘、板蓝根、马勃、牛蒡、薄荷、僵蚕、升麻、柴胡、桔梗、甘草、陈皮。为清温毒主方，用于大头瘟、咽痛、口渴等症。

17. 清骨散 银柴胡、胡黄连、秦艽、鳖甲、地骨皮、青蒿、知母、甘草。为清虚热主方，用于骨蒸劳热，阴虚，午后潮热或夜间发热。

18. 三仁汤 杏仁、蔻仁、薏苡仁、厚朴、半夏、通草、滑石、竹叶。为清化湿热主方，用于湿温身热，胸闷，渴不欲饮。

19. 达原饮 厚朴、常山、草果、槟榔、黄芩、知母、菖蒲、青皮、甘

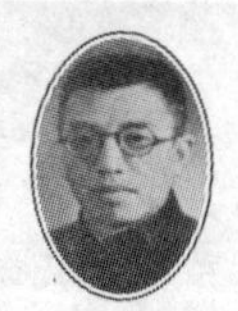

草。为治湿热瘟疟主方，用于湿浊挟热阻滞中焦，寒热胸闷，舌苔厚腻等症。

20. 二陈汤 姜半夏、陈皮、茯苓、甘草、生姜。为除痰主方，兼能理气、祛湿、和中。如顽痰胶固，可加胆星、枳实，名导痰汤；胆虚不眠，可加竹茹、枳实，名温胆汤。

21. 清气化痰丸 姜半夏、胆星、橘红、枳实、杏仁、瓜蒌仁、黄芩、茯苓。为清痰热主方，用于气火有余，炼液成痰。

22. 三子养亲汤 苏子、白芥子、莱菔子。为平痰喘主方，用于气实痰多，喘满胸闷。

23. 保和丸 山楂、神曲、茯苓、半夏、陈皮、莱菔子、连翘、麦芽。为消食主方，用于嗳腐吞酸，腹痛泄泻等症。气分郁滞，可与越鞠丸同用，名越鞠保和丸。

24. 小活络丹 川乌、草乌、川芎、地龙、胆星、乳香、没药。为活络主方，用于痰湿入络，手足麻木等症。

25. 天王补心丹 枣仁、当归、生地、柏子仁、天冬、麦冬、远志、五味子、人参、丹参、玄参、桔梗。为安神主方，用于健忘、怔忡、失眠，虚火上炎等症。

26. 牛黄清心丸 犀黄、黄连、黄芩、山栀、郁金、辰砂。为开窍主方，用于邪陷心包，神识昏迷。

27. 金锁固精丸 潼沙苑、芡实、莲须、龙骨、牡蛎。为固精主方，用于精关不固，滑泄不禁。

28. 牡蛎散 煅牡蛎、黄芪、麻黄根、浮小麦。为固表主方，用于阳虚自汗。

29. 诃子散 御米壳、诃子、炮姜、橘红。为涩肠主方，用于泄泻不止，脱肛。

30. 补中益气汤 黄芪、人参、甘草、白术、陈皮、当归、升麻、柴胡、姜、枣。为升提主方，用于中气下陷，或气虚不能摄血。

31. 七气汤 厚朴、半夏、茯苓、紫苏、姜、枣。为行气主方，用于气分郁滞，胸满喘促。

32. 越鞠丸 香附、苍术、川芎、神曲、山栀。为疏郁主方，用于胸膈痞闷、吞酸呕吐、饮食不消等症。

33. 十灰散 大蓟、小蓟、侧柏叶、荷叶、茅根、茜草、大黄、山栀、棕榈皮、丹皮。为止血主方，用于劳伤吐血。

34. 桃仁承气汤　桃仁、大黄、桂枝、甘草、玄明粉。为祛瘀主方，用于蓄血及妇人经闭。

35. 小柴胡汤　柴胡、黄芩、人参、半夏、炙甘草、姜、枣。为和解主方，用于寒热往来、胸胁苦满、口苦目眩等症。

36. 逍遥散　柴胡、当归、白芍、白术、茯苓、甘草、薄荷、生姜。为疏肝主方，用于头痛目眩、抑郁不乐，及妇人月经不调。火旺者可加丹皮、山栀，名加味逍遥散。

37. 瓜蒂散　瓜蒂、赤小豆、豆豉。为催吐主方，用于痰涎壅积上脘。

38. 大承气汤　大黄、厚朴、枳实、玄明粉。为泻下主方，用于实热便闭、腹痛拒按；津液不充者可去玄明粉，加麻仁、杏仁、芍药，名脾约麻仁丸。

39. 木香槟榔丸　木香、槟榔、青皮、陈皮、蓬莪术、黄连、黄柏、大黄、香附、牵牛子。为导滞主方，用于胸痞、腹胀、便闭，或下痢、里急后重等症。

40. 化虫丸　使君子、鹤虱、槟榔、苦楝子、芜荑、胡粉、枯矾。为杀虫主方，用于因肠寄生虫引起的腹痛阵作。

以上方剂，仅从病因和症候等方面提出一些通治的例子。雷福亭曾说：“尝考丹溪治病，凡遇气亏者以四君子汤，血亏者以四物汤，痰饮者以二陈汤，湿食者以平胃散，都以四方为主，更参解郁治之，药品不繁，每多中病。”可见掌握通治方剂就是临症上必需的，但是通用方也当切合病情，不等于笼统施用，大凡每一个病都有主方，一病有几种症候又各有主方，这里所说的通治方是一方能治多种病的，这就在了解通治方之后，还应进一步钻研各病的主方和各种症候的主方，才能更细致的随症化裁。关于这方面的参考书可采用《兰台轨范》，一般情况则《医方集解》最为通用。

二、处方举例

中医的处方，实际上包括理、法、方、药一套知识在内，也就是理论和实践结合的具体表现。中医处方有一个特点，就是有案有方。案即脉案，处方时先将脉案写好，然后立方。脉案的内容包括症、因、脉、治四项，脉又包括四诊。一般先叙症状，次叙病因，次叙脉、舌、气色，最后指出治疗方针。当然，这也并不刻板，可以先叙症、脉，再叙因、治，或先把原因提出，再叙脉、症，只是大体上不越出这范围。例如叶天士治咳嗽的脉案：“脉右浮数，风温干肺化燥，喉间痒，咳不爽，用辛甘凉润

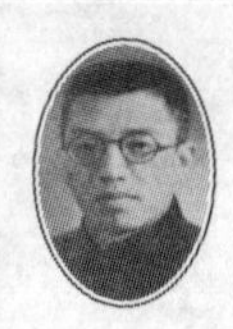

法。"又："积劳更受风温，咽干，热咳，形脉不充，与甘缓柔方。"又："舌白、咳嗽、耳胀、口干，此燥热上郁，肺气不宣使然。当用辛凉，宜薄滋味。"又："脉来虚弱，久嗽，形瘦，食减，汗出，气短。久虚不复谓之损，宗《内经》，形不足温养其气。"以上所举各案，在叙法上对症、因、脉、治虽有先后之不同，但老实写出，活泼泼地，不受拘束，而仍不离症、因、脉、治的范围。

对病症有了全面的认识之后，然后写方。写方时，那些是主药，那些是协助的，胸中要有成竹。大概主药写在前，助药写在后，助药中又有主要和次要，同样依次书写，这就包含着君、臣、佐、使的意义在内。过去药方都直行写，习惯上分为三排，也有两排或四排的，视药味多少而定。先写第一排，再写第二、第三排。所以中药方应当一排一排看，如果一行一行看是分不出主次的。现在多数改用横写，比较以前更清楚了。

兹为便于理解，附录近案数则，包括汤剂、丸剂、散剂和膏方的处理，并非示范，聊供参考而已。

案1 自诉肝脏大已近一年，右胁掣痛以季胁处最为明显，有时牵及后背及少腹，易感疲劳，食欲不振，本有痛经宿恙，经期内尤觉精神困乏。脉象细弦，舌净，二便正常。胁为肝之分野，前人谓久痛入络，即拟疏气和血法。

当归须6克　生白芍6克　软柴胡3克（炒）　丹参6克　桃仁泥5克（包）　广郁金5克　川楝子5克　路路通5克　橘络3克　沉香曲5克　佛手2克

案2 胃痛每发于空腹时，得食即定，微有泛酸，不能茹冷，大便或黄或黑，形体消瘦。证属中气虚寒，拟黄芪建中汤加减。

炙黄芪9克　炒桂枝2克　炒白芍5克　炙甘草3克　阿胶5克　炮姜炭2克　红枣4个　饴糖30克　（分2次药汁冲服）

案3 半年中常有齿龈出血，并觉肢软乏力，渐增头晕、眼花、耳鸣、心悸、心慌，经医院检查血象全细胞减少，诊断为再生不良性贫血。现诊面色萎黄，手足多汗，舌质淡白，脉象浮大而数。劳损之根，治拟温养肝肾，着重于命门。

熟地12克　熟附片6克　生黄芪9克　鹿角胶6克　山萸肉6克　枸杞子9克　炒白芍9克　潼沙苑9克　煅牡蛎15克　龙眼肉15克　红枣10个

案4 自秋至冬，泄泻未止，一日2～3次，肠鸣腹不痛，但腹部不耐风寒，稍觉凉意，大便次数即加，肠鸣亦甚。脉沉无力，尚能纳食。病在下焦，当温肾厚肠，略参升清，为拟丸方久饵。

熟附片60克　炮姜炭30克　炒白术60克　煨益智60克　煨肉果60克　诃子皮45克　云茯苓90克　炒山药90克　煨葛根30克

共研细末，水泛为丸如绿豆大，每服3克，一日2次，早上、睡前用温开水送下。

案5　患肺吸虫病已近两年，咯痰挟血，稍带腥味，近来心慌失眠，体力不如从前。中医无此病名，姑据《千金》、《外台》所载肺虫症及尸疰症拟方。

麦冬45克　麝香0.5克　黄连30克　朱砂6克　雄黄3克　川椒30克　桃仁60克　獭肝60克

上药配研细粉，每服4.5克，一日3次，早、午、晚饭后，用温开水送下。

案6　遗精多年，或有梦，或无梦，服药亦时效时无效。近增阳痿，肢软腰酸，体重减轻，心中忧恐，无法自释。脉象沉细，入冬四末清冷，小溲频数窘迫。阴虚及阳，下元极亏，但心气怯弱不能下交于肾，亦为原因之一。乘兹冬令闭藏，为拟膏方调养。

炙黄芪90克　野台参90克　山药90克　熟地120克　山萸肉45克　制黄精90克　当归身45克　炒白芍45克　制首乌90克　潼沙苑90克　菟丝饼90克　枸杞子90克　淫羊藿90克　补骨脂90克　蛇床子45克　韭菜子60克　覆盆子60克　金樱子90克　炙狗脊60克　炒杜仲90克　北五味30克　节菖蒲15克　炙远志45克　云茯神90克　煅龙牡各90克　湘莲肉240克　红枣240克

宽水浸一夜，浓煎3次，滤取清汁，加入：龟鹿二仙胶240克先用陈酒烊化，黄狗肾两条先炖烊，冰糖500克，搅和收膏。每天上下午空腹时，各用开水冲服一食匙，倘有伤风感冒，暂停数天。

研究处方，必须多看医案，医案是中医的临症记录，如《临症指南》就是叶天士的医案，也就是他平日治病的方案。由于中医处方不只记录用药，更全面地记录下有关病人的得病原因、症状、四诊、治法、处方，和详细的分析、诊断。是理论与实践相结合的产物，对学习具有很大的帮助和启发作用。同时一个人的见解和经验毕竟有限，还必须广泛地多看各家医案，虽然不一定都有好处，但必然有其特长的地方，我们认为只有像蜜蜂酿蜜般的吸取百花精华，才能更丰富自己的知识和经验。因此，也能说各家医案是医生终身的良师。

第四章 药物之部

第一节 采集和炮制

一、采集

中药品种，据李时珍《本草纲目》记载有1892种，后来，赵学敏《本草纲目拾遗》又增加了760种之多，以后，各地陆续有民间应用药草出现，一般估计当在3000种左右。这些中药包括动物、植物、矿物3部，而以植物占大多数。因此，中医药物书籍称做“本草”。

药物的产地和采集时期，对于疗效有着密切关系。故李东垣曾说：“凡诸草木昆虫，产之有地，根叶花实，采之有时。失其地则性味少异，失其时则气味不全。”举例来说，如贝母产于四川的和浙江的效用不同；羌活和独活，草红花和藏红花，也不相同。因而，中药有很多名字是根据产地而起的，如党参因产上党得名，川芎因产四川得名。在一般处方上还特地写明产地如川贝母、浙贝母，以及川桂枝、川黄柏、广木香、秦当归、杭菊花、云茯苓、建泽泻等，目前有些已不需要，有些还是应当写明。

由于植物的生长成熟各有一定时期，入药部分又有根、茎、花、叶之分，所以药物气味的保全和消失，全靠采集季节的是否适当，及时采集不仅提高功效还能保证丰收。兹简介如下。

1. 根 药物用根部，取其上升之气，如升麻、葛根等，应在尚未萌芽或已枯萎时采取，精华蕴蓄于下，药力较胜。

2. 茎 能升能降，取其调气，如苏梗、藿梗等，应在生长最盛时采取。

3. 叶 取其宣散，如桑叶、荷叶等，亦以生长茂盛时采取为良，但不宜于下雨后采摘，防止霉烂变质。

4. 枝 取其横行走四肢，如桑枝等，采集方法同茎、叶。

5. 花 取其芳香宣散，如菊花、辛夷花等，应在含苞待放或初放时采取，其气最浓。

6. 实 取其下降之气，如枳实、青皮等。应于初熟或未老熟时采取。

7. 子 取其降下之气，如苏子、车前子等，应在老熟后采取。

8. 仁 取其润下，如杏仁、柏子仁等，宜老熟后采取。

9. 节 取其利关节，如松节等，以坚实为佳。

10. 芽 取其发泄，如谷芽、麦芽等，可随时用人工发芽。

11. 刺 取其攻破，如皂角刺等。

12. 皮 以皮行皮，取其达皮肤之意，如生姜皮、茯苓皮等。

13. 心 取其行内脏之意，如竹叶心、莲子心等。

14. 络 取其能入经络之意，如橘络、丝瓜络等，应在成熟后采取。

15. 藤 取其能走经络四肢，如络石藤、海风藤等，应在茂盛时采取。

以上指一般而言，在具体应用上又有分别，如葛根根实，升津而不升气；升麻根空，升气而不升津；牛膝其根坚实而形不空，味苦而气不发，则无升发之力。故具体确定药物的作用应从形、色、气味全面考虑，不能仅从某一点来下结论。即如采集时期，也因节气有迟早，气候有变化，对药物的生长成熟都有影响，故必须根据实际情况而定。

二、炮制

生药中有些具有毒性，或性质猛烈，不能直接服用；有些气味恶劣，不利于服用；有些必须除去不适用部分；也有些生和熟的作用有差别。因此，中药里有很多是经过加工的。对药物加工的意义，不外消除或减低药物的毒性，以及适当地改善药物性能。前者如半夏，用生的，会刺激咽喉，使人音哑或中毒，须用姜汁制过；后者如地黄，用生的，性寒，能凉血，蒸制成为熟地，其性就变为温而补血；或将生地炒炭则止血，熟地炒松则可减少黏腻的流弊。中药加工，称做炮制，也叫修治。

1. 煅 将药物直接放在火里烧红，或放于耐火的器皿内将其烧透。这种方法，大多用于矿物类和贝类药物，如龙骨、牡蛎等。

2. 炮 将药物放于高温的铁锅内急炒，以四面焦黄爆裂为度，如炮姜等。

3. 煨 将药物裹上湿纸或面糊，埋于适当的火灰内，或放在弱火内烘烤，以纸或面糊的表面焦黑为度，如煨姜、煨木香等。

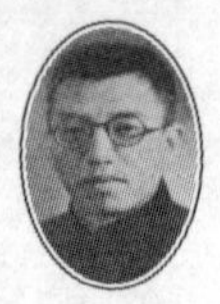

4. 炒 将药物放在锅内拌炒，或炒黄，或炒焦，或炒成为炭，如炒白术、炒谷芽、焦山栀、焦楂炭等。

5. 炙 在药物拌炒时，和入蜂蜜、酥油等，以炒黄为度，如炙黄芪、炙甘草等。

6. 焙 将药物用微火使其干燥，如制水蛭、虻虫等。

7. 烘 即将药物用微火焙干，但火力较焙更弱，如制菊花、金银花等。

8. 洗 将药物用水洗去泥土杂质。

9. 漂 将药物浸在水内，除去咸味或腥味，时间较洗为长，并须经常换水，如制苁蓉、昆布等。

10. 泡 将药物放在清水或沸水内，以便捻去外皮，如制杏仁、桃仁等。

11. 渍 将药物用水渐渐渗透，使其柔软，以便切片。

12. 飞 将药物粉末和水同研，使其更加细净，如制滑石、朱砂等。

13. 蒸 将药物放在桶内隔水蒸熟，如制大黄、首乌等。

14. 煮 将药物放在水内或其他液汁内煎煮，如制芫花等。

15. 淬 将药物放在火内烧红，取出投入水或醋内，如制磁石、自然铜等。

概括地说，炮制不离水火，上述各种方法中，1～7是火制法，8～12是水制法，13～15是水火合制法。

炮制时有用酒、醋、盐水等配合者，这是根据治疗的需要。如酒制取其升提，姜汁制取发散，盐水制取其入肾而软坚，醋制取其走肝而收敛，童便制取其清火下降，米泔制取其润燥和中，乳汁制取其润枯生血，蜂蜜制取其甘缓补脾。还有用土炒取其走中焦，麸炒取其健肠胃，用黑豆、甘草汤浸泡取其解毒，用羊酥、猪油涂烧取其易于渗骨。这些都是前人的经验，现在仍旧沿用。

中药铺里对有些应当炮制的药物，大多预先加工，即使处方上不写明，配方时也是制过的。但是各地情况稍有出入，而且有很多药是生熟两用的，炮制的方法也有不同，故在处方时以写明为是。比如生薏苡仁、炒薏苡仁，鲜首乌、干首乌、制首乌，及姜半夏、法半夏，水炙远志、蜜炙远志等。

第二节 药性

一、气味

研究药物当以功效为主，然而，更重要的一面，是必须研究其药理作用。中医对于药理的研究，采用阴阳、五行学说来区别药物的性能，分为气和味两大类。疾病的产生，不论外因或内因引起，均使体内脏气偏盛偏衰，因药物的气味也各有偏胜，故可借药物的偏胜之气来纠正病体的偏盛偏衰。比如热病用寒性药来治，寒病用热性药来治，体虚用补药，病实用泻药，都是利用药物的偏胜来调整病体的偏盛偏衰，也就是以偏救偏，使归于平，此即《内经》所说“寒者热之，热者寒之，调其气使其平也”的意思。

1. 气 药性的气分为四种，即寒、热、温、凉。四种之外，还有平气。所谓平气，实际上仍然偏温或偏凉，不过性质比较和平不太显著而已，故一般称为四气。

寒、热、温、凉四种不同的药性，可以分作两面来看，热性和寒性是两个极端，温次于热，凉次于寒，故细致地说，有寒性药、凉性药和热性药、温性药，也可简单地说成寒凉药和温热药。把药物分为四气，是就药物作用于人体所引起的各种反应中归纳出来的，也是药物性能的概括。例如石膏、知母等能治疗热病，便知其有寒凉性质；附子、肉桂等能治疗寒病，便知其有温热性质。也就是寒性和凉性药，具有清热、泻火作用；热性药和温性药具有祛寒、回阳作用。

使用药物必须先明四气。所说的寒凉和温热，如果用阴阳来归纳，寒凉药便是阴药，温热药便是阳药。我们知道阴阳是辨证的纲领，阳胜则阴病，阴胜则阳病，阳胜则热，阴胜则寒，阴虚则生内热，阳虚则生外寒，这一系列的症候，治疗的大法就是阴病以阳药治之，阳病以阴药治之，疗热以寒药，疗寒以热药，阴虚滋其阴，阳虚扶其阳。倘然只顾功效，忽视四气，治热以热，不啻火上添油；治寒以寒，无异雪上加霜。前人会说：“桂枝下咽，阳胜则毙；承气入胃，阴盛必亡。”这不是桂枝汤、承气汤的过失，而是不明两方的药性所造成的不良后果。

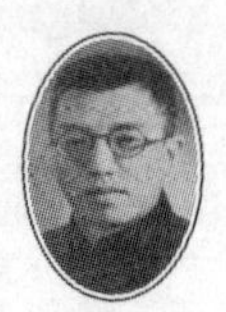

2. 味 味分五味，就是酸、苦、甘、辛、咸。前人通过亲自尝试的办法辨认药味，在长期实践中逐渐认识到药物具有各种味道，因而具有各种不同的性质，《内经》所说的辛散、酸收、甘缓、苦坚、咸软，便是把五味的作用进行了归纳。在这基础上，前人又补充为：辛味能散能行，酸味能收能涩，甘味能补能和，苦味能燥能泻，咸味能软能下。具体地说，凡是辛味药如紫苏、麻黄等均能发散表邪，香附、豆蔻等均能行气宽胸；酸味药物如石榴皮、五倍子等均能收敛固肠，山萸肉、五味子等均能止脱涩精；甘味药如黄芪、熟地等均能补益气阴。甘草、红枣能均能补虚缓中；苦味药如黄连、黄柏等均能泻火燥湿，大黄、芦荟等均能泻热通便；咸味药如海藻、昆布等均能消痰软坚，玄明粉等均能润肠泻下。此外，另有淡味药如茯苓、通草等有渗湿利尿作用，合而为六，但由于淡非显著味道，一般仍称五味。

五味与五行的配合是：酸属木、苦属火、甘属土、辛属金、咸属水。因而五味与五脏的关系是：酸入肝，苦入心，甘入脾，辛入肺，咸入肾。然而，五味和上面所说的四气一样，其性皆偏，它能调整脏气的不平，也能伤害脏气而造成疾病。例如辛走气，气病不能多用辛味，咸走血，血病不能多用咸味，苦走骨，骨病不能多用苦味；甘走肉，肉病不能多用甘味；酸走筋，筋病不能多用酸味。又如：多用咸味，血脉凝涩变色；多用苦味，皮毛枯槁；多用辛味，筋急爪枯；多用酸味，肌肉胝䐢；多用甘味，骨痛发落。这是五味对于五脏生理的影响，不但药治如此，即饮食调养，亦依此为准则。

五味与四气一样，亦可归纳为阴阳两大类，即辛、甘、淡属于阳，酸、苦、咸属于阴。更重要的是药物的性能系气和味的综合，每一种药物都有气和味，有的气同而味异，有的气异而味同。如同一温性，有生姜的辛温，厚朴的苦温，黄芪的甘温，木瓜的酸温，蛤蚧的咸温。又如同一辛味，有石膏的辛寒，薄荷的辛凉，附子的辛热，半夏的辛温。也有一气而兼数味，如麻黄的辛苦温，桂枝的辛甘温，升麻的甘辛微苦微寒等。这种错综复杂的气味，正说明药性是多种多样的。

药物中有很多气味相同，而效用截然不同，原因是气味有厚薄，气厚者浮，味厚者沉，味薄者升，气薄者降，升、降、浮、沉是药物作用的趋向，趋向不一致，效能便生差别。升是上升、降是下降、浮是发散、沉是泄利的意思，升浮药多上升而走表，有升阳、发汗、上清头目等作用，沉降药多下行而走里，有潜阳、降逆、通利二便作用。不难理解，疾病的发生有在表、在里、在上、在下之分别，病势也有上逆和下陷之不同，故欲求药物使用得恰切，除了讲求气味之外，还要明白升降浮沉，并要懂得升降浮沉可以通过炮制来转化。例如酒炒则升，姜汁炒则散，醋炒则收，盐水炒则降，故李时珍说："升者引之以咸寒，则沉而直达下焦；沉者引之以酒，则浮而上至巅顶"。

研究药物的气味和升降浮沉，总的说来是为了了解药物的性能。我们认为研究中药必须重视这一点，倘然只注意功效而忽视性能，还是不能真正掌握药物的功效。例如半夏、川贝、海藻同样能祛痰，但半夏辛温能化湿痰，川贝甘苦微寒能化热痰，海藻苦咸寒能消痰核；又如黄芪、山药、沙参同样是补药，黄芪甘温用补气虚，山药甘平用补脾虚，沙参甘微苦微寒用补肺阴不足。这些药物功效相似，但效果不同，主要因为性能有异的缘故。如不从这方面考虑，很可能遇到痰证便杂投祛痰药；遇到虚证便杂投补虚药，这显然不合乎治病求本的用药法则。

在这里补充说明一个问题，方剂的组成同样重视气味，《温病条辨》一书对所用的方剂大多指明气味。例如银翘散是辛凉平剂，桑菊饮是辛凉轻剂，白虎汤是辛凉重剂；还指出清络饮是辛凉芳香法，清营汤是咸寒苦甘法，新加香薷饮是辛温辛凉复法，清暑益气汤是辛甘化阳和酸甘化阴复法，等等。学习方剂必须注意及此，不仅可以明确治疗的方针，还能理解药物组成方剂后的效用变化。

二、效能

北齐徐之才曾把药物的效能，分为十种，他说："药有宣、通、补、泄、轻、重、滑、涩、燥、湿十种，是药之大体。"内容是：宣可去壅，生姜、橘皮之属，即理气和胃药；通可去滞，通草、防已之属，即利尿药；补可去弱，人参、羊肉之属，即强壮营养药；泄可去闭，葶苈、大黄之属，即泻水通大便药；轻可去实，麻黄、葛根之属，即解肌发汗药；重可去怯，磁石、铁粉之属，即安神镇静药；滑可去着，冬葵子、榆白皮之属，即利尿润肠药；涩可去脱，牡蛎、龙骨之属，即收敛固涩药；燥可去湿，桑皮、赤小豆之属，即理湿化痰药；湿可去燥，白石英、紫石英之属，即滋润药。宋朝寇宗奭补充两种：寒可去热，即清凉药；热可去寒，即温热药。清朝贾九如又提出：雄可表散，锐可下行，和可安中，缓可制

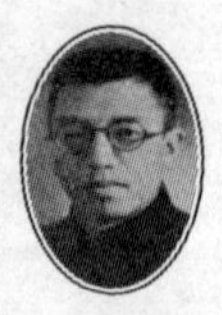

急，平可主养，静可制动等，各有见地，可供参考。

现在一般分法，比较明朗，大致如下。

（1）解表药：具有发散作用，包括疏解风寒、风热、风湿、暑气等外邪犯表。辛温解表如麻黄、桂枝、紫苏、羌活、独活、荆芥、防风、细辛、香薷、白芷、秦艽；辛凉解表如葛根、柴胡、薄荷、豆豉、豆卷、桑叶、菊花、浮萍、升麻；祛风湿如威灵仙、白芷、络石藤、五加皮、海风藤等。

（2）泻下药：具有通大便作用（包括泻水）。寒下如大黄、玄明粉；热下如巴豆；润下如麻仁、瓜蒌仁、郁李仁；泻水如大戟、芫花、甘遂、牵牛子、商陆、葶苈等。

（3）理湿药：具有除湿渗利作用。芳香化湿如藿香、佩兰、佛手、苍术、厚朴、草果；淡渗如茯苓、通草、薏苡仁；利尿如车前、泽泻、木通、防己、瞿麦、猪苓、萆薢、萹蓄等。

（4）祛寒药：具有温中作用（包括回阳）。温中散寒如吴萸、丁香、干姜、茴香、乌头；扶阳壮火如附子、肉桂、益智仁、肉果、巴戟天等。

（5）清热药：具有清解内热作用（包括解毒）。苦寒清热如黄连、黄芩、黄柏、知母、山栀、龙胆草、连翘、青蒿、夏枯草、丹皮、银花；甘寒清热如鲜生地、石膏、竹叶、竹茹、天花粉、地骨皮、芦根、茅根；清热解毒如玄参、犀角、青黛、大青叶、马勃、射干、山豆根、地丁草、板蓝根等。

（6）涌吐药：具有催吐作用。如瓜蒂、藜芦、胆矾等。

（7）消化药：具有消食健胃作用。如神曲、山楂、麦芽、砂仁、蔻仁、莱菔子、鸡内金等。

（8）止咳药：具有肃肺作用（包括化痰平喘）。清肺止咳如前胡、牛蒡、杏仁、贝母、桔梗、桑白皮、枇杷叶、马兜铃、百合、百部、胖大海；温肺止咳如白前、旋覆花、紫菀、款冬花；消痰平喘如胆星、半夏、白芥子、苏子、天竺黄、海浮石、鹅管石、竹沥、海藻、昆布、海蜇等。

（9）理气药：具有疏畅气机作用。行气如陈皮、乌药、木香、香附、郁金、川楝子、香橼；破气如枳实、青皮、沉香、厚朴等。

（10）理血药：具有和血作用，包括破瘀、止血。活血如当归、川芎、红花、鸡血藤、五灵脂、延胡索、乳香、没药；破瘀如桃仁、败酱草、益母草、姜黄、刘寄奴、土鳖虫、水蛭、虻虫；止血如仙鹤草、参三七、蒲黄、白及、槐花、地榆、侧柏叶、茜草、血余炭、大蓟、小蓟、棕榈、藕节等。

（11）滋补药：具有营养强壮作用（包括补气、补血、温补、清补）。补气如人参、党参、黄芪、白术、山药、甘草；补血如熟地、首乌、阿胶、龙眼肉、当归身、白芍；温补如鹿茸、苁蓉、菟丝子、蛤蚧、五味子、补骨脂、狗脊、杜仲、续断、海狗肾、鹿角胶、虎骨胶；清补如沙参、麦冬、石斛、女贞子、龟板、鳖甲、枸杞子、女贞子、天冬等。

（12）开窍药：具有醒脑辟秽作用。如麝香、牛黄、蟾酥、冰片、苏合香、安息香、菖蒲等。

（13）镇静药：具有重镇作用，包括熄风、安神。重镇如磁石、代赭石；熄风潜阳如天麻、钩藤、石决明、牡蛎、羚羊角、玳瑁、蜈蚣、全蝎；安神如远志、枣仁、柏子仁、龙齿、朱砂、茯神、珠粉等。

（14）固涩药：具有收敛作用（包括止汗、固精、制泻）。止汗如麻黄根、浮小麦、糯稻根、五味子；固精如金樱子、芡实、莲须、莲肉、龙骨；制泻如御米壳、赤石脂、石榴皮、诃子等。

（15）驱虫药：具有杀虫作用。如使君子、芜荑、雷丸、鹤虱、榧子、槟榔、雄黄、苦楝根等。

从上面可以看到中药的丰富，并在治疗上具有多种多样的功能。我们体会到药物作用于人体，主要是两个方面，一为恢复和加强体力，一为祛除病邪，简单地说，就是扶正和祛邪，也即《内经》所说“虚则补之，实则泻之”的原则。现在为了便于学习和临症应用，将最繁用的药物结合常见症候，再作如下分述，有应生用或炮制用的亦加注明。

1. 扶正类

（1）属于肺者：分肺气虚、肺阴虚。

补肺气——生晒人参、生黄芪、冬虫夏草、山药。

补肺阴——北沙参、麦冬、川百合。

（2）属于心者：分心血虚、神不安。

补心血——细生地、麦冬、酸枣仁、柏子仁、龙眼肉、红枣、五味子、浮小麦。

安神——龙齿、云茯神（用朱砂拌者为朱茯神）、珍珠粉。

（3）属于肝者：分肝血虚、肝阳上升。

补肝血——当归身、白芍、制首乌、阿胶、潼沙苑。

潜阳熄风——生牡蛎、生石决、钩藤、天麻、杭菊花、羚羊尖、炙全蝎。

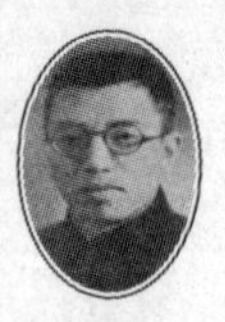

（4）属于脾者：分中气虚、中气下陷。

补中气——党参、白术、山药、炙甘草、扁豆、饴糖。

升提中气——炙升麻、软柴胡、煨葛根。

（5）属于肾者：分阴虚、阳虚、精关不固、筋骨无力。

补阴——熟地、山萸肉、天冬、菟丝饼、桑椹子、熟女贞、炙鳖甲、龟板、制黄精、紫河车、核桃肉。

补阳——枸杞子、鹿茸、海狗肾、益智仁、鹿角胶、肉桂、熟附片、巴戟肉、锁阳、胡芦巴。

固精——金樱子、煅龙骨、煅牡蛎、莲须、芡实、桑螵蛸。

壮筋骨——炒杜仲、续断、炙虎骨、怀牛膝、炙狗脊、补骨脂、木瓜。

（6）属于肠胃者：分津液虚、消化弱、滑肠、便闭。

养津液——金石斛（用鲜者为鲜石斛）、天花粉、玉竹。

助消化——鸡内金、春砂仁、白蔻仁、炒谷芽。

涩大肠——诃子、御米壳、赤石脂、煨肉果。

通大便——生大黄（亦可用炒大黄）、玄明粉、芦荟、枳实。

润肠——麻仁、瓜蒌仁、郁李仁、淡苁蓉、蜂蜜。

（7）属于膀胱者：分小便短涩、遗尿不禁。

利尿——云茯苓、猪苓、赤苓、车前子、泽泻、冬瓜皮、通草、木通、大腹皮。

通淋——石韦、瞿麦穗、萹蓄草、海金沙、土茯苓。

止遗溺——覆盆子、五味子、蚕茧。

2. 祛邪类

（1）属于外邪者：分风热、风寒、暑邪、中寒、风湿痛。

散风热——桑叶、杭菊花、薄荷、清豆卷、淡豆豉、荆芥、防风、葛根、软柴胡、蝉蜕、蔓荆子、桔梗。

散风寒——生麻黄（亦可用炙麻黄）、桂枝、紫苏、羌活、独活、葱白、生姜、白芷、细辛、藁本、辛夷花。

清暑邪——香薷、藿香、佩兰、荷叶（端午节后中秋节前，一般都用鲜藿香、鲜佩兰、鲜荷叶）、青蒿。

温中祛寒——吴萸、肉桂、干姜、煨姜、炮姜、丁香、川椒、小茴香、乌头。

祛风湿痛——威灵仙、海风藤、络石藤、川乌、草乌、秦艽、桑枝、丝瓜络。

（2）属于热者：分热邪、火邪、血热。

清热——金银花、连翘、生石膏、飞滑石、知母、茅根、芦根（亦可用鲜茅根、鲜芦根）、黑山栀、黄芩、淡竹叶、炒竹茹（亦可用鲜竹叶、鲜竹茄）。

泻火——黄连、黄柏、龙胆草、山豆根、生甘草。

清血热——鲜生地、丹皮、白薇、地骨皮、玄参、犀角、大青叶、板蓝根。

（3）属于湿者：分湿浊、湿热。

化湿——制苍术、厚朴、菖蒲、煨草果、白蔻仁、炒薏苡仁。

清湿热——萆薢、苦参、茵陈、白鲜皮、防已。

（4）属于痰者：分热痰、风痰、寒痰、水饮、痰核。

化热痰——炙兜铃、淡竹沥、川贝母、天竺黄、炙桑皮、甜杏仁、枇杷叶（亦可用清炙枇杷叶）胆星、射干、荸荠、海蜇。

化风痰——炒牛蒡、前胡、苦杏仁、象贝母、苦桔梗、胖大海。

化寒痰——姜半夏、陈皮、炙苏子、煅鹅管石、炙百部、炙紫菀、炙款冬。

逐水饮——葶苈子、制甘遂、黑丑、商陆、蝼蛄、蟋蟀。

消痰核——淡昆布、淡海藻、山慈菇、炙僵蚕、蒲公英。

（5）属于气者：分气郁、气逆。

疏气郁——广郁金、制香附、白蒺藜、路路通、罗子、川楝子、香橼、佛手、枳壳、玫瑰花、青皮、煨木香、乌药、制乳香、炙没药、檀香。

平气逆——沉香、旋覆花、代赭石、煅磁石、蛤蚧尾。

（6）属于血者：分血滞、瘀血、出血。

活血——全当归、川芎、红花、鸡血藤、苏木、五灵脂、丹参。

破瘀血——泽兰、益母草、荆三棱、蓬莪术、王不留行、败酱草、桃仁泥、土鳖虫。

止血——参三七、茜草、仙鹤草、侧柏叶、墨旱莲、槐花炭、地榆炭、血余炭、棕榈炭、蒲黄炭、藕节。

（7）属于积者：分虫积、食积。

杀虫——使君肉、芜荑、鹤虱、雷丸、炙百部、槟榔、苦楝根。

消食——六神曲、山楂炭、焦麦芽、炒莱菔子。

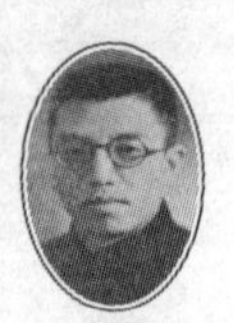

依据药物的功能来分类，主要是便于临症。但必须郑重说明，一种药有多种作用，如果因此而忽视其他方面，将会减低药物的全面效能。因此，对于每一种药应当全面了解其气味和效能，再抓住其主治重点，这样，在使用的时候便可左右逢源。

关于药物的分类，最早见于《神农本草经》一书，分为上品、中品和下品。上品是指多服久服有益的补养药，认为无毒的；中品为有毒或无毒，能治病又能养身，随使用的适当与否而决定的药物；下品则大多有毒，用来治疗寒、热积滞等病。这种根据疗效的大体分类，除了有一些应予纠正外，基本上是正确的。汉唐以后的本草书，大多按药物本身的属性分类，最精细的如李时珍著的《本草纲目》，分为16部，62类。16部是水、火、土、金石、草、谷、菜、果、木、服器、虫、鳞、介、禽、兽、人，62类就是在每部中分出细目，例如草部分为山草、芳草、隰草、毒草、蔓草、水草、石草、苔、杂草等九类，其他各部也一样。这对后世研究药学提供了一定的有利条件。

前人也为了便于学习本草，先有药性赋，后有药赋新编（载医家四要）。这两种写作有一共同长处，即以寒热温凉四气分类，简要地提出主治，这就把气味和效能结合在一起。我们认为可以任择一种先把它熟读，然后再阅其他本草书如《本草从新》等，便可逐步提高。

三、归经

每一种药物对于某一脏腑经络都有它的特殊作用，前人就将某一药物归入某一脏腑经络。例如麻黄入肺与膀胱二经，说明麻黄的作用主要在于肺与膀胱二经，凡是肺和膀胱感受寒邪，用麻黄的辛温来祛散最为合适。故麻黄善于治太阳病表寒，亦能止咳平喘，这种方法，叫做“归经”。

归经，在实际应用上具有重要意义。如前所说，寒药能治热病，热药能治寒病，清热药多是寒凉性的，祛寒药多是温热性的，这是一个原则。但同一热证或寒证，产生的部位不同，有在表，有在里，有在脏，有在腑。比如某种寒凉药，能清表热，不一定能清里热，能清肺脏的热，不一定能清胃腑的热；同样，一种温热药能祛表寒不一定能祛里寒，能祛肺脏的寒不一定能祛胃腑的寒。于此可见，药物在人体上发挥作用，各有其适应范围，归经便是指出药物的适应范围。

归经的经是指言经络而言。经络分布全身，看到那一经的症候就用那一经的药。如同一头痛，痛在前额属阳明经，用葛根；痛在后项属太阳经，用麻黄；痛在两侧属少阳经，用柴胡。这是因为葛根是阳明经药，麻黄是太阳经药，柴胡是少阳经药。但是，经络和内脏有着密切的联系，因此，某种药物都可以对某一经、脏发生它的特殊作用。这种特殊作用，并与气味性质有关。例如膀胱属寒水，其经为太阳，麻黄茎细丛生，中空直上，气味轻清，故能通下焦的阳气，出于皮毛而发汗，为伤寒太阳表证要药。或用羌活来代麻黄，也因根深茎直，能引膀胱之阳以达经脉，但味较辛烈，兼能去湿，不似麻黄的轻清。因而麻黄兼能宣肺利小便，羌活兼能治风湿身痛，便是同中有异了。

总之，归经是用药的一个规律，了解药物性能和功效后，再明晓其归经，用药才能丝丝入扣。

第三节　使用

一、配合（包括禁忌）

一药有一药的作用，通过药与药的配合，能促使作用加强，或减少不良反应，发挥更好的效能，这是中药配合应用的重要意义。从单味药的应用到配合应用，再发展到方剂，毫无疑问是一个进步的过程。

前人在实践中认识到药与药配合的反应，不仅指出了有利的一面，还指出了不良的一面。共分六类。

1. 相须　即两种功效相同的药物经过配合使用，可以互相促进加强效果。如知母配合黄柏，滋阴降火的作用更强，成方中知柏八味丸、大补阴丸就是知母与黄柏配合使用的。

2. 相使　两种不同功效的药物，配合后能使直达病所，发挥更好的疗效。如附子以茯苓为使，成方中真武汤、附子汤均用茯苓为附子之使。

3. 相畏　一种药物能受到另一种药物的克制，因而减低或消除其烈性的，叫做相畏。如半夏畏生姜，故炮制时即以生姜制半夏毒，中半夏毒者亦以生姜解救。

4. 相恶　两药合用时，因牵制而减低其效能，叫做相恶，恶是不喜欢的意思。如生姜恶黄芩，因黄芩性寒，能降低生姜的温性。

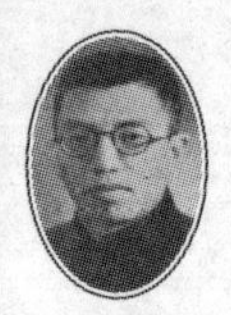

5. 相杀 指一种药物能消除另一种药物的毒性，如防风杀砒毒，绿豆杀巴豆毒。

6. 相反 合用后能发生剧烈的副作用，如乌头反半夏，甘草反甘遂。

相反和相畏的药必须慎用，所以前人编有十八反歌和十九畏歌。

十八反歌：本草明言十八反，半蒌贝蔹及攻乌，藻戟遂芫俱战草，诸参辛、芍反藜芦。

歌中所提十八种药，即表示相反比较显著如半夏、瓜蒌、贝母、白蔹、白及与乌头相反，海藻、大戟、甘遂、芫花与甘草相反，人参、沙参、细辛、芍药与藜芦相反。

十九畏歌：硫黄原是火中精，朴硝一见便相争；水银莫与砒霜见，狼毒最怕密陀僧；巴豆性烈最为上，偏与牵牛不顺情；丁香莫与郁金见，牙硝难合京三棱；川乌、草乌不顺犀，人参最怕五灵脂；官桂善能调冷气，若逢石脂便相欺。大凡修合看顺逆，炮爁炙煿莫相依。

歌中所提十九种药，即表示相畏比较显著，如硫黄畏朴硝，水银畏砒霜，狼毒畏密陀僧，巴豆畏牵牛，丁香畏郁金，牙硝畏京三棱，川乌、草乌畏犀角，人参畏五灵脂，肉桂畏赤石脂。

此外，妊娠禁忌药也称堕胎药，本草书上很早就有记载，到《本草纲目》增为87种。其中有些药现在已根本不用，兹择使用者录下，处方时应尽量避去，以免引起事故。植物药如大戟、巴豆、藜芦、丹皮、牛膝、桂心、皂荚、薏苡仁、瞿麦、附子、乌头、牵牛、半夏、南星、桃仁、芫花、槐实、茜根、红花、茅根、大麦蘖、三棱、干姜、厚朴、通草、苏木、葵子、常山、生姜；动物药如牛黄、蜈蚣、斑蝥、水蛭、虻虫、䗪虫、蝼蛄、猬皮、蜥蜴、蛇蜕、麝香；矿物药如雄黄、芒硝、代赭、硇砂、砒石等。妊娠禁用的药物，主要是防止流产，但亦不尽禁忌，如《济阴纲目》是流行最广的妇科专书，他在安胎及治胎前诸疾中，都用了附子、肉桂、半夏、牛膝、丹皮、厚朴、茅根、通草、桃仁、芒硝等药。《内经》上也说过：“妇人重身，毒之何如？有故无损，亦无损也。大积大聚，其可犯也，衰其大半而止。”然而，某些药物对妊娠禁忌的，还是应该谨慎，不能草率从事。

经验告诉我们，前人对于药物的配合十分细致，因为配合适当，能取得更高的疗效。

现在略举数则，供作处方参考。

（1）肉桂配合黄连：名交泰丸，能治心肾不交。

（2）吴萸配合黄连：名左金丸，能平肝制酸。

（3）干姜配合黄连：能除胸中寒热邪结。

（4）半夏配合黄连：能化痰浊湿热郁结，宽胸止呕。

（5）厚朴配合黄芩：能化脾胃湿热。

（6）桂枝配合白芍：能调和营卫。

（7）当归配合白芍：能养血。

（8）当归配合川芎：名佛手散，能行血活血。

（9）蒲黄配合五灵脂：名失笑散，能祛瘀止痛。

（10）桃仁配合红花：能行血通经。

（11）柴胡配合黄芩：能清肝胆热。

（12）柴胡配合白芍：能疏肝和肝。

（13）桑叶配合菊花：能清头目风热。

（14）高良姜配合香附：名良附丸，能止胃痛。

（15）延胡索配合川楝子：名金铃子散，能治腹痛。

（16）附子配合肉桂：能温下元。

（17）黄柏配合知母：能清下焦湿热。

（18）苍术配合黄柏：能治湿热成痿。

（19）杏仁配合贝母：能化痰止咳。

（20）半夏配合陈皮：能化湿痰。

（21）神曲配合山楂：能消肉食积滞。

（22）豆蔻配合砂仁：能健脾胃。

（23）常山配合草果：能止疟疾。

（24）龙骨配合牡蛎：能涩精气。

（25）杜仲配合续断：能治腰膝酸疼。

（26）天冬配合麦冬：能清养肺肾。

（27）半夏配合硫黄：名半硫丸，治虚冷便闭。

（28）女贞子配合旱莲草：名二至丸，能补肾阴。

（29）桑叶配合黑芝麻：名桑麻丸，能治肝阳头晕。

（30）山药配合扁豆：能补脾止泻。

（31）升麻配合柴胡：能升提中气下陷。

（32）鳖甲配合青蒿：能滋阴退蒸。

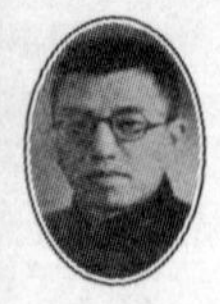

（33）乌梅配合甘草：能生津止渴。

（34）苍术配合厚朴：能逐湿浊。

（35）豆豉配合葱白：名葱豉汤，能通阳发汗。

（36）皂角配合白矾：名稀涎散，能吐风痰。

（37）木香配合槟榔：能疏肠止痛。

（38）三棱配合蓬莪术：能消坚化痞。

（39）枳实配合竹茹：能和胃止呕。

（40）丹皮配合山栀：能清血热。

（41）旋覆花配合代赭石：能平噫气。

（42）丁香配合柿蒂：能止呃逆。

（43）补骨脂配合肉果：名二神丸，能止脾肾泄泻。

（44）桑皮配合地骨皮：能泻肺火。

（45）知母配合贝母：名二母散，能清肺热。

（46）木香配合黄连：名香连丸，能止赤白痢。

（47）白矾配合郁金：名白金丸，能治癫狂。

（48）枳实配合白术：名枳术丸，能健脾消痞。

（49）赤石脂配合禹余粮：名赤石脂禹余粮汤，能涩大肠。

（50）金樱子配合芡实：名水陆二仙丹，能止遗精。

（51）枸杞子配合菊花：能明目。

（52）生姜配合红枣：能和气血。

这类两种药味配合应用的例子很多，只要留意前人著作和成方的组成，可以获得更多的资料。这些资料都是用药的方法，或寒热结合，或补泻结合，或上下、表里、气血相结合等，十分丰富，而又非常灵活。

二、用量

中药的用量，根据以下几个情况决定。

1. 药物的性质　药物气味雄厚峻烈的用量小，平淡的比较重，前者如乌头、肉桂、干姜等，后者如山药、茯苓、扁豆等。质重的用量大，轻松的用量小，前者如鳖甲、牡蛎、磁石等，后者如桑叶、蝉蜕、通草等。

2. 方剂的组成　主药的用量重，协助药比较轻，如白虎汤中的石膏宜重用，知母、甘草的用量较少。在配伍方面，如左金丸中的吴萸的用量应轻于黄连。从整个方剂的组成来说，药数多，量较轻，药数少，量较重。

3. 病情　病情严重、需要急救的用量重，病轻的或宜于长期调养的用量较轻。前者如四逆汤、大承气汤等，后者如桑菊饮、人参养营汤等。

4. 体质　病人体质坚实的用量可重，娇弱的用量宜轻。一般西北地区用量大于东南地区，主要原因便是体质有强弱的关系。

5. 年龄　成年人用量可重，小儿宜轻。一般小儿用量是大人的减半。

用药量的轻重，虽视具体情况决定，但应该指出，一般用量是有一定标准的，在这标准上衡量出入，不是随便决定的。必须掌握标准用量，然后或增或减，才能中肯。

药量对于处方的疗效有极大影响，很好的一个处方，往往用量不适当失去效果，甚至产生不良反应。所说适当与不适当，主要是两个方面，一方面根据病情和体质的情况，用药是否轻重恰当；一方面依据药的配合关系，用药是否轻重恰当。凡是病重体实，用量当重，病重体虚，便当酌减；病轻体实，不需要重量，病轻体虚，更不容许用重量。又药物的作用及配合后的作用随着用量的轻重而转变，如西藏红花少用和血，多用则破血；桂枝和白芍等量，能调和营卫，桂枝加重偏于卫，白芍加重偏于营。这在临症上是一番细致的功夫了。

关于古代度量衡制度和现代不同，古制都比今制为小。据近人考证，大概汉朝一两合市称四钱八分强，一升约今二合左右，提供参考，用以说明古方的分量不能作为现在处方用量的标准。

中医临证备要

前言

PREFACE

本书主要是供中医临证方面的参考，具有临床手册的作用，但与一般临床手册按疾病分类的介绍方法有所不同。本书是从症状着手，根据不同证候，进行辨证论治。因为辨证论治着重症状的分析，从复杂错综的症状中探求病因、病位，然后确定治法。例如咳嗽是一个症状，如何来区别外感咳嗽或内伤咳嗽，以及如何进一步来确定外感咳嗽的属于风寒或风热，就需要结合其他症状作全面的分析；又如已经根据病因和脏腑定名为伤寒和胃痛等，治疗时仍然还要根据不同症状，区别为太阳病、阳明病和胃寒痛、胃气痛等来进行治疗。同时，辨证论治亦是处理疾病的程序和方法，必须与四诊密切结合。而四诊所包含的许多内容，如面色、舌苔、痰、血、大小便等的变化，实际上亦是病变所反映的种种症状。于此可见，辨证论治不能与四诊分割，而四诊本身亦以症状为依据。症状的复杂错综出现便是辨证论治的重要根据。如果离开了症状，或者忽视了主要症状，以及不熟悉其间的相互结合，就无法正确地运用辨证论治。要善于运用辨证论治的方法，有必要从症状上深入一步地分析，了解各个症状的发生、变化及与脏腑的联系，进一步研究同一疾病的共同症状和特殊症状，并在整个病程中注意症状的增减对于病情转变的关系，从而做到诊断明确，处方用药细腻熨贴。

症状是客观存在的，假如允许把症状说成是指标，那么中医用辨证论治来诊治疾病，是有一定的客观指标的。这些指标，是中医实践经验的总结，是在辨析症状与证候中摸索出来的一套规律，亦是指导临床实践的理论。关于这些例子，凡是学习了中医基本学说和临床各科的，都会理解，这里不再说明。问题在于一个病里包含着许多症状，临证上如何进行分析，又如何使分散的症状把它综合起来。也就是对于某一病证如何根据不同症状分析归纳，得出明确的结论，以求得确诊和正确的治疗。

以上是我个人的看法，也是我的主观想法。曾经和李岩、张田仁、魏执真三位大夫谈及，他们具有同样感想。经过商讨体例，决定在前人理论和经验知识的基础上，结合自己的一些心得体会，从理论联系实际共同编写本书。以症状为主，依照症状的部位分类，再从症状结合疾病，贯彻理、法、方、药治疗法则。当然，这是不够成熟的，也可以说是一种尝试，盼望读者提出宝贵意见，以便今后修订，逐步提高。

秦伯未

1963年3月

凡 例

本书编写的目的，是帮助读者在掌握中医基本理论之后，在临床上如何运用辨证论治的方法，来诊治疾病。本书以内科为基础，择要地结合了妇科、儿科、外科和眼、喉等科，并以方药为主要疗法，斟酌附入了针灸和推拿等一些治法，仅备临证上一般参考，因名《中医临证备要》。

中医辨证，主要是根据症状，结合四诊。故本书以常见症状为主，就各个症状的病因、病机来说明错综复杂的病证，从而指出治法，联系方药。为了便于检查，就形体部位分为：全身症状、头面症状、目症状、耳症状、鼻症状、口唇症状、舌症状、牙症状、咽喉症状、颈项症状、肩背症状、胸胁腋乳症状、腰症状、腹脐症状、四肢症状、手足症状、前阴症状、后阴症状、内脏症状和妇科症状，共二十类，四百一十七症状。例如恶寒、发热、寒战、潮热、寒热往来、外热内寒、外寒内热、身热足寒、半身寒冷等，均列入全身症状；如背部冷、头面热、四肢冷、手足心热等局部症状，则分别列入肩背、头面、四肢、手足等部门。其中除妇女的经、带、胎、产另立妇科症状外，其他均不分科。

症状名称，古今不统一，各地不一致，近来遇到西医诊断的病症又很难强求结合。本书暂以通俗为主，将专门名词附入文内。例如：风水、皮水、正水、石水、阴水、阳水等，均附于“浮肿”条；又如：麻疹、风痧及西医诊断为血小板减少的皮肤出血点等，均列入“红疹”条。

本书从临床出发，以理论与实际密切结合为原则，在前人成就的基础上，结合近年来各地研究的成果和个人的一些经验，加以简要的论述，对于每一类症状，先作概括性的介绍，然后就每一症状，分别说明其原因、病理和治法，尽量达到既全面又简明的要求。对于某些症状的疑似地方和治法宜忌、成方加减等，有关关键性的问题，则详加说明，以求明了。此外，属于专科方面或者需要手术治疗的病证，以及有些目前多归医院处理的病证，除作一般说明外，均分别指出应由专家或其他部门处理。

中医方剂相当丰富，有通治方，亦有主治方。本书选择的以针对病证常用有效者为标准，也酌收了一些验方和单方。为了临证上检查便利，并对同一病证的不同治法有所比较，将方剂分列每一症状之后。同时每一疾病和证候包含几个症状，不可能依据一个症状作出诊断和治疗，故有些症状不出方剂，如“目黄”注明参阅“发黄”条。至于方剂用量，因古今度量衡制度不同，各地区的传统习惯也有出入，特别是病情有轻重，体质有强弱，年龄有老少，很难强求一致，故附方一概不注用量。有些丸、散、膏、丹之类已有成药，及有些丸散膏丹不能随便制造或改为汤剂的，均在方后注明“成药”二字。特殊的方剂则仍附药量和治法、用法，以免影响疗效。

本书主要是为了辨证论治提供材料，如何恰当地运用这一方法，因就作者的经验，附著“辨证论治浅说”一文于后，聊供讨论。

目录

CONTENTS

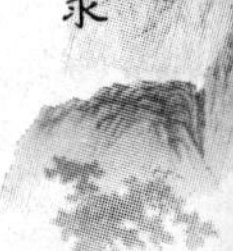

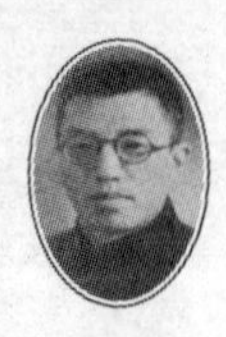

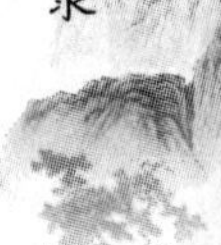

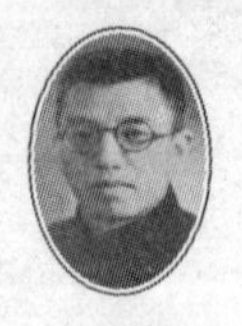

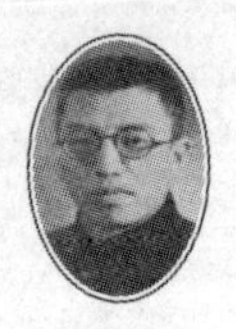

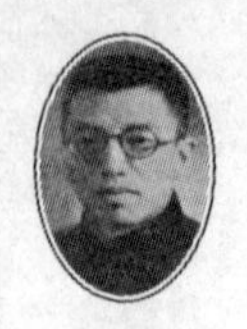

第一节 全身症状

全身症状，是指全身出现或不限于某一部位，或从局部能蔓延到全身的一类症状。包括恶寒、发热、疼痛、瘙痒、汗出、发斑、发疹、浮肿、消瘦、疲乏、肌肉跳动麻木、皮肤枯燥、甲错变色，以及冻伤、烫火伤和蛇虫咬伤等。这类症状的原因，相当复杂，疑似证候也比较多，在一般症状中占着重要位置。虽然呈现在体表，必须分别表、里、虚、实、寒、热，特别是如外寒内热、外热内寒之类，极易为假象所蒙蔽。为此，临床上不能单看表面的现象，必须探求发病的主要原因，从根本上来进行治疗。有些严重的皮肤病和烫火伤等，也能影响到内脏，应由内、外科会诊。

一、恶寒

恶寒即怕冷，一般外感证初期均有怕冷现象，接着便是发热。有的一边发热，一边仍然恶寒，有的发热后，恶寒轻减，概称为“表证”。凡是外感证，无论伤寒或温病，日期有多少，寒热有轻重，有一分恶寒即有一分表证。外感证的恶寒有一特征，就是见风后怕冷更剧，即使在暖室内没有寒气侵袭，总是全身觉冷，也有已经发热仍然不欲除去衣被。但由于外感的证候较为复杂，恶寒又是一个早期症状，初起很难确诊为某种疾病，大多观察数日后才能作出决定。同时，应与其他症状结合，如兼见头胀、鼻塞的，可以诊断为“伤风”。也正如《伤寒论》上说：“太阳病或已发热，或未发热，必恶寒、体痛、呕逆、脉阴阳俱紧者，名为‘伤寒’。”治法以发汗疏邪为主，参阅本门“发热”条。

经常怕风寒，得暖即消失，甚至虽在夏季也不愿打开窗户，多为阳虚证，常见于脾肾两虚的久泻和痰饮咳喘等患者。这种因本身阳气不足而出现的恶寒以及阳虚形成的其他证候，概称虚寒证，都属于里证。治法须从根本上扶阳，与外感治疗完全不同。

恶风与恶寒相似，文献上虽有区分，所谓伤寒证恶寒、伤风证恶风。但一般恶寒的多恶风，恶风的也多恶寒，在临床上极难划分。总之，须结合其他症状而定，不可拘泥。

二、恶寒战栗

恶寒时战栗，简称“寒战”，常见于“疟疾”。参阅本门“寒热往来”条。

伤寒和温病过程中，有突然寒战，神情极疲，汗出后逐渐平静好转，称为“战汗”。这是患者正气虽然虚弱，在遇到有恢复的机会，正气奋起，便与邪气交争的现象，正气胜则汗出而邪解。所以战后得汗则生，汗不得出则死，实为重要关头。如无虚脱现象，可听其自然，不必慌张，必要时用复脉汤加减，以扶助元气。

“振寒”与寒战相似，同样是发抖，其区别是，从内发出者为寒战，仅是形体耸动者为振寒。振寒多由阳虚不能卫外，常伴腹痛泄泻，四肢沉重，小便不利等证。病在少阴，治宜扶阳，用真武汤。

复脉汤 人参 地黄 桂枝 麦冬 阿胶 炙甘草 麻仁 姜 枣

真武汤 附子 白芍 白术 茯苓 姜

三、发热

即“身热”，在外感证最为多见。一般的鉴别是：兼有恶风、头痛、鼻塞、咳嗽的为“伤风”；兼有恶寒、头痛、项背身体疼痛的为“伤寒”；与伤风相似而口内干燥的为“风温”；得于淋受冷雨或在雾露中行走、头胀如裹的为感受外湿。凡是外感初期发热，病邪均在体表，脉象多见浮数，治宜发汗。《内经》说：“其在皮者汗而发之。”就是这个意思。又因病邪的性质不同，分为辛凉发汗和辛温发汗两类，风寒宜用辛温，如葱豉汤、麻黄汤，外湿用神术散，风温宜用辛凉，如银翘散。但是，外感发热有自汗和无汗的不同，无汗的应予发汗，自汗出的不宜再汗，所以还有桂枝汤调和营卫来解肌的方法。外感发热的脉象多浮数，但也因病证不同，有兼紧、兼滑、兼濡等差别。如果脉不浮而沉，或见细弱无力，便是脉症不符，不可贸然发汗，以防恶化。

外感证初期发热，大多有恶风、恶寒现象，倘然汗出后不恶风寒，发热稽留或逐渐增高，便是表邪化热传里。一般多在中焦阳明，出现口渴欲引凉饮，舌苔黄腻，脉象滑大，当用甘寒微辛法，如白虎汤。

内伤杂证，也有发热，但热型不同。李东垣曾作《内外伤辨惑论》，如说“外感则寒热齐作而无间，内伤则寒热间作而不齐；外感手背热、手

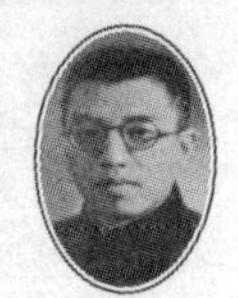

心不热，内伤手心热、手背不热”等。参阅本门“发热定时”、“寒热往来”各条。

葱豉汤 豆豉 葱白

麻黄汤 麻黄 桂枝 杏仁 甘草

神术散 苍术 防风 甘草 葱白 姜

银翘散 荆芥 豆豉 薄荷 银花 连翘 桔梗 甘草 竹叶 牛蒡 芦根

桂枝汤 桂枝 白芍 甘草 姜 枣

白虎汤 石膏 知母 甘草 粳米

四、发热定时

不恶寒，只发热，盛衰起伏有定时，如潮水之有汛，称为“潮热”。本证有虚有实，都属里证。区别是：虚证由气血亏损引起，大多数热能退清；实证由外邪传里，热不退清，至一定时间上升。

实证潮热，多由外感开始，身热汗出蒸蒸，大便秘结，腹内胀痛拒按，每至午后四时左右热势增高，故又称“日晡发热”，属阳明胃家实，严重的能使神昏谵语。治宜攻下，用大承气汤。这是《伤寒论》的治法，必须证实体实，正气能够支持，方可使用，后来《温病条辨》提到热邪最易伤阴和下后正虚邪气复聚，出立护胃承气汤、增液承气汤等，亦可酌斟采用。吴又可说：“正气虚一日，阴津日耗一日，须加意防护其阴，不可稍有鲁莽。”其意义也在于此。

虚证的潮热，以血虚和阴虚为多，常在午后或夜间发热，伴有心悸、汗出、神疲力乏、脉象细数等虚损症状。多由大失血、大泻后和久病等形成，水竭火炎，真阴消烁，形体日瘦，热自肌骨之间蒸蒸而出，日久则阴愈耗伤，气亦虚弱，故也称“骨蒸劳热”。宜在养血滋阴方内，采用清骨散法。也有上午潮热，下午热退，或饥饱劳倦，中气损伤，营血亦虚，身热心烦，懒言体困，脉大无力，属气虚范畴。李东垣有甘温除热法用补中益气汤，方内升麻柴胡本有退热作用，勿作单纯升提药看。

暑天小儿发热，或早热暮凉，或暮热早凉，兼有渴饮，尿多，烦躁，睡眠不宁，往往纠缠不解，至秋凉则自然消退。每见于东南和中南地区，尚无确当病名，暂称为“夏季热”，可用王孟英的清暑益气汤加减。

大承气汤 大黄 厚朴 枳实 玄明粉

护胃承气汤　大黄　玄参　生地　丹皮　知母　麦冬

增液承气汤　生地　玄参　麦冬　大黄　玄明粉

清骨散　银柴胡　胡黄连　鳖甲　青蒿　秦艽　地骨皮　知母　甘草

补中益气汤　黄芪　人参　白术　当归　炙甘草　升麻　柴胡　陈皮　姜　枣

清暑益气汤　沙参　麦冬　知母　甘草　竹叶　黄连　石斛　西瓜皮　荷叶　粳米

五、寒热往来

忽寒忽热，一天一次或一天有数次发作，称为“寒热往来”。这种发热，有时能够退清，有时不能退清。凡是从外感传变而来的，都为少阳经证，常伴口苦、咽干、目眩、胸胁胀满、脉象弦数等症，用小柴胡汤和解，不可发汗、吐、下。

妇人月经不调，经前常有忽寒忽热，头胀，胸胁胀闷等现象，系肝气或肝火郁结所致，可用调经汤，即小柴胡加入四物汤。也有妇女月经适来或月经刚净，外感风寒发热，或在发热期内月经来潮，邪热乘虚袭入子宫，瘀热互结，亦使寒热往来，《金匮要略》称为“热入血室”，同样可用小柴胡汤泄热。但已经热入血室，应佐清营祛瘀，可在方内酌加丹参、赤芍、泽兰、焦山栀，热甚的并宜去人参加生地。

“疟疾”的主症，也是寒热反复发作，有一天一次，有两天一次，也有三天一次的，但与寒热往来的病情不大相同。一般疟疾的发作，先为背部觉冷，肌肤栗起，呵欠频频，接着战栗鼓颔，肢体酸楚，再接着高热如烧，头痛如裂，口渴喜冷，最后遍体汗出，热退身和，前后过程约为六至八小时。其特征是：寒热有一定时间，每次的症状相同，脉象在寒战时多沉弦，发热时转为洪大而数，汗出后脉渐平静。常用方有清脾饮，截疟七宝饮等。服药宜在发作前二小时左右，如果已经发作后服药，反会增加病势。本病用针灸治疗亦有良效，取穴以大椎、陶道、间使、后溪为主，但亦须在发前进行为要。所以《内经》上说：“无刺熇熇之热，无刺浑浑之脉，无刺漉漉之汗，为其病逆，未可治也。凡为疟者，药法饮食皆然也。”

疟疾中有寒多热少的“牝疟”，先热后寒的“风疟”，但热不寒的“温疟”和“瘅疟”，以及从原因上分的“暑疟”、“湿疟”、“痰疟”、“食疟”、“瘴疟”等。足见前人对于疟疾有过细致地观察，但有

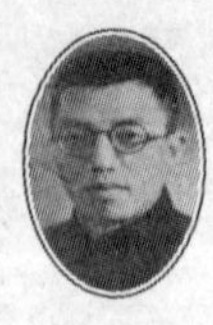

些是类疟而不是正疟。其中瘴疟在岭南烟瘴之地比较多见，属于热瘴者，发时热甚寒轻，面赤目赤，烦渴饮冷，胸闷呕吐，头痛，肢节烦疼，溲赤便秘，甚至神昏谵妄，治宜清热辟秽，用清瘴汤。属于冷瘴者，发时恶寒战栗，热微头痛，腰痛脚软，甚则神迷不语，治宜芳香化浊，用加味不换金正气散。当神昏时期，可兼用开窍急救，参阅内脏症状“昏迷”条。

疟疾经久不愈，最能耗伤气血，呈现面色萎黄，肌肉消瘦，劳动力衰退，即使寒热止住，劳动后仍会复发，成为“劳疟”。此时不宜再用常法，应予调补气血，用何人饮。也有久疟胁下结块，劳动寒热，称为“疟母”，治法参阅胸胁腋乳症状“胁下硬块”条。

湿热痰浊郁于中焦，出现寒热如疟，汗出不清，胸闷呕恶，口干饮少，小溲黄赤，大便或秘或溏而臭，用达原饮治之。此方本治疫邪蕴伏募原，故以槟榔、草果、厚朴泄化肠胃，佐以苓、芍、知母、姜、枣清理和解。但临床上并不限于疫证，凡寒热往来，舌苔垢腻，用之均效，并可酌加柴胡开表，大黄攻里，分解寒热湿浊胶结之邪。

小柴胡汤　柴胡　黄芩　半夏　人参　甘草　姜　枣

四物汤　地黄　当归　白芍　川芎

清脾饮　青皮　厚朴　黄芩　半夏　柴胡　白术　草果　茯苓　甘草

截疟七宝饮　常山　草果　厚朴　青皮　陈皮　槟榔　甘草

清瘴汤　青蒿　柴胡　知母　半夏　陈皮　茯苓　黄连　枳实　黄芩　常山　竹茹　益元散

加味不换金正气散　厚朴　苍术　陈皮　藿香　佩兰　草果　半夏　槟榔　菖蒲　荷叶　甘草

何人饮　首乌　人参　当归　陈皮　煨姜　枣

达原饮　厚朴　草果　槟榔　知母　白芍　黄芩　甘草　姜　枣

六、外热内寒

多属假热真寒证，即本属寒证，外表反见热象。假热证的鉴别法，张景岳曾指出：“假热者，外虽热而内则寒，脉微而弱，或数而虚，或浮大无根，或弦芤断续，身虽炽热而神则静，语言谵妄而声则微，或虚狂起倒而禁之则止，或蚊迹假斑而浅红细碎，或喜冷饮而所用不多，或舌苔虽赤而衣被不敛，或小水多利，或大便不结，此则恶热非热，明是寒症，所谓寒极反兼热化，阴盛隔阳也。”这类证候，都是病情严重的表现，必须治本，如果误作外感发热治疗，往往汗出虚脱。

七、外寒内热

系假寒真热症。张景岳说："假寒者外虽寒而内则热，脉数有加，或沉而鼓击，或身寒恶衣，或便热秘结，或烦渴引饮，或肠垢臭秽，此则恶寒非寒，明是热证，所谓热极反兼寒化，阳盛隔阴也。"清热则寒自退，切戒辛温发表。

八、上热下寒

足胫寒冷，面反微红似酣，兼见形寒，脉象沉细，或伴大便泄泻，系下元虚寒，阳气上越，称为"戴阳"，为虚脱证候之一。急用白通汤回阳，可加猪胆汁或黄连少许反佐，以防寒热格拒。服药后头汗出，脉忽浮大者难治。

肾阴亏而虚火上炎，也能呈现足冷头热，但多兼见咽干、目红，当用引火归源法，治宜七味地黄丸。胸中烦热者，加黄连少许以反佐。

白通汤　葱白　干姜　附子

七味地黄丸　熟地　山萸　山药　茯苓　丹皮　泽泻　肉桂

九、身热足寒

身热、足部独凉，常见于"湿温"证。多因湿浊偏重，阳气被郁，治宜清化淡渗，使邪去则阳自通，叶天士所谓"通阳不在辛热而在利小便"，切勿误认为阳虚。

十、半侧寒冷

本证较为少见，患者自头至足左半或右半身不温，汗出时亦一侧独无，当风则一侧先觉冷气砭骨，关节运动自如，酸软乏力，脉象沉细。用右归饮加当归、细辛，温运阳气，通其血脉。

右归饮　附子　肉桂　熟地　山萸　山药　杜仲　枸杞子　炙甘草

十一、身痛

一身尽痛，在伤寒、伤湿等外感证中经常出现，均由经络阻滞，气血不和，治以祛邪为主。汗出后外邪已去，身仍疼痛，脉象沉迟，便当调

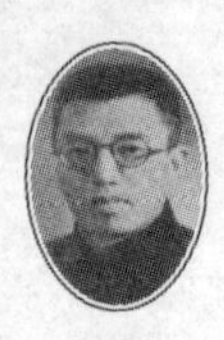

和营卫。此证必须审察有邪无邪，有外邪的重在解表，没有外邪的应和气血。身痛，是指全身肌肉都痛，如只有四肢酸疼，属于痹证一类，参阅四肢症状“四肢疼痛”条。

跌打损伤，身体疼痛，皮肤有青紫块，系气滞瘀凝，用复元活血汤加减。

身痛如被打伤，皮肤青紫，面青，咽喉痛，《金匮要略》称为“阴毒”，如果面赤斑斑如锦纹，咽喉痛，吐脓血，则为“阳毒”。阳毒用升麻鳖甲汤，阴毒于方内去雄黄、蜀椒。关于阴阳毒，历来注解有不同意见，考查《巢氏病源》有伤寒阴阳毒候和时气阴阳毒候等篇，似与时病中的“发斑”相近。发斑可以出现两种不同的外候，习惯上分为“阳斑”和“阴斑”，参阅本门“发红斑”条。

复元活血汤 当归 桃仁 红花 穿山甲 大黄 柴胡 天花粉 甘草

升麻鳖甲汤 升麻 鳖甲 当归 川椒 雄黄 甘草

十二、身重

常见于湿证。湿浊内阻，气机不畅，清阳不升，起卧沉重，行动懒惰，用平胃散温化和中。

久病、虚弱证出现体重不能转侧，扶持亦觉费力，为体力极虚，预后多不良。

平胃散 苍术 厚朴 陈皮 甘草

十三、身痒

风寒客于肌表，得不到微汗透达，又不化热传里，感觉全身发痒，好像虫行，皮肤无异征，用桂枝麻黄各半汤。

身痒抓破出现细小血点，为风热郁于孙络，用四物消风散。如搔后多白屑，为血虚生燥，用滋燥养荣汤。

外科皮肤病中的“浸淫疮”，初起细瘰如粟米，搔痒流出脂水，因脂水蔓延成片，兼有痛感，宜祛风胜湿，凉血清热，用升麻消毒饮加苍术、黄连，并以青蛤散外搽。又有“粟疮”，形如粟粒，色红瘙痒，久不愈，能消耗血液，肤如蛇皮，用消风散。

“癣疮”奇痒难忍，多发于局部，由湿热、血燥及风毒形成，有干、湿两种。“干癣”干燥无脂水，搔后起白屑；“湿癣”潮湿，搔痒则多黏液。本证极为顽固，故有“顽癣”之称，内服药难于见效，多用外治法，干癣用癣药水，湿癣用青黛散。

接触漆毒或对漆气过敏者，先由面部作痒浮肿，抓之像“瘾疹”，渐传肢体，痒痛难忍，皮破后，溃烂流水，称做“漆疮”。漆气辛热有毒，用化斑解毒汤加荆芥、蝉蜕、浮萍、生甘草清解，亦可外搽青黛散，不宜洗浴。

“风疹”和“痱子”亦作痒，参阅本门“风疹”、“痱子”各条。

桂枝麻黄各半汤 桂枝 白芍 麻黄 杏仁 炙甘草 姜 枣

四物消风散 生地 当归 荆芥 防风 赤芍 川芎 白鲜皮 蝉蜕 薄荷 独活 柴胡 枣

滋燥养荣汤 生地 熟地 当归 白芍 黄芩 秦艽 防风 甘草

升麻消毒饮 升麻 归尾 赤芍 银花 连翘 牛蒡 山栀 羌活 白芷 红花 防风 桔梗 甘草

青蛤散 蛤粉一两 青黛三钱 石膏一两 轻粉五钱 黄柏五钱（研末）麻油调制块状，用时凉水化涂患处。

消风散 荆芥 防风 当归 生地 苦参 苍术 蝉蜕 胡麻 牛蒡 知母 石膏 甘草 木通

癣药水 百部八两 蛇床子八两 土槿皮十两 硫黄八两 白砒二钱 斑蝥二两 樟脑一两二钱 轻粉一两二钱 用米醋二十斤浸

青黛散 青黛二两 石膏四两 滑石二两 黄柏四两（研末）麻油调涂。

化斑解毒汤 升麻 石膏 连翘 牛蒡 人中黄 黄连 知母 玄参 竹叶

十四、自汗

自汗是不用发汗药和其他刺激因素而自然出汗，如“伤风”、“风温”证均有自汗出症状。但一般所说的自汗，多指内伤杂证，主要由于卫气不固，津液外泄，所以汗出后有形寒、疲乏等现象。轻者用牡蛎散，重者用补阳汤，并可用龙骨、牡蛎、糯米等份研细末外扑。

局部汗出的原因不同，以头和手足为多见，参阅头面症状“头汗”和手足症状“手足心热”各条。

牡蛎散 牡蛎 黄芪 麻黄根 浮小麦

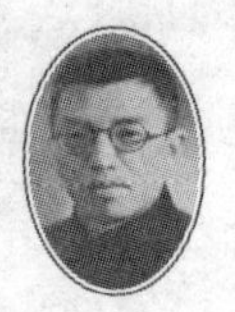

补阳汤　人参　黄芪　白术　甘草　五味子

十五、盗汗

亦称“寝汗”，睡时汗液窃出，醒后即收，收后不恶寒，反觉烦热。多因阴虚热扰，心液不能敛藏，《内经》所谓“阳加于阴谓之汗”。故治盗汗以养阴清热为主，不同于自汗的偏重益气固表，用益阴汤。内热重或五志之火易动者，可与当归六黄汤结合应用。

益阴汤　生地　山萸　丹皮　白芍　麦冬　山药　泽泻　地骨皮　莲子　灯心　五味子

当归六黄汤　当归　黄芪　生地　熟地　黄芩　黄连　黄柏

十六、汗出不止

一般汗出过多，消耗元气和津液，并因汗为心液，心脏易虚弱，宜用生脉散治之。外感证发汗，汗出不止，热退而反恶寒，小便困难，四肢拘急，屈伸不利，为卫气不固，称做“亡阳”，有虚脱危险，用芍药甘草附子汤或桂枝加附子汤扶阳为要。必须注意，此证名为亡阳，阴液亦亡，故白芍亦为主药。

汗出如珠，凝滞不流，或汗出如油，着手黏腻，常伴气喘声微，为元气耗散，绝证之一，称做“绝汗”。

芍药甘草附子汤　白芍　炙甘草　附子

桂枝加附子汤　桂枝　白芍　附子　炙甘草　姜　枣

十七、半身汗出

偏左或偏右半身汗出，多因气血不调，不是止汗所能收效，用十全大补汤加减，益气养营，助阳固卫。凡半侧汗出后，皮肤空疏，最易感受风邪，形成半身不遂，《内经》所谓“汗出偏沮，使人偏枯”，应早为防止。

下肢瘫痪证，汗出多在胸部以上，患处无汗，病情逐渐好转，汗亦逐渐及下。倘因外感发汗，也不能全身得汗，不可强劫。

十全大补汤　黄芪　肉桂　党参　白术　熟地　白芍　当归　川芎　茯苓　甘草

十八、汗斑

夏季用刚晒过的巾布擦汗，往往留有斑痕。单方用密陀僧、铅粉等份分研匀，生姜蘸擦。一方用硼砂研细擦之。

“紫癜风”和“白癜风”，亦属汗斑一类，由风湿侵入毛孔，毛窍闭塞而成。紫因血滞，白因气滞，初无痛痒，久则微痒，均宜内服胡麻丸，外用密陀僧散搽擦。

胡麻丸 胡麻 防风 苦参 菖蒲 威灵仙 白附子 独活 甘草

密陀僧散 雄黄二钱 硫黄二钱 蛇床子二钱 密陀僧一钱 石黄一钱 轻粉 五分研末，醋调搽患处。

十九、发红斑

温病和伤寒病化热，邪入营分，身热不退，皮肤出现红斑，圆形或椭圆形不等；或互相连接如云片。初见于胸膺部，迅速发展至背、腹及四肢等处，颜色亦逐渐加深。患者口渴引饮，烦躁不能安寐，舌质红，苔干糙少液，严重的神昏谵语。此系病邪由气入营，自内达外，属于肌肉之病。治法，因胃主肌肉，而邪热已盛，不宜辛透，故多在清胃的基础上加入清血，用化斑汤。但发斑虽由胃热，与诸经之火也有关系，必要时还须助其透泄，所以常用消斑青黛饮加减。神昏谵语者，兼与紫雪丹开窍清神。一般发斑在七天后渐退，身热随着减轻，也有纠缠至较长时期。

发斑是一个严重证候，治不得当，可致死亡。如已发不透，或受寒凉，斑色变成暗紫，为血瘀凝滞，当考虑佐用赤芍、红花、穿山甲等药消散，切忌一派寒凉。

化斑汤 石膏 知母 玄参 犀角 甘草 粳米

消斑青黛饮 青黛 黄连 山栀 玄参 知母 生地 犀角 石膏 柴胡 人参 甘草 姜 枣

紫雪丹 滑石 石膏 寒水石 磁石 羚羊角 犀角 木香 沉香 丁香 升麻 玄参 甘草 朴硝 硝石 朱砂 麝香（成药）

二十、发红疹

温热病身热不退，发出红色小点，称为“红疹”，与发斑原因相同。但斑最重，疹稍轻，斑属肌肉为深，疹在血络较浅，虽然也能同时出现，不可混为一种。大概温热病治疗适当，可以不发斑疹，斑疹的发生均由热郁营分不得外泄，所以一经发现，便当佐以清营，大忌辛温升散，亦禁凉腻遏伏，以免吐衄、神昏等变症迭出。又斑疹当使逐渐轻减，热退身凉，如果突然退尽，多属病邪内陷，预后不良。治红疹宜银翘散去豆豉加生地、丹皮、大青叶、玄参，热盛神志不朗，参用清宫汤。

附：西医诊断的血小板减少症，主要表现为出血倾向，皮肤出血点尤为多见。这种出血点，极似红疹，往往伴有午后低热。但与温热病的红疹显然不同，治宜养阴清血为主，如生地、鳖甲、阿胶、白芍、升麻、紫草根等。

银翘散 连翘 银花 豆豉 荆芥 薄荷 桔梗 竹叶 牛蒡 甘草 芦根

清宫汤 玄参心 莲子心 竹叶心 连翘心 带心麦冬 犀角

二十一、发白痦

湿温病寒热盛衰不解，心烦胸闷，泛漾作恶，舌苔黄腻，最易出现白痦。白痦是皮肤上发出细白水疱，因其晶莹饱绽，也称“晶痦”，亦与红疹并称为“红白疹”。由于湿热之邪郁于肌表，不能透泄，故随着汗液发出，发出后反觉病情稍松。先见颈、胸，渐及腹、背，也有布及四肢，先少后密，伴有一种酸腐气为其特征。大概一天涌出一次至两次，经过三、四天后渐少，身热亦渐低，七天后即可出清，逐渐脱皮。严重的能纠缠至半月以上，有的发到后来，色不明亮，形如虱壳，称为“枯痦”，说明气阴两虚，预后不良。白痦属于气分，如果热重而营分亦病，常与红疹一齐出现，症情亦比较严重。白痦是病邪的出路，发一阵轻一阵，不能一阵发清，所以前人譬作剥茧抽蕉。宜在退热的基础上清化宣透，用氤氳汤加减，气阴两伤的可加入人参须、沙参、石斛，红疹并发的加丹皮、赤芍、紫草等，善后方剂用薏苡竹叶散。

氤氳汤 清豆卷 藿香 佩兰 青蒿 焦栀皮 连翘 滑石 通草 郁金 菖蒲

薏苡竹叶散 薏苡仁 竹叶 滑石 蔻仁 连翘 茯苓 通草

二十二、麻疹

俗称“痧子”、“瘄子”，华北地区也称“糠疮”。小儿多难幸免，大人间或有之，由于先天胎毒感染时邪而发，发过后不再感染。流行季节多在冬、春两季，初起类似伤风，微有寒热。其特征为两目泪水汪汪，耳边不温，多喷嚏，咳嗽不爽。将发之前，面浮颊赤，口内两颊有白点，指纹浮露而红赤。发时躁乱不安，先在耳背、发际、颈项等处出现，继而额部颜面，再进而肩背、胸、腹，皮肤下隐隐有小粒匀净如沙，渐渐浮起，扪之触手。透发后身热和其他症状逐渐减退，疹点亦隐没，皮肤上有糠状落屑。全部病程可分为发热、见点和收没三个时期，每个时期平均为三天，前后共九天。麻疹宜出齐出透，一般以头、足俱有，面部多者为顺，但必须看其鼻上和手足心均有红点密布为出齐，摸其皮肤上尖耸有手糙感为出透。同时应观察见点不透，或一出即收；疹点淡而不红，或赤紫滞暗，均为逆证。治疗麻疹以清透肺胃为主，用防风解毒汤或竹叶柳蒡汤加减，收点后只须清解血分余热。主要是防止恶化和后遗证，忌用辛热药、苦寒药和补涩药，误用后往往引起喘促鼻扇，昏乱痉厥，腹胀下利等逆证。后遗证中比较常见的为骨蒸羸瘦，发焦肤槁，俗呼"痧痨"；或咳嗽不止，气喘，痰中带血等，往往经久不愈。

小儿身热不高，皮肤微红，发出疹点，形如麻疹而无麻疹特征。疹点亦细小稀疏，分布较速，一二天内发齐，三四天后即退净。退后亦不脱屑。系风热所致，不关胎毒，称为"风痧"，用加味消毒饮。

防风解毒汤　防风　荆芥　薄荷　牛蒡　桔梗　甘草　竹叶　连翘　石膏　知母　木通　枳壳

竹叶柳蒡汤　竹叶　西河柳　葛根　牛蒡　知母　蝉蜕　荆芥　薄荷　石膏　玄参　麦冬　甘草　粳米

加味消毒饮　荆芥　防风　牛蒡　升麻　甘草　赤芍　连翘　山楂

二十三、风疹

古称"痦瘟"、"瘾疹"，皮肤出现疙瘩，初起如蚕豆瓣，渐渐成片成块，色白不红，如被臭虫所咬，故俗称"风阵块"。此症愈搔愈痒愈多，满布全身，发内、耳内、手足心均奇痒难忍。时隐时现，反复发作。多因汗出受风，风热逆于肌表，亦与血热有关，宜消风散，酌加鲜首乌、紫背浮萍效果尤好。外用香樟木煎汤洗擦，可获暂时缓解。此症瘙痒太过，皮肤破碎，亦能成疮，用茵陈、苦参各一两煎汤，或用蚕沙三两煎汤，乘热拭洗。

消风散　荆芥　防风　蝉蜕　牛蒡　苍术　石膏　知母　生地　麻

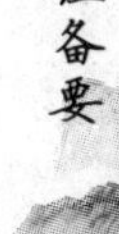

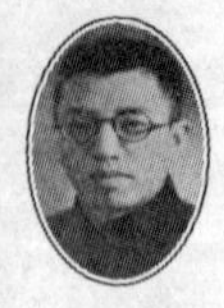

仁　木通　甘草

二十四、痱子

暑天出汗时，小儿和肥胖人多在皮肤发生密集的尖状红色小粒，剧痒刺痛，称为“痱子”。很快变成小脓疱，几天后就干燥，成细小鳞屑。由于暑热阻遏汗孔，宜内服六一散，外扑痱子粉。

六一散　滑石　甘草

二十五、天花

古称“痘疮”，在儿科中与“麻疹”同属重病，并称痧痘。病因亦与麻疹相同，由先天胎毒感受外邪而发，但流行季节多在春夏。其整个病程，自发热、见点、起胀、灌浆、收靥至结痂，大约十五天。起病急骤，开始有寒战高热，三天后见点，一般顶尖根圆，红白分明，由面部渐及胸、背、四肢，全身满布，很快起胀，顶白根红，继即灌浆成脓疱，四围红晕紧束，接着逐渐收靥，疮色由蜡黄渐转为栗壳色，结成厚痂脱落。这是痘疮的正常情况，近年来用牛痘预防，此症已基本上消灭。

与天花相似的“水痘”，初起亦有寒热，头面出现红点，渐及躯干，四肢较少，继变水疱，顶色白亮，根脚有红晕，并且和天花一样两两对生。但痘形皮薄色娇，根窠不圆净紧束，自见点至起胀，结成干痂脱落，只有五、六天。另一特点，为见点程序先后不一，故皮肤上红点、水疱和干痂同时并见，不像天花的按程序一齐透发。水痘一般变证甚少，预后多佳。多由感染风热郁于肌表而发，治宜大连翘饮加减。

大连翘饮　连翘　当归　赤芍　防风　牛蒡　蝉蜕　木通　滑石　瞿麦　荆芥　柴胡　黄芩　山栀　石膏　车前子　灯心

二十六、皮肤发黄

一身皮肤发黄，为“黄疸”病的特征，同时出现目黄，小便深黄。可分为两类：黄色鲜明如橘子色，伴有身热，口渴，胸闷懊侬，腹满，大便秘结，舌苔黄腻的为“阳黄”，属于胃有湿热；黄色晦如烟熏，畏寒，食欲不振，大便溏薄，舌苔白腻的为“阴黄”，属于脾有寒湿。前者用茵陈蒿汤，后者茵陈五苓散或茵陈术附汤。无论阳黄或阴黄，发病的主要原因不离乎湿，所以黄疸多小便不利，利尿为主要治法。茵陈为黄疸主药，实际上就是因其能透发陈腐兼有利湿作用，故一般湿热证虽不发黄，亦多使用。

小便利而肤色黄，黄色淡白不泽，目不发黄，系营养缺乏的脾虚血少症，常伴困倦、眩晕、心悸，俗呼“脱力黄”，用小建中汤。

久病肤黄，枯燥如黄土，多属脾败之征，即《内经》所谓“色夭”，难治。

茵陈蒿汤　茵陈　山栀　大黄

茵陈五苓散　茵陈　白术　桂枝　泽泻　茯苓　猪苓

茵陈术附汤　茵陈　白术　附子　干姜　甘草

小建中汤　桂枝　白芍　甘草　饴糖　姜　枣

二十七、皮肤发黑

肤色黑晦，称为“黑疸”，因其由女色伤肾所致，也叫“女劳疸”。系黄疸中的一种，多从黄疸转变而来，故都是黄中显黑，轻者仅额上微黑，目黄，小便亦黄。严重的形瘦，腹满，手足心热，大便溏薄微黑，脉象虚弦。到后期食呆呕恶，二便癃闭，神志昏迷，不易挽救。当于黄疸治法中参用硝石矾石散和黑疸汤。参阅本门“皮肤发黄”条。

附：西医诊断的阿狄森病，面部显著黧黑，手臂肤色亦黑，口唇、齿龈灰褐。结合其他症状如精神萎靡，食欲减退，小便频数，男子阳痿，尤其喜食咸味，脉象沉细等，均属肾阳不足，水气外露。可用熟地、附子、补骨脂、淫羊藿、当归、鹿角胶、砂仁等温养肾命。

硝石矾石散　硝石　矾石

黑疸汤　茵陈　天花粉

二十八、皮肤发赤

皮肤变红，如染脂涂丹，病名“丹毒”。因发生的部位不同，原因、名称和具体症状以及治法略有出入。发于全身的名“赤游丹毒”，初起有红色云片，往往游行无定，或浮肿作痛，伴有寒热头痛。轻者七日即消，重者红肿向四周扩大，并有胸闷呕吐，或神昏谵语。多因心火偏旺，再加风热乘袭，在小儿则与胎毒有关，用化斑解毒汤。发于局部的以“流火”为多见，参阅四肢症状“下肢红肿”条。

化斑解毒汤　升麻　石膏　连翘　牛蒡　人中黄　黄连　知母　玄

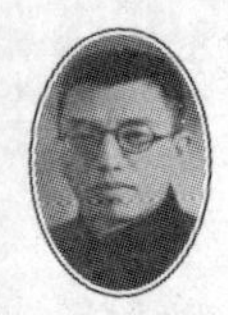

参　竹叶

二十九、浮肿

皮肤浮肿有“水肿”和“气肿”两种，以水肿为常见。水肿证皮肤鲜泽而薄，按之陷下有坑如糟囊不起，其肿或自上及下，或自下及上，也有从腹部开始渐及四肢全身。其原因以风邪和水湿为多，其病变以肺、脾、肾为主，但与三焦、膀胱亦有关系。一般分为“阳水”和“阴水”。阳水指在上在外，偏于热证实证，发作较急；阴水指在下在内，偏于寒证虚证，发作较缓。《证治要诀》上说：“遍身肿，烦渴，小便赤涩，大便多闭，此属阳水；遍身肿，不烦渴，大便自调或溏泻，小便虽少而不赤涩，此属阴水。”但是水肿的表里虚实往往错杂互见，在临床上必须根据症状的特点加以区别，前人分为“风水”、“皮水”、“正水”和“石水”四种。浮肿先见于面目，目窠如卧蚕，颈脉跳动，恶风，身热，咳嗽，骨节疼痛，脉浮为风水；肿起于四肢腹部，腹大而不满，四肢沉重，脉浮，不恶风为皮水；肿而呼吸喘促，不能平卧，脉象沉迟为正水；肿以腹部明显，或引胁下胀满，脉沉，不喘为石水。所以区别水肿，应注意其头面重还是四肢重，下肢重还是腰腹重。其次，水肿证小便短少，须注意其黄赤还是不黄赤，并须注意大便秘结还是溏薄。同时，肿的程度亦至关重要，如见掌中无纹，腰平脐突，阴囊阴茎俱肿，膝部如斗，都属严重，预后不良。根据原因、症状和病变的脏腑进行治疗，有发汗、利水、温化、理气、健运、攻逐等方法。这些方法又须适当地配合使用。常用方剂有麻杏薏草汤、越婢加术汤、五皮饮、导水茯苓汤、防已茯苓汤、真武汤、实脾饮、胃苓汤、防已黄芪汤、疏凿饮子、舟车丸、禹功散等。病后调理，多用香砂六君汤和参苓白术散。水肿病忌食盐，否则肿不易消，《得效方》上说：“凡水肿惟忌盐，虽毫末许不得入口”，并强调“不能忌盐勿服药，果欲去病，切须忌盐”。

“气肿”以腹部和四肢为明显，皮色不变，按之即起，腹虽大叩之如空鼓，亦称“肤胀”。由于脾、胃、三焦气机不运，常伴胸闷食胀。治宜行气消滞，用宽中汤加木香、香附、青皮。气不行则水不化，也能逐渐积水，须随时注意小便多少，腹内坚实与否。既已积水，即从水肿治疗。

浮肿兼见皮肤色黄，汗出染衣上如黄柏汁，足胫不温，小便不利，脉沉，名为“黄汗”。由汗出时用凉水洗浴，脾热水湿酝酿所成，用黄芪芍桂苦酒汤，肿甚者加防风、防己。

妇女妊娠浮肿称为“子肿”，与胎气有关，参阅妇科症状“怀孕浮肿”条。

麻杏薏草汤 麻黄 杏仁 薏苡仁 甘草

越婢加术汤 麻黄 石膏 甘草 白术 姜 枣

五皮饮 茯苓皮 生姜皮 陈皮 桑皮 大腹皮

导水茯苓汤 赤苓 泽泻 白术 大腹皮 木香 砂仁 槟榔 紫苏 麦冬 桑皮 灯心 陈皮 木瓜

防己茯苓汤 防己 茯苓 黄芪 桂枝 甘草

真武汤 附子 白术 白芍 茯苓 姜

实脾饮 附子 炮姜 白术 茯苓 甘草 草果 厚朴 木香 木瓜 大腹皮 姜 枣

胃苓汤 苍术 白术 桂枝 茯苓 猪苓 泽泻 厚朴 陈皮 甘草 防己

黄芪汤 防己 黄芪 白术 甘草

疏凿饮子 槟榔 商陆 茯苓皮 大腹皮 椒目 赤豆 秦艽 羌活 泽泻 木通 姜皮

舟车丸 黑丑 大黄 甘遂 大戟 芫花 青皮 橘红 木香 轻粉

禹功散 黑丑 茴香

香砂六君汤 人参 白术 茯苓 甘草 木香 砂仁

参苓白术散 人参 白术 茯苓 山药 扁豆 砂仁 薏苡仁 陈皮 莲子 甘草 桔梗

宽中汤 白术 枳壳 厚朴 陈皮 茯苓 半夏 山楂 神曲 莱菔子 姜

黄芪芍桂苦酒汤 黄芪 白芍 桂枝 米醋

三十、消瘦

形体日渐消瘦，常见于虚损病证，因脾主肌肉，应结合主症培养中焦气血。如最显著者为“肺痨”，当用培土生金法。

肌肉消瘦，以四肢大肉尽脱最为严重，参阅四肢症状“四肢消瘦”条。

妇女无病而形消骨立，《东医宝鉴》曾经特别提出，认为亦由气血不充，用人参煎汤送服谷灵丸。

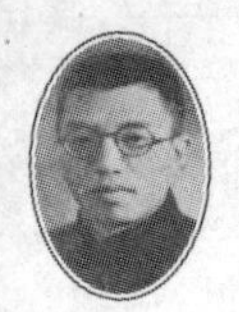

凡能食而身体日瘦，当防“消渴”；体胖人逐渐瘦弱，兼见痰多咳嗽，肠间漉漉有声，多为水饮证。参阅内脏症状“善食易饥”和腹脐症状“腹鸣”各条。

谷灵丸　黄芪　牛膝　当归　附子　熟地　茯苓　杜仲　苍术　白术　肉桂　枸杞子

三十一、疲乏

浑身疲困，行动乏力，多属虚证，宜气血两补，用八珍汤。但行动呼吸短促，偏重在气；动时觉热，心悸汗出，偏重在血。用药应有侧重。

湿能滞气，暑能伤气，夏季暑湿内阻，往往身无大病，疲乏不堪，俗称“疰夏”，轻者用藿香、佩兰泡饮，重者用清暑益气汤加减。

清暑益气汤　人参　黄芪　甘草　当归　麦冬　五味子　葛根　升麻　苍术　白术　青皮　陈皮　黄柏　神曲　泽泻　姜　枣

三十二、肌肉跳动

常见于血虚证，因筋脉失养所致。《伤寒论》称为“筋惕肉瞤”，不作主症治疗。

三十三、肌肤麻木

麻木指知觉消失，亦称“不仁”，常见于中风的中络证，如《金匮要略》上说：“邪在于络，肌肤不仁”。参阅头面症状“颜面麻木”条。

“麻风”古称“疠风”，初起皮肤麻木，次起白屑红肿，蔓延成癞，形如蛇皮，成片落下，甚则破烂，厚肿无脓。如果病毒入里，产生眉落、鼻崩塌、唇翻、眼弦断裂等症，均属难治。一般治法宜祛风、化湿、杀虫，佐以调养气血，初用万灵丹洗浴发汗，次服神应养真丹，皮破的先用必胜散，次服万灵丹，其他如蝮蛇酒，何首乌酒均可酌用。

万灵丹　苍术　羌活　荆芥　防风　细辛　川芎　乌药　当归　川乌　石斛　麻黄　天麻　雄黄　甘草　首乌　全蝎（成药）

神应养真丹　羌活　木瓜　天麻　白芍　当归　菟丝子　熟地　川芎

必胜散　大黄、槟榔、白牵牛各一钱，粉霜一钱二分，研末，年壮者分五服，中年久虚者作七服。

蝮蛇酒　蝮蛇一条，用白酒二斤醉死，加入人参五钱。

何首乌酒 首乌四两 归身、穿山甲、生地、熟地、虾蟆各一两 侧柏叶、松针、五加皮、川乌、草乌各四钱 黄酒二十斤（浸）

三十四、肌肤枯糙

肌肤干枯粗糙，多由血虚生燥。《内经》称为“索泽”，刘河间所谓“诸涩枯涸，干劲皴揭，皆属于燥。”用生血润肤饮，方内少佐桃仁、红花取其润燥和血，不同于祛瘀。

瘀血内阻，新血不生，肌肤失其营养，常如鳞甲干错，称为“肌肤甲错”，伴见两目眩黑，腹满不能饮食。治宜缓中补虚，用大黄蟅虫丸，但破瘀力峻，非审证正确，不宜轻用。

生血润肤饮 生地 熟地 天冬 麦冬 当归 黄芪 黄芩 桃仁 红花 瓜蒌 五味子

大黄蟅虫丸 大黄 黄芩 甘草 桃仁 杏仁 白芍 地黄 干漆 虻虫 水蛭 蛴螬虫（成药）

三十五、小儿五迟

系“立迟”、“行迟”、“发迟”、“齿迟”、“语迟”。在一般发育时期，表现为肢体软弱，筋骨不固，四肢无力，站立不隐，行步困难，牙齿迟迟不出，头发稀疏萎黄，二三岁仍不能言语，神情呆钝。此证由于先天不足或后天失养，使小儿发育成长受到障碍所致。治宜补益五脏，培养气血。立迟，行迟，齿迟以补肾为主，用补肾地黄丸，发迟养血为主，用胡麻丹，语迟养心为主，用菖蒲丸。

补肾地黄丸 熟地 山萸 山药 鹿茸 牛膝 泽泻 丹皮 茯苓

胡麻丹 胡麻 地黄 首乌 当归 白芍 牡蛎

菖蒲丸 人参 菖蒲 麦冬 远志 川芎 当归 乳香 朱砂

三十六、小儿五软

系“头软”、“项软”、“四肢软”、“肌肉软’、“口软”。表现为头项软弱倾斜，不能抬举，口软唇弛，咀嚼无力，手软下垂，不能握举，足软不能站立，肌肉松软不坚，皮宽肉削，同时智力也迟钝。此证主要由于脾肾脏气虚弱，不能滋养骨肉所致，用扶元散加鹿角胶。

扶元散 人参 白术 茯苓 茯神 黄芪 熟地 山药 炙甘草 当

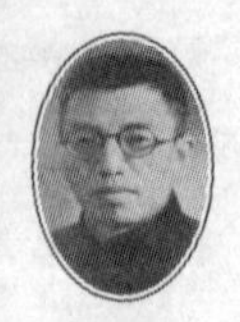

归 白芍 川芎 菖蒲 姜 枣

三十七、小儿五硬

系“仰头”、“哽气”、“手足心坚”、“口紧”、“肉硬”。由于风寒凝滞，阳气不得宣通，以致头项、肌肉、手足等处缺乏濡养，表现为头项强直，不能俯视，难以转动，面青气冷，胸膈壅滞，肚大青筋隐现，肌肉紧张，四肢板硬。多发于一二周岁小儿，治宜祛风散寒，兼调气血，用乌药顺气散。凡小儿五迟、五软都由先后天不足形成。五硬虽由外邪引起，亦因气血不营，故治疗必须注意调养，否则往往成为痼疾。

乌药顺气散 麻黄 白芷 川芎 桔梗 枳壳 僵蚕 乌药 炮姜 甘草 橘红 葱白

三十八、冻伤

冬季野外工作，受严寒侵袭，引起局部气血凝滞。初起皮肤苍白无感觉，缓解后呈紫红色，微肿微痒，逐渐结成硬块，肌肤坼裂，痒痛难忍，有时亦麻木。多生于手足和耳部，称为“冻疮”，也叫“冻瘃”。严重的创面周围现青紫，高肿刺痛，或流血脓，也有肌肉色黑，造成肉死形损，骨脱筋连，转化为“坏疽”。轻者在未溃前用红灵酒或生姜频擦，已溃者按溃疡处理。气血衰弱的可用人参养荣汤和黄酒内服。

红灵酒 当归、肉桂各二两，红花、花椒、干姜各一两，樟脑、细辛各五钱，用酒精二斤浸，棉花蘸擦患处。

人参养荣汤 人参 当归 白芍 熟地 白术 黄芪 肉桂 甘草 五味 茯苓 远志 陈皮

三十九、汤火伤

受沸水烫伤或烈火灼伤，轻的浅在皮表，只有皮肤潮红疼痛，或渐起水疱，若脱去表皮，露出红肉渐干而愈。重的深在肌肉或筋骨，伤后立刻起发水疱。若脱去表皮露出灰白或暗红肉色，表示肌肉已经受伤。更重的水烫则皮塌肉烂，火灼则皮焦肉卷，继而流脂溢脓，疼痛剧烈。尤其火毒之气能伤内脏，出现烦躁、气喘、神昏现象。所以必须注意两个方面，一方面看伤面的大小和深浅，一方面看有无内证发现。治疗方面，轻症可用外治收功，重症须兼服药。一般外治法，分为：①洗涤伤面，用黄连水或黄柏水或银花、甘草水淋洗；②水疱处理，大者用针刺破，去其毒水，小者不必刺；③伤面处理，用清凉膏等外搽。内服药以清火解毒养阴为主，用黄连解毒汤加减。如后遗瘢痕疙瘩，可用黑布膏搽涂。

清凉膏　风化石灰一升，用水四碗澄清，取水一分加麻油一分调和，用鸡翎蘸涂患处。

黄连解毒汤　黄连　黄芩　黄柏　山栀

黑布膏　五倍子二两八钱，蜈蚣一条，研末，用蜂蜜六钱，黑醋半斤调和。

四十、咬伤

常见者为毒虫、蛇、犬咬伤，轻则肿痛腐烂，重则危及生命。毒虫如蜈蚣咬伤，伤处微肿，其痛切骨，或浑身麻木，用雄鸡口内涎沫抹搽，或甘草、雄黄细末，菜油调敷，或新鲜桑叶捣烂外敷。蝎子蛰伤痒痛肿胀，甚则痛引全身，用大蜗牛捣涂，或胆矾、米醋和敷。蜂叮伤，有刺入肉，必须挑去，即用口唾涂抹。树间毛虫刺伤，有毛散入肌肤，初痒后痛，势如火燎，用豆豉、豆油捣敷。其他虫类咬伤，虽肿不痛，或作微痒，一般能自消。

蛇咬，须辨毒蛇咬和无毒蛇咬。无毒蛇咬，所遗留的齿痕多为六列，即一边四列，一边二列；毒蛇咬，则为四列。被蛇咬伤的疮口附近有明显水肿，初为灼痛，继则麻木，大多伤在手足部，肿胀逐渐向上蔓延。一般咬后当天即肿，第二天肿更甚，第三天保持原状，第四天开始消退，约七天左右全部消失。当蛇咬后的当夜，眼睑下垂，视力模糊，对面看不见人，呼吸困难，呕吐，脉象细数，身热随肿势上升，但肿退热亦退，热势比肿退较快。应当注意，毒蛇咬伤在数小时或十数小时内可致死亡。应即内服季德胜蛇药片五片，并将此药用温开水溶化，敷在距离伤口约半寸的周围，伤口不可涂药，以使毒液排出。

犬咬须分家犬和疯犬。疯犬的形态失常，舌伸流涎，头低耳垂，眼红尾拖，急走无定。家犬咬伤只局部有齿痕，甚则腐烂，无生命危险。疯犬咬伤，初期和家犬伤相同，无特别症状，日后开始精神萎靡，伴有恐惧、失眠、烦躁、口渴、小便涩痛，久则对色和光都很敏感，见火就怕，闻锣声则惊，轻微刺激即可引起搐搦。如见二便俱闭，烦乱腹胀，口吐白沫，发狂吠人，其声如犬，眼神露白，则属病危。初起服扶危散，继服玉真散，并常啖杏仁预防其毒攻心。

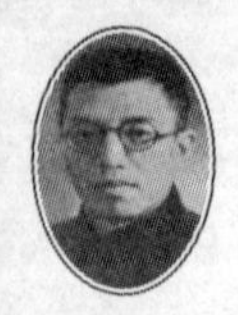

蛇药片 略（成药）

扶危散 斑蝥。按犬咬日数用，一天一个，糯米炒飞滑石一两，雄黄一钱，麝香二分研末，每服一钱，用黄酒或米汤送下。

玉真散 南星、防风、白芷、天麻、羌活、白附子各一两，研末，每服三钱，热酒一杯调服。

四十一、跌打损伤

一般所说跌打损伤，包括刀枪、跌仆、殴打、擦伤和运动、练武等受伤，有破损、疼痛、伤筋、折骨、脱臼、出血、皮肤青紫等多种外伤现象，也有吐血和呼吸时内部刺痛等内伤证候。范围相当广泛，应由伤科急救和手术治疗。在内服药方面，以止血、散瘀、行气、止痛、舒筋、坚骨为主，方剂如七厘散、参黄散、紫金散、复元活血汤、壮筋养血汤、正骨丹等，均可适当使用。

七厘散 乳香　没药　当归　儿茶　红花　血竭　朱砂　麝香　冰片（成药）

参黄散 参三七　大黄　厚朴　枳实　桃仁　归尾　赤芍　红花　穿山甲　郁金　延胡索　肉桂　柴胡　甘草　青皮

紫金散 紫荆皮　骨碎补　蒲黄　丹皮　归尾　红花　川芎　续断　土鳖虫　桃仁　乳香　没药　热黄酒冲服。

复元活血汤 当归　桃仁　红花　大黄　穿山甲　花粉　柴胡　甘草

壮筋养血汤 当归　熟地　白芍　丹皮　红花　川芎　续断　杜仲　牛膝

正骨丹 归尾　大黄　没药　乳香　五加皮　青皮　川芎　香附　自然铜　硼砂

第二节　头面症状

头居人体最高部位。脏腑清阳之气上于头，手足三阳经脉均会于头，主一身之阳的督脉亦达巅顶，所以称为诸阳之会。因其位高而属阳，在内因、外因里以风邪和火气最易引起头部病症，所谓火性炎上，巅顶之上唯风可到。另一方面，又因内脏虚弱，清气不升，或风冷侵袭，阳气郁滞，同样能出现虚和寒的证候。此外，脑为髓海，有余不足，都能影响全身精力，面色亦能反映内脏病变。本节包括头痛、头胀、头晕、脑鸣、脑胀、面肿、面色异常及囟门、眉发症状，并适当地采入了一些外科疾患。临床上必须分辨内、外原因，寒热虚实，结合脏腑经络，进行治疗。

一、头痛

头痛在外感和内伤杂病中均能出现，为常见症状之一，有时还作为主症。由于痛的原因甚多和程度不同，诊治也相当复杂。外感中由风寒、风热和雾露外湿引起的最为多见，其鉴别是：“风寒头痛”，初起感觉形寒头胀，逐渐疼痛，牵及后脑板滞，遇风胀痛更剧，并伴浑身关节不舒畅，精神困倦。治宜疏散风寒，用川芎茶调散。“风热头痛”，痛时亦有胀感，见风更剧，伴见口干、目赤、面部潮红，宜疏风散热，用桑菊饮加减。本方原治风温病初期，故适用于风热头痛的轻症，如果胀痛剧烈，兼有小便短赤、大便秘结及唇鼻生疮等内热证，应用黄连上清丸苦寒降火，偏重治里。“湿邪头痛”，痛时昏胀沉重，如有布帛裹扎，四肢酸困，舌苔白腻。这种头痛虽以湿邪为主，也与风寒有关，宜疏表胜湿，用羌活胜湿汤，目的在于使风湿从汗而解。外感头痛，由外邪引起，基本治法相同于外感病初期的治法，但如果以头痛为主症，当在辛散轻扬的治则上佐以缓痛兼清头目。一般用荆芥、防风、薄荷、菊花为基本药。偏于寒的加羌活、葱白；偏于热的加桑叶、焦山栀；偏于湿的加苍术、生姜。至于白芷、藁本、细辛等，虽有止痛作用，一般用作头痛要药，但因气味辛温，香燥走窜，用不得当反易引起晕眩，非必要时可以不用，用亦不宜量大。针灸治疗须按痛的部位，参阅本节“偏头痛”条。

外感头痛经久不愈，或素有痰火，复因当风取凉，邪从风府入脑，成为“头风痛。时作时休，一触即发，往往在刮风天的前一日痛甚，至刮风天痛反轻减。此外，恼怒、烦劳和情志抑郁亦能引发。发时一般剧烈，痛连眉梢，常如牵引状，目不能开，头不能抬举，头皮麻木，宜消风散茶调内服，并用透顶散搐鼻。又有“雷头风”证，名相同而实际不同，参阅本门“脑鸣”条。

内伤头痛的原因，常见者有血虚、气虚、肝火、痰浊和寒厥几种。“血虚头痛”，痛时目眩，自眉梢上攻，伴见面色㿠白，手心觉热，脉象细弱，多由失血后、大病后及产后等引起，宜补肝养营汤。血液不充，最易产生虚阳上扰，头痛偏重两侧，眩晕亦更明显，目眶痛，眼皮酸重，怕

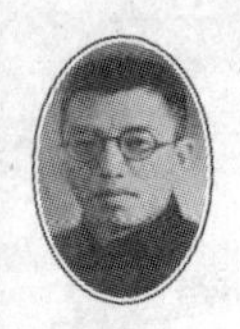

见阳光，喜静恶烦，泛恶欲吐，睡眠不安，严重的巅顶如有物重压，兼有麻木感，称为“肝阳头痛”。此证由于基本上是血虚，宜养血治本，潜阳治标，用驯龙汤加减。“肝火头痛”的特征，痛而头胀，“寒厥头痛”，痛而脑冷，气虚和痰浊头痛，痛而昏重有空洞感，治法参阅本节“头胀”、“头重”、“脑冷”各条。

头痛剧烈难忍，连脑户尽痛，手足青至肘、膝关节，名为“真头痛”。前人认为脑为髓海，真气所聚，受邪后不超过十二小时必死，急灸百会穴，并进大剂参附，可望十中一生，但兼见天柱骨仰折的，终难抢救。

川芎茶调散 川芎 薄荷 荆芥 防风 白芷 羌活 细辛 甘草

桑菊饮 桑叶 菊花 薄荷 桔梗 连翘 杏仁 甘草 芦根

黄连上清丸 黄连 黄芩 黄柏 山栀 菊花 薄荷 葛根 桔梗 连翘 花粉 玄参 大黄 姜黄 当归 川芎（成药）

羌活胜湿汤 羌活 独活 防风 藁本 蔓荆子 川芎 甘草

消风散 羌活 荆芥 防风 藿香 厚朴 僵蚕 蝉蜕 人参 茯苓 陈皮 甘草

透顶散 细辛两茎 瓜蒂七个 丁香三粒 冰片、麝香各分半 糯米七粒 先研药，后入冰、麝研匀，每用豆许搐鼻。

补肝养营汤 生地 当归 白芍 川芎 菊花 陈皮 甘草

驯龙汤 生地 当归 白芍 羚羊角 珍珠母 龙齿 菊花 薄荷 桑寄生 钩藤 独活 沉香

二、偏头痛

一般多指痛在左右而言，从广义来说，很多头痛偏在局部，皆属偏头痛范畴。所以有三阳经头痛分治法，即痛偏后脑为“太阳头痛”，用羌活、麻黄为引，针后顶、风池、大杼、昆仑穴；痛偏前额为“阳明头痛”，用葛根、升麻为引，针上星、印堂、头维、阳白、攒竹穴；痛偏两侧为“少阳头痛”，用柴胡、黄芩为引，针太阳、头维、率谷、列缺、中渚、侠溪穴。参阅本节“头痛”条。

三、两太阳痛

属少阳经，参阅本节“偏头痛”条。单方用生姜切薄片贴两太阳穴，能缓解。

四、巅顶痛

痛在巅顶，正当百会穴，为相火偏旺，循督脉上扰。不可辛散，用三才汤加牡蛎、龟板，并针百会、通天、昆仑、至阴、太冲等穴。

三才汤　天冬　熟地　人参

五、眉棱骨痛

常与阳明头痛或少阳头痛伴见。若单独出现者，多为风热外束，痛时目不能开，用选奇汤。

选奇汤　防风　羌活　黄芩　甘草

六、头胀

多因恼怒引起肝火上逆，头胀且痛，昏沉觉热，头筋突起，口苦口干，严重的两耳暴聋，脉象弦紧，用龙胆泻肝汤。

感受外湿头胀，如布裹扎，参阅本节“头痛”条。

醉酒后湿热内阻，亦使头胀不清，用葛花解酲汤。

龙胆泻肝汤　龙胆草　生地　当归　黄芩　山栀　木通　车前　柴胡　甘草

葛花解酲汤　葛花　砂仁　蔻仁　木香　青皮　陈皮　人参　白术　干姜　茯苓　猪苓　泽泻　神曲

七、头重

久病或疲劳过度，中气不足，清阳不升，头痛沉重，悠悠忽忽，有空洞感，系属“气虚头痛”，用补中益气汤。

痰湿浊邪阻滞中焦，亦使头重胀痛，多伴胸膈满闷，呕恶，痰涎，舌白厚腻或黏腻，用半夏天麻白术汤。这种头重头痛，虽然亦为清阳不升，但与气虚的头重头痛不同，彼因中气不足而清阳不升，此则为痰湿阻遏而清阳被抑，故彼用升补，此用健中、化痰、利湿为主。

补中益气汤　黄芪　党参　白术　当归　升麻　柴胡　陈皮　甘草　姜　枣

半夏天麻白术汤　半夏　陈皮　茯苓　干姜　泽泻　天麻　党参　黄芪　苍术　白术　神曲　麦芽　黄柏

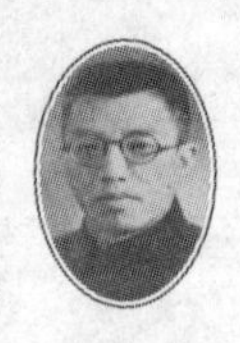

八、头晕

视物旋转欲倒，严重的不能张目，目开即觉天翻地覆，胸中泛漾欲吐。多由肝肾阴亏，虚阳化风上扰，亦称肝风、内风，不可误用辛散，宜河车大造丸。他如滋阴熄风的鳖甲、阿胶、玳瑁、黑芝麻、羚羊角等均可酌加，常食淡菜（即贡干）亦有帮助。一般地说，头晕虚多实少，中虚的患者更易引起呕恶，可用枳壳、竹茹、陈皮等和胃，不需降逆。又肥胖人经常头晕，须防猝然仆倒，成为“中风”。

从高坠下，头部受猛烈撞击，往往昏迷不省人事，《医宗金鉴》所谓“伤重内连脑髓”，急由伤科治疗。但大多遗留头晕，重胀畏光，喜静怕烦，类似内风，不易根治。

坐舟车时头晕呕吐，称为“晕车”，“晕船”，可服人丹等防治。

河车大造丸 紫河车 熟地 天冬 麦冬 龟板 党参 杜仲 牛膝 黄柏 茯苓

九、头摇

猝然头部摇摆不能自制，多由风火煽动，用小柴胡汤去参加防风。长期头摇，多由内风形成，难治。

小柴胡汤 柴胡 黄芩 人参 半夏 甘草 姜 枣

十、头目仰视

头后仰，目上视，常见于小儿“天钓”证。天钓为急惊的证候之一，发时以头目仰视最为突出，两目翻腾，泪出不流，壮热，手足抽搐。因邪热痰涎壅滞胸膈，不得宣通，先用苏合香丸，继服钩藤饮。

苏合香丸 苏合香 安息香 犀角 冰片 香附 木香 熏陆香 白术 沉香 丁香 麝香 朱砂（成药）

钩藤饮 钩藤 犀角 天麻 全蝎 木香 甘草 姜

十一、脑鸣

脑内如有虫鸣，常伴耳鸣、目眩，为脑髓空虚所致。脑为髓之海，髓生于骨，骨属于肾，宜补肾阴，用左归饮。

“雷头风”证，脑内震动如雷鸣，头皮和面部肿起疙瘩，恶寒壮热，多由风、湿、热邪郁结三阳经，宜清宣升散，用清震汤。

左归饮　熟地　山萸　龟板　枸杞子　麦冬　山药　杜仲　炙甘草

清震汤　升麻　苍术　荷叶

十二、脑冷

风邪从风府穴上入于脑，头痛脑户觉冷，项背恶寒，名为“脑风”，用神圣散。

“寒厥头痛”由肝经寒气上逆，也称“厥阴头痛”。痛时脑内觉冷，良风常欲蒙被而睡，面容惨淡忧郁，微带青晦，呕吐清涎黏沫，四肢不温，脉象沉弦或沉紧。治宜温肝和胃，用当归四逆汤或吴茱萸汤加当归、肉桂。

头痛从巅顶连及前额，特别怕冷，见风如直入脑户，痛亦偏在巅顶和前额，但并不剧烈，得温轻减，脉象虚细。由于督脉虚寒，阳明脉亦衰，用鹿角胶、熟地、熟附片、白芷、川芎、升麻、煨姜温养。

神圣散　葛根　麻黄　细辛　藿香

当归四逆汤　当归　桂枝　白芍　细辛　木通　甘草　枣

吴茱萸汤　吴萸　人参　姜　枣

十三、头汗

汗出只在头部，以阳明热证和湿热证为多见，因热郁于内，不得四散，循经上越，内热退则汗自止。肺热亦多头汗，用桑叶、桑皮清之。

病后及老人气喘等往往头部多汗，均属虚证。

小儿睡时惯常头汗，无其他症状，不属病象，俗称“蒸笼头”。

十四、面浮

为浮肿症状之一，常见于“风水”，《内经》所谓：“面肿曰风，足胫肿曰水”。参阅全身症状“浮肿”条。

十五、头面红肿

头面红肿如斗，两眼如线，甚则咽痛、耳聋，系感受温毒时邪，称为“大头瘟”，也叫“虾蟆瘟”。治宜清热解毒，用普济消毒饮。

“面游风”，初起亦面目红肿，但痒如虫行，皮肤干燥，时起白屑，抓破出血，疼痛难忍，用消风散。

误食野菜中毒，寒热，面肿色赤，口干恶心，大便秘结，亦可用普济消毒饮加减。

普济消毒饮　黄连　黄芩　玄参　板蓝根　僵蚕　桔梗　甘草　牛蒡　柴胡　升麻　马勃　陈皮　连翘　薄荷

消风散　荆芥　防风　当归　生地　苦参　苍术　蝉蜕　胡麻　牛蒡　知母　石膏　甘草　木通

十六、头面轰热

头面一阵一阵觉热，颊红耳赤，或伴汗出，俗称“上火”，系阴虚证候之一。如无其他症状，宜常服六味地黄丸。

六味地黄丸　地黄　山萸　丹皮　山药　茯苓　泽泻

十七、颧红

两颧属肾，颧骨泛红，均属水亏虚火上浮，常见于痨瘵证，尤其是“肺痨”证。肺痨出现颧红，亦由金不生水，阴虚阳浮于上，不是肺脏本病，故多肺肾同治，同八仙长寿丸。

八仙长寿丸　麦冬　五味子　生地　山萸　山药　丹皮　茯苓　泽泻

十八、颜面麻木

“中风”病内的中络证。其特征为半边颜面突然失去知觉，口眼㖞斜，病在左，㖞向右，病在右，㖞向左。多由汗出当风，风邪袭络，用牵正散内服，兼用外熏法。

牵正散　白附子　僵蚕　全蝎

外熏法　川芎　防风　菊花　薄荷　煎汤，用布蒙头熏，一日二三次。

十九、头缝不合

小儿头颅骨缝分裂，前囟扩大不能闭合，称为“解颅”。因先天不足，脑髓不充，常伴头现青筋，面色㿠白，神情呆滞。甚至颅骨扩大，颈骨细弱，不能支持，并见眼珠下垂，白睛异常显露，目光无神。治宜内服和外敷并用，内服扶元散，外敷封锁散。

扶元散　人参　白术　茯苓　茯神　黄芪　熟地　山药　炙甘草　当

归　白芍　川芎　菖蒲　姜　枣

封锁散　柏子仁、防风、南星等份研末，每用一钱，以猪胆汁调匀，涂敷囟门，一日一换，时时用水湿润，勿使干燥。

二十、囟门下陷

小儿囟门显著下陷，甚则如坑，伴见面色萎黄，神气惨淡，四肢不温，指纹淡滞，称为“囟陷”。系先天亏损，用固真汤。在六个月以内的乳儿，头部微陷，不作病态论。

固真汤　人参　白术　茯苓　炙甘草　黄连　附子　肉桂　山药

二十一、囟门凸起

小儿囟部突起如堆，称为“囟填”。有属于火气上炎的，按之浮软，伴有面赤唇红，指纹色紫，内服化毒丹，外用青黛凉水调敷。也有属于寒气凝滞的，按之较硬而无热，手足指冷，用理中汤。

化毒丹　犀角　黄连　桔梗　玄参　薄荷　青黛　甘草　大黄

理中汤　人参　白术　炮姜　甘草

二十二、面色㿠白

面白缺少华色，同时口唇、指甲亦不红润，为血虚症状之一。倘骤然惨白，多为受寒和痛证的表现。面白如纸，则为心气垂绝。

二十三、面色萎黄

面色黄而憔悴，为脾虚症状之一，多见于久泻、食少等症。

二十四、面色晦滞

面上如蒙灰尘，暗晦不泽，为“湿温”病的特征，亦见于瘀血证。

二十五、脱发

发为血之余，一般脱发属于血虚，伤寒等大病后多脱发，也是气血亏损所致，可用二仙丸或固本酒调养。

“油风”证，俗称“鬼剃头”，头发干枯，成片脱落，系血虚受风，风盛生燥，不能营养肌肤。内服神应养真丹，外用毛姜搽擦，或用川乌粉

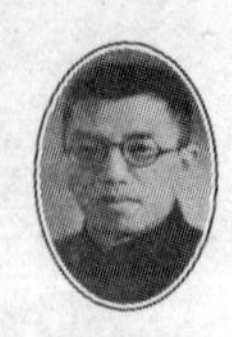

醋调外搽。

二仙丸　侧柏叶　归身

固本酒　生地、熟地、天冬、麦冬、茯苓各二两　人参一两　黄酒浸

神应养真丹　羌活　天麻　白芍　当归　菟丝子　木瓜　熟地　川芎

二十六、发白

除老年白发等外，一般因疾病引起的白发，以肾阴肝血不足为主要原因。用首乌延寿丹，或一味生首乌粉常服。

首乌延寿丹　首乌　豨莶草　菟丝子　杜仲　牛膝　女贞子　桑叶　银花　生地　桑椹子　金樱子　旱莲草　黑芝麻

二十七、发黄

头发枯黄不泽，多因火炎血燥，用草还丹内服，菊花散外洗。

草还丹　生地　地骨皮　菖蒲　牛膝　远志　菟丝子

菊花散　菊花　蔓荆子　侧柏叶　川芎　白芷　细辛　桑皮　旱莲草

二十八、眉毛脱落

“麻风”症状之一，由于病毒攻肺，参阅全身症状“肌肤麻木”条。

二十九、头皮痒

头皮燥痒，搔落白屑，属风热，用消风散。

消风散　荆芥　甘草　僵蚕　防风　川芎　藿香　蝉蜕　人参　茯苓　羌活　陈皮　厚朴

三十、头皮起块

“雷头风”症状之一，参阅本节“脑鸣”条。

三十一、眉心辛辣

眉心有辛辣感，《内经》称为“辛頞”，“鼻渊”症状之一，参阅鼻症状“鼻流浊涕”条。

三十二、粉刺

面部起碎疙瘩，形如粟米，色赤肿痛，挤破流出白粉汁，名为“粉刺”，由肺经血热形成。偶发者可勿治，多发者服枇杷清肺饮。

枇杷清肺饮　人参　枇杷汁　甘草　黄连　黄柏　桑皮

三十三、雀斑

生于面部，色淡黄，碎点无数，由热郁孙络，风邪外束逐渐形成，外用时珍正容散。

时珍正容散　猪牙皂、浮萍、白梅肉、樱桃枝各一两，鹰粪白三钱，焙干研末，早晚用少许水调搽面。稍久以温水洗去。

三十四、黑痣

生面部，小者如黍，大者如豆，比皮肤高起一线，有自幼生的，也有中年生，由孙络之血凝滞而成，无甚痛苦。如欲治疗，可试用水晶膏点之。

水晶膏　石灰用水化开，取末五钱，再用碱水浸石灰末，以水高二指为度，再取糯米五十粒撒于灰上，如水渐减少，陆续添注，泡一日一夜，将米取出捣烂成膏。用时将痣挑破，取少许点上，结痂后其痣自落。

三十五、腮肿

两腮肌肉不着骨处，或左或右，漫肿焮热，寒热往来，病名“痄腮”，也称“含腮疮”。由于阳明风热，用柴胡葛根汤清解，兼有口渴、便秘者，用四顺清凉饮，并可外敷金黄散助其消退，切忌开刀。

“发颐”与痄腮相似，初起在下颌角处疼痛兼有紧张感，开口较难，肿胀逐渐延向耳前耳后，亦有寒热。但初肿如结核，渐大如桃如李，常因伤寒、温病汗出不畅，邪郁于少阳、阳明之络，故也称“汗毒”，与痄腮的属于原发不同。开始用荆防败毒散，不可过投寒凉，致使毒气内隐，肿及咽喉。破溃后依照一般溃疡处理。

柴胡葛根汤　柴胡　葛根　石膏　天花粉　黄芩　甘草　牛蒡　连翘　桔梗　升麻

四顺清凉饮　防风　山栀　连翘　甘草　当归　赤芍　羌活　大黄　灯心

金黄散　南星　陈皮　苍术　黄柏　姜黄　甘草　白芷　天花粉　厚

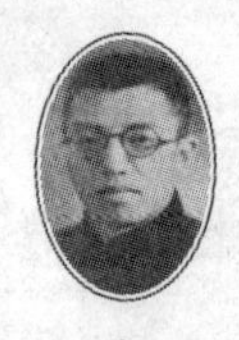

朴　大黄（成药）

荆防败毒散　荆芥　防风　柴胡　前胡　羌活　枳壳　桔梗　茯苓　川芎　甘草　人参　姜

三十六、热疖

多发于头面，并以夏季及小儿患此为多。主要由于感受暑热，不能外泄，阻于肌肤之间而成，故也叫“暑疖”。初起局部皮肤潮红，次日肿痛，但无根脚，范围有限，随见脓头，自溃流脓即愈。开始可用千槌膏俗称红膏药外贴，内服金银花露或六神丸清热解毒。疖子虽属小病，但此伏彼起，少则数个，多至数十个，往往使小儿卧不能安，烦躁啼哭，形体消瘦，可在夏季内服西黄粉二分至三分预防。

千槌膏　松香　蓖麻子　铜绿　杏仁　儿茶　乳香　没药　血竭　轻粉　珍珠（成药）

六神丸　略（成药）

三十七、瘌痢头

初起头生白痂，瘙痒难忍，日久蔓延成片，发焦脱落，亦名“秃疮”。多因湿热生虫所致，治法用葱汤洗净，擦润肌膏。验方用活虾洗净，捣烂涂患处，取布包扎，涂后奇痒，必须忍耐，一天后洗去，明日再涂，两三次能见效。

润肌膏　当归五钱，紫草一两，用麻油四两熬枯滤清，将油再熬，入黄蜡五钱溶化，待冷后，以生姜蘸擦患处。

第三节　目症状

目为五官之一，与脏腑有密切联系，所以《内经》上说：“五脏六腑之精气皆上注于目而为之精。”在眼科的诊断上，惯常将眼部分为五轮，即黑睛为风轮属肝，目眦为血轮属心，目胞为肉轮属脾，白睛为气轮属肺，瞳神为水轮属肾。又分为八廓，即瞳神为水廓属膀胱，黑睛为风廓属胆，白睛为天廓属大肠，目胞为地廓属胃，内眦上方为火廓属小肠，下方为雷廓属命门，外眦上方为山廓属心包，下廓为泽廓属三焦。可见眼病虽然是局部疾患，多由于内脏病变所引起，根据这些不同部位，可以探知发病的根源。因此，除外治的点药、敷药和熏洗法以及利用器械和手法的技术操作外，一般均用内服药着重于整体治疗。从内科来说，目为肝之窍，所以目症状侧重于肝，同与目有关经脉——足太阳、阳明、少阳诸经论治。本门以内科为主，兼录部分眼科疾患，包括目眩、目痛、目肿、目赤、目黄、流泪、畏光、干涩、生翳、生星、瞳神散大、睫毛倒入等症。遇到特殊情况，应由眼科诊治。

一、目眩

眩是视物昏花迷乱的意思，比如蹲后起立，忽觉眼前一片乌黑，或黑花黑点闪烁，或如飞蝇散乱，俗称“眼花”。习惯上眩晕并称，临床上也经常同时出现，但眩为昏暗，晕为旋转，两者是有区别的。本症轻者属肝，沈金鳌所谓“血气衰而肝叶薄，胆汁减”；重者属肾，朱丹溪所谓：“目疾所因，不过虚实，虚者昏花，由肾经真水之亏”。由于阴血不足，厥阳化风上扰，故《内经》说：“诸风掉眩，皆属于肝”。并因肝阳上扰，往往影响胃气和降，极易引起呕恶。治宜结合主症加入枸杞子、菊花、潼白蒺藜、牡蛎、天麻之类，呕甚者，酌加枳壳、竹茹。老年人可常服驻景丸。

驻景丸 熟地 菟丝子 车前子

二、视力减退

多因肝肾阴亏，精血不足，一般瞳神无变形或变色的征象。除老年自然衰退外，严重的可以渐成“青盲”，以致失明。青盲初起并无障翳，外观和正常一样，只觉视力不断减退，宜服芎归明目丸、石斛夜光丸，切忌急躁恼怒，时宜闭目养神。

因视力减退而成为“远视”或“近视”，前人多从水火偏盛偏衰立论，认为不能远视乃气虚血盛，用定志丸；不能近视乃血虚气盛，用地芝丸。

芎归明目丸 地黄 当归 川芎 天冬 枸杞子 白芍 菊花 牛膝 甘草

石斛夜光丸 石斛 人参 天冬 麦冬 熟地 生地 苁蓉 菟丝子 茯苓 菊花 山药 青葙子 枸杞子 羚羊角 草决明 杏仁 五味子 白蒺藜 川芎 甘草 黄连 防风 枳壳 犀角 牛膝（成药）

定志丸 菖蒲 远志 茯神 人参

地芝丸　熟地　天冬　枳壳　菊花

三、目视无神

患者自觉视物无力，多看酸困，均为阴虚之征。如果目内陷，光彩不足，见于虚证久病，预后不良。

四、目赤

目红怕光，流泪多眵，沙涩难开，或先患一目传及两目，或两目同时红赤，俗称“赤眼”、“火眼”。多因内热引起，为一种急性传染性眼病，内服驱风散热饮，外用菊花泡水洗涤，或用鸡子清加黄连水打至泡起，取浮沫点眦内，并可预防。严重的因肺有伏热再感风邪，猝然发作，来势剧烈，兼有头痛、鼻塞、怕冷发热，用酒调散。如见胞肿如怀，白睛浮壅，风轮凹陷，眼珠剧痛，坐卧不宁，当服泻肺饮。一般眼科用药，散风多用防风、菊花，和血用赤芍、丹皮，清热用黄连、黄芩，热重用大黄泻之。

驱风散热饮　连翘　牛蒡　羌活　薄荷　大黄　赤芍　防风　归尾　甘草　川芎　山栀

酒调散　归尾　麻黄　苍术　赤芍　菊花　甘草　羌活　大黄　茺蔚子　桑螵蛸　研末，温黄酒调服。

泻肺饮　石膏　赤芍　黄芩　桑皮　枳壳　木通　连翘　荆芥　防风　山栀　白芷　羌活　甘草

五、目黄

“黄疸”症状之一，参阅全身症状“皮肤发黄”条。

六、目上视

黑眼向上，形成白多黑少，称为“瞳子高”，亦称“戴眼”，系太阳经精气竭绝。常在“痉病”和小儿“惊风”、“脐风”等症出现，均属凶险。

七、目直视

目睛不转动。因邪气壅盛，脏腑精气不能上荣于目，多为难治。也有与上视同见，称为“反目直视”，不治。

八、目歧视

视一物为两物。有因肝肾虚的，用地芝丸，有因目系受邪的，用驱风一字散。

地芝丸 熟地 天冬 枳壳 菊花

驱风一字散 川芎 荆芥 川乌 羌活 薄荷 防风

九、眼珠突出

风毒痰热蕴积脏腑，上冲于目，致令眼珠突出痒痛，名为“睛胀”，用泻肝散。倘然只在黑珠上突出如豆，周围有薄膜，疼痛难忍，系肝经积热上冲，使睛内神膏从破处绽出黑睛，称做“蟹睛”。经久虚软不痛，视物昏暗，损及瞳神，能使失明。初用羚羊散，后用镇肾决明丸。睛胀和蟹睛有因外伤引起的，须照外伤急救。

泻肝散 大黄 甘草 郁李仁 荆芥

羚羊角散 菊花 防风 川芎 羌活 车前 川乌 细辛 半夏曲羚羊角 薄荷

镇肾决明丸 石决明 菟丝子 五味子 细辛 山药 生地 知母

十、眼珠生翳

风轮部位产生白翳，呈片状如浮云，称为“云翳”，属“外障”之一。大概色白而嫩，不掩蔽瞳孔者，证轻易治。翳厚色白或黄，尚能辨别明暗者亦可治。如果整片曇影，不辨明暗者难治，或翳厚而呈焦黄色，且有血络缠绕，虽不波及整个风轮，亦属难治。多因风热肝火，赤肿疼痛引起，常用方有石决明散、连翘散。

石决明散 石决明 草决明 羌活 山栀 木贼草 青葙子 赤芍 大黄 荆芥

连翘散 连翘 黄芩 羌活 菊花 草决明 白蒺藜 密蒙花 龙胆草 甘草

十一、眼珠生星

风轮上出现或大或小的圆点，称做“星翳”。因为星翳的发展成为云翳，而云翳初起多带白色点子，实际上不能划分。所以初起只有稀疏的

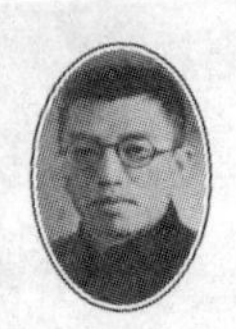

一两点，不见扩大的属轻证；数颗连缀而生，或团聚，或散在，迅速出现凹陷如碎米状者，最易损伤风轮，变为云翳失明。治法参阅本节“眼珠生翳”条。

十二、睛生胬肉

内眦生瘀肉，色黄赤如脂，或似膏而韧，微辛微涩，日久渐厚，贯过黑睛，掩及瞳神失明。多因饮啖辛热食物，脾肺积热，或心肺两经风热壅盛，经络瘀滞而发，治宜钩割手术，内服栀子胜奇散。

栀子胜奇散 白蒺藜 蝉蜕 谷精草 木贼草 黄芩 草决明 菊花 山栀 川芎 荆芥 羌活 密蒙花 防风 蔓荆子

十三、睑生粟粒

上下胞睑之间生粟粒起尖，微痒微肿，继则红痛，生脓液，溃后自行消散，名为“针眼”。多因过食辛辣，胃经热毒上攻，初起用热敷法，脓成用针挑破，内服清脾散。

“眼丹”生胞睑上下部，焮热红肿疼痛，较针眼为剧，常伴寒热、头痛、口渴等症，但病因大致相似，只在程度上有轻重之别。

清脾散 黄芩 薄荷 升麻 石膏 赤芍 山栀 藿香 枳壳 陈皮 甘草 防风

十四、睫毛倒入

病名“倒睫拳毛”，简称“倒睫”，为一种继发的病变。例如“砂眼”失治，初觉胞睑作痒，频频揉擦，致上下胞皮渐收，睫毛拳曲，内刺睛珠，涩痛流泪难张，倚头侧视，不能正看。日久能生云翳失明，一般多用手术治疗。

十五、眼生眵

多因肺脏内热所致，眵多硬结为实热，多而不结为虚热。不仅目疾中常出现，在内科风热证和小儿麻疹等亦经常伴见。

十六、眼出血

肺有郁火，血溢络外，显于白睛表面。或一点，或一片，色鲜红，渐变紫暗。一般十日左右自能消退，不痛不肿，也不羞明流泪，并无其他病变。治宜清肺散血，用治金煎。

治金煎 玄参 桑皮 枳壳 黄连 杏仁 旋覆花 防风 黄芩 菊花 葶苈子

十七、畏光

常见于实热证和阴虚内热证，如阳明病畏人与火，肝阳头痛喜居阴处。畏光出现在风火赤眼，称为“羞明”，各随主症治疗。但阳虚证亦多合目而睡，乃属神情疲困，不同于畏光。

十八、流泪

目流泪水，或见风更多。由于风热外乘及肝火外风交郁，常伴红肿、焮痛、羞明等症，称做“热泪”。宜清肝祛风，用桑菊驱风汤，此方可内服亦可熏洗。

肝肾两虚，或悲伤哭泣过久，泪下无时，迎风更甚，眼部不红不痛，称为“冷泪”。治宜补养，用菊花丸，并可兼灸迎香、肝俞、睛明、临泣等穴。

泪为人身五液之一，虚证久流不止能使昏暗难辨物色，以致失明。《内经》上说：“液者所以灌精濡空窍者也，故上液之道开则泣，泣不止则液竭，竭则精不灌，精不灌则目无所见矣，命曰夺精。”

桑菊驱风汤 桑叶 菊花 银花 防风 当归 赤芍 黄连

菊花丸 菊花 枸杞子 巴戟 苁蓉

十九、目干涩

劳神、失眠和阅览书报较久，即觉两目干涩，睑皮沉重，闭目静养稍愈。多属血虚阴亏，宜结合主症滋养肝肾，常用药如生地、石斛、菊花、杞子等。

二十、目痒痛

初起微痒，逐渐涩痛多眵泪，羞明难睁，视物昏糊，胞睑内满布红色细粒，名为“椒疮”，一般叫做“砂眼”。病情较长，蔓延性亦大，能使眼生翳障，危害视力。治宜清化脾经湿火，用除风清脾饮，为了防止发

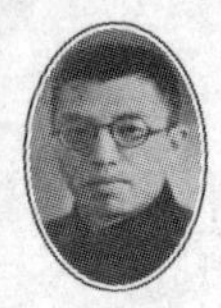

展，应局部点药和眼科手术治疗。

除风清脾饮　防风　荆芥　连翘　知母　陈皮　黄芩　黄连　玄参　生地　桔梗　大黄　玄明粉

二十一、眼眶痛

眼眶酸痛，眼皮沉重畏光，常见于肝阳头痛，参阅头面症状“头痛”条。

二十二、眼皮重

眼皮重多属上胞下垂，一般因气血虚、精神不振而致。假如常有头晕，兼觉眼皮麻木，为风邪乘虚袭入脉络，用黄芪丸。

黄芪丸　黄芪　白蒺藜　独活　柴胡　生地　甘草　山栀　苦参　白术　白花蛇　地骨皮　菊花　防风　山萸　茯神　秦艽　天冬　枳壳　槟榔

二十三、眼皮跳

眼皮振跳牵及眉际，俗称“眼眉跳”。多因病后肝脾失调，或偶为风邪乘袭，不作主症治疗。但日夜振跳过频，兼觉视力昏暗，须防转成“内障”，用当归活血汤。

当归活血汤　当归　川芎　熟地　黄芪　苍术　防风　羌活　薄荷　甘草　白芍

二十四、眼皮肿

为“水肿”症状之一，《内经》上说：“目裹微肿，如卧蚕起之状，曰水”。参阅全身症状“浮肿”条。

先有目赤，继则胞肿如桃李，眼珠疼痛，名为“蚌合”。由于肺脾壅热上攻，热愈壅而肿愈甚，肿愈甚而脾愈实。宜清火散风解毒，用散热消毒饮。

上胞浮泛，虚肿如球，拭之稍平，少顷复起，属脾虚兼有湿火。初起目内并无异样，日久微现赤丝，胞现微红。宜补脾为主略佐行湿清火，用神效黄芪汤加泽泻、黄柏。

散热消毒饮　牛蒡　羌活　黄连　黄芩　薄荷　防风　连翘

神效黄芪汤　黄芪　人参　白芍　蔓荆子　甘草　陈皮

二十五、瞳神散大

久病、虚弱证或出汗过多，发现瞳孔放大，均为元气耗散之征，病属严重。眼科以瞳神变色、变形以及神光耗散、视物昏花等，列入“内障”范围，分为“青风”、“黑风”、“乌风”、“绿风”、“黄风”五个演变过程。其中绿风内障较为多见，其瞳神气色混浊不清，呈浅绿淡白色，而瞳神散大为其主要特征，且散大宽度几与风轮相等。原因方面，有因风热上攻，有因郁怒伤肝，也有因阴虚火旺，心肾不交。一般在急性发作后往往有一个相当长的静止时期，再行复发，每发一次视力锐减一次，及至瞳神变为金黄色即黄风阶段，为本病末期，不易治愈。

二十六、夜盲

入暮不能见物，到天明即恢复正常，又称“雀目”。分“高风雀目内障”和“肝虚雀目内障”两种，前者由于元阳不足，后者由于肝虚血少。两者的辨别是，前者只能视上方之物，两旁看不清楚，后者只能视直下之物，且多痒多涩。雀目证瞳神均无翳障。肝虚者以小儿较为常见，预后多良好，用羊肝丸；阳虚者成人较多，如果年深月久不愈，容易变为“青盲”，用菊花丸。

羊肝丸　夜明砂　当归　木贼草　蝉蜕　羊肝

菊花丸　菊花　巴戟　苁蓉　枸杞子

二十七、暴盲

平素眼目无病，外不伤于轮廓，内不损及瞳神，忽然目盲不见，都属暴盲。此证与“青盲”不同之处，主要是病程上的差别，青盲致盲的时间缓慢，此证的时间迅速。正因为来势急骤，必须争取早期诊治，迟则气定，不易医愈。大概伴见情绪紧张者为怒气伤肝，用生铁落饮；伴见精神萎靡者为怒伤元阴元阳，用柴胡参术汤。倘在大失血和妇科崩漏、产后出现，宜急救固脱，用大剂人参煎服。

生铁落饮　铁落　石膏　龙齿　茯苓　防风　玄参　秦艽　竹沥

柴胡参术汤　人参　白术　熟地　白芍　甘草　川芎　归身　青皮　柴胡

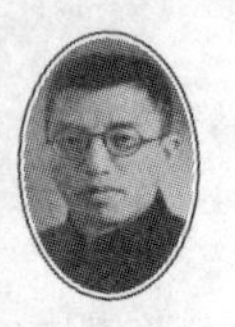

二十八、异物入目

眼内吹入尘沙、游丝，即觉沙涩泪出难睁。可将眼胞翻转，用淡盐水冲洗，倘冲洗不去，用棉花蘸淡盐水轻轻拨去。弹入铁屑等每致珠痛，严重的珠破睛损，须由眼科诊治。

第四节 耳症状

耳为肾之窍，手足少阳经俱会于耳中，故耳病以与肾、胆、三焦的关系最为密切。《冯氏锦囊》里说："耳病所致之由有七，有实热、有阴虚、有因痰、有因火、有气闭、有肝风、有胎元所发而为病，症有五，为鸣、痛、肿、聋、聤是也。"大概新病多实，偏属于经，久病多虚，偏属于脏。但个别证候与心、肺有关，应从整体出发，不可拘泥。

一、耳鸣

耳鸣或如蝉噪，或如水激，或如钟鼓之声，均系自觉症状。分为虚实两类，实证由于肝胆火气上逆，《内经》所谓"一阳独啸，少阳厥也"。多伴有头痛头胀，心烦易怒，脉象弦滑，用柴胡清肝散，大便干结者加芦荟以下降。虚证由于肾亏阴火上炎，或用脑过度，《内经》所谓"髓海不足则脑转耳鸣。"多伴有头晕目眩，心悸腰酸，脉象细弱。脑为髓海，髓属于肾，治疗皆主滋补，用补肾丸，亦可加磁石镇静。民间单方用黑芝麻和核桃肉同捣常食，对便秘者兼有润肠作用。

"怔忡"患者，耳内轰轰作声，其声与心脏跳动相应，入夜更为清晰，妨碍睡眠。多与心脏有关，《内经》说："南方赤色，入通于心，开窍于耳。"宜在养血安神方内加入菖蒲、远志以通心气。

柴胡清肝散 柴胡 生地 赤芍 牛蒡 当归 连翘 川芎 黄芩 山栀 天花粉 防风 甘草

补肾丸 熟地 菟丝子 当归 苁蓉 山萸 黄柏 知母 补骨脂

二、耳聋

耳聋多由耳鸣而来，除气闭暴聋无耳鸣外，其他都是先耳鸣而后渐失听觉，因此前人虽分"风聋"、"湿聋"、"虚聋"、"劳聋"、"厥聋”、“猝聋”等，但临床上多从耳鸣治疗，参阅本门“耳鸣”条。

耳聋和肺气有密切关系，特别是风聋、猝聋，由外感风邪引起，必须调气开郁，用桂香散加减，不可误作肾和肝胆疾患。

耳聋乃音声闭隔，一无所闻，也有不至无声，但听不真切，称为“重听”，多因下元衰弱，精气不足，以老年为多，宜常服河车大造丸。

听力消失，同时不能发言，称为“聋哑”。有先天性的，也有属于后遗证的，均不易治。近来用针灸疗法尚有效果，一般先治其聋，取翳风、听会穴为主，俟聋有好转，配合哑门、廉泉穴兼治其哑。但针刺二十次不效，亦难治愈。

桂香散 麻黄 桂枝 川芎 白芷 当归 细辛 菖蒲 木香 南星 木通 甘草 白蒺藜

河车大造丸 紫河车 党参 熟地 天冬 麦冬 龟板 黄柏 茯苓 杜仲 牛膝

三、耳痒

耳内潮湿作痒，因肝经湿热，用清肝汤。也有耳痒抓出血略愈，过后又痒，系肾虚风热，用玄参贝母汤。

清肝汤 青蒿 菊叶 薄荷 连翘 苦丁茶 荷叶

玄参贝母汤 玄参 防风 贝母 天花粉 黄柏 茯苓 白芷 蔓荆子 天麻 半夏 甘草 姜

四、耳痛

轻者多因风热上壅，或津液凝结成垢，壅塞胀痛，用栀子清肝汤。痛剧者常为“耳聤”等症，参阅本门“耳内流脓”条。

栀子清肝汤 山栀 菖蒲 柴胡 当归 黄芩 黄连 丹皮 甘草 牛蒡

五、耳内流脓

称为“脓耳”，外科分黄脓为“聤耳”，白脓为“缠耳”。一般由风湿热外因所致，或因浴水灌窍诱发，先肿后痛，继化脓水，伴有寒热，脉象弦滑而数。宜内服抑肝消毒散，痛甚者加羚羊角。外用金丝荷叶捣汁，加冰片少许滴入。如脓不畅出，围绕耳根红肿者，用麻油调敷玉露散。

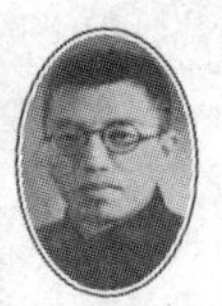

因虚火或病后诱发的，初起亦肿痛寒热，脉来细数，往往溃出黑臭青白稀脓。尤以小儿麻疹后每易经常脓水不干，甚至耳后溃脓，腐烂损骨，极难收口。内服知柏八味丸少佐肉桂引火归原，外用吹耳散。

凡脓耳必须用棉花将脓卷净，以免塞耳成聋和发生其他变化，严重的应由外科治疗。

抑肝消毒散 山栀 柴胡 黄芩 连翘 防风 荆芥 甘草 赤芍 归尾 灯心 银花

玉露散 芙蓉叶研末

知柏八味丸 黄柏 知母 生地 山萸 丹皮 山药 泽泻

吹耳散 海螵蛸、枯矾、龙骨、赤石脂、胭脂、密陀僧、胆矾、青黛、硼砂、黄连各一钱 冰片二分 麝香一分 研细末

六、耳内长肉

耳内长出小肉，有形如樱桃和羊奶头者，称为“耳痔”，头大蒂小如麻菇者为“耳蕈”，或如枣核细长胬出耳外、触之疼痛者为“耳挺”。这三者因形态上的不同而名称各异，都由肝经怒火、肾经相火和胃经积火郁结形成。内服栀子清肝汤，外用硇砂散。亦可用单方枯矾三钱，乌梅二钱，冰片少许，研末，掺患处；又一单方用鸦胆子仁油九份，甘油一份，合成滴剂，每日滴一二次。

栀子清肝汤 山栀 川芎 当归 柴胡 白芍 丹皮 甘草 石膏 牛蒡 黄芩 黄连

硇砂散 硇砂一钱，轻粉、雄黄各三钱，冰片五厘，研末，水调点患处。

七、诸虫入耳

蚁、虱虫类钻入耳内，多取单方外治，如用麻油滴入，或用韭汁、葱汁和生姜汁等滴入。

第五节 鼻症状

鼻为肺窍，职司呼吸，又因阳明之脉交于頞，循鼻旁，故鼻病以肺胃两经为主。属于外因的以吸受风寒、风热之邪，属于内因的以湿热积火上

熏，比较常见。临床上并将鼻色作为望诊之一，如微黑者有水气，色黄者胸上有寒，色白者为失血，必须仔细观察。

一、鼻塞

鼻塞不利常为感冒的前驱症状，或因鼻内生有瘜肉，不闻香臭。参阅本门“鼻流清涕”和“鼻生瘜肉”各条。

二、鼻流清涕

感冒风寒、风热之邪，鼻流清涕，多兼鼻塞、喷嚏，称为“鼻鼽”。有寒热者，以寒热为主，有咳嗽者，以咳嗽为主，均于方内酌加开窍药如辛夷、苍耳子等。如果单独鼻塞流涕久不愈，妨碍吸气，可用菖蒲散纳入鼻中。并能转变青黄浊涕，延成“脑漏”。

老年人经常多涕，系真元不足，《内经》所谓“年六十阴痿，气大衰，九窍不利，下虚上实，涕泣俱出矣”。

菖蒲散 菖蒲、皂角等份研末，棉花裹塞鼻内”。

三、鼻流浊涕

鼻内常流青黄浊涕，挟有腥味，病名“鼻渊”，俗称“脑漏”。内因胆经之热上移，外因风寒凝郁而成，用苍耳子汤送服奇授藿香丸，或用辛夷荆芥散。本证日久，亦能致虚，当斟酌补气，不可一味辛散。又导引法，用中指尖于掌心搓令极热，熨搓迎香二穴。

苍耳子汤 苍耳子 辛夷 白芷 薄荷

奇授藿香丸 藿香 猪胆汁

辛夷荆芥散 辛夷 荆芥 黄芩 南星 半夏曲 神曲 白芷 苍术

四、鼻出血

鼻内流血，称为“鼻衄”，以热证为多。见于风温等外感证者，即在辛凉清解方内加丹皮、茅根、茅花。肺素有热，迫血上溢者，用鸡苏散。饮酒过度或食辛辣等味引起者，热在阳明，用玉女煎加芦根、茅根。因肝火偏旺者，多伴烦躁、头胀，用清衄汤。也有阴虚虚火上炎者，稍有劳动，即出鼻血，或在洗脸时容易出血，久久不愈，用玉女煎去石膏加玄参、阿胶、天冬、藕节等。

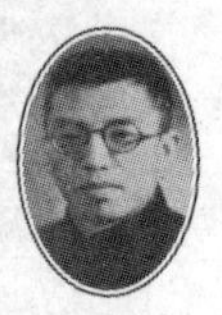

鼻衄，血出不止，能出现昏晕严重现象，称为“鼻洪”，宜用犀角地黄汤凉血止血。急救法用百草霜二钱，糯米汤调服，或用生藕汁、生地黄汁、大蓟汁加入蜂蜜调服。外治用湿毛巾或冰袋凉罨额上，或用线紧扎手中指中节，左鼻出血扎右手，右鼻出血扎左手，两鼻出血则两手同扎。

伤寒证当汗不汗，热盛迫血为衄，往往热随衄解，称为“红汗”。但也有得衄不解，或血出不止，不可大意。

鸡苏散 薄荷 黄芪 生地 阿胶 茅根 麦冬 蒲黄 贝母 桑皮 甘草 桔梗

玉女煎 生地 石膏 麦冬 知母 牛膝

清衄汤 生地 赤芍 当归 香附 黄芩 山栀 侧柏叶 黄连 赤苓 桔梗 甘草 藕节

犀角地黄汤 犀角 生地 白芍 丹皮

五、鼻干

鼻内干燥，为阴虚内热或肺胃郁热症状之一。

“鼻疮”亦初觉干燥，继生粟粒疼痛，甚者鼻外色红微肿，由于肺经壅热上攻，用黄芩汤，干燥甚者可涂黄连膏。

黄芩汤 黄芩 甘草 麦冬 桑皮 赤芍 桔梗 薄荷 荆芥 山栀

黄连膏 黄连 黄柏 姜黄 当归 生地 麻油 黄蜡（成药）

六、鼻痒

多见于伤风感冒，引起喷嚏。

小儿鼻内作痒，时用手挖，多哭形瘦，或兼身热，连唇生疮，为“鼻疳”证。由于乳食不调，上焦壅滞，内服五福化毒丹。若仅在鼻下两旁作痒，色红有脂水，由于风热客肺引起的，也叫“鼻䘌疮”，内服泽泻散，外用青黛散搽敷。

五福化毒丹 生地 熟地 天冬 麦冬 玄参 甘草 风化硝 青黛

泽泻散 泽泻 郁金 山栀 甘草

青黛散 青黛、黄柏各二两，石膏、滑石各四两，研末，用麻油调敷。

七、鼻痛

鼻内作痛，多因风邪内郁。如见肿塞胀痛，连及脑门，为肺经火毒酿成“鼻疔”。严重的腮唇俱肿，急服蟾酥丸，再用蟾酥丸研末，放入鼻内，鼻外肿硬的用离宫锭子搽涂。

蟾酥丸 蟾酥 轻粉 铜绿 枯矾 胆矾 寒水石 乳香 没药 麝香 朱砂 雄黄 蜗牛（成药）

离宫锭子 血竭 朱砂 胆矾 京墨 蟾酥 麝香（成药）

八、鼻肿

鼻部漫肿，由肺经火盛所致，轻者用皂角末吹入，连打喷嚏即愈。重者痛疼难忍，用解郁汤。倘系肿有根脚者，须防“鼻疽”等外证。

解郁汤 桔梗 天冬 麦冬 黄芩 甘草 天花粉 紫菀 紫苏 百部

九、鼻扇

鼻孔开阖扇动，伴有呼吸短促，多见于小儿“麻疹”正出忽没，为肺气闭塞严重证候。参阅全身症状“麻疹”条。

小儿感受风寒或热邪郁于肺脏，寒热，咳嗽气促，严重的出现鼻扇，同时涕泪俱无，面色苍白。因肺开窍于鼻，邪郁于肺，肺气闭结，则清窍不通，病名“肺风”。治宜开肺为急，不可肃降，以麻黄为主药。审其属于风寒者用华盖散，属于热邪者用麻杏石甘汤。

华盖散 麻黄 杏仁 陈皮 桑皮 甘草 赤苓

麻杏石甘汤 麻黄 杏仁 石膏 甘草

十、鼻赤

鼻部准头及两边红赤，甚者带紫，常见于酒客。由胃火熏肺，血瘀凝结，称做“酒皶鼻”，缠绵难愈。内服凉血四物汤，外敷颠倒散，验方用山栀仁、凌霄花二味，等份研末，每服二钱，清茶送下，忌辛辣食物。

病中鼻上呈现赤色，多为温邪传入脾经，《内经》上说：“脾热病者鼻先赤”。

凉血四物汤 当归 赤芍 生地 川芎 赤苓 陈皮 红花 甘草 生姜

颠倒散 大黄、硫黄等份研末，凉水调敷。

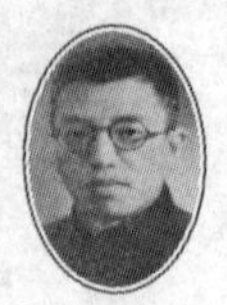

十一、鼻青

阴寒证严重症状之一，为中焦阳气竭绝。《金匮要略》上说："鼻头色青，腹中痛，苦冷者死。"

十二、鼻冷

常见于脾阳虚弱证，面色或黄或白，宜大剂人参、白术、干姜之类温补。如果大病中鼻冷或鼻中出气冷者属死证。

十三、鼻如烟煤

鼻孔色黑如涂烟煤，为阳毒热极症状之一，宜主方加入黄连、生地等泻火清营解毒。

十四、鼻梁崩塌

鼻部腐烂凹陷，在"杨梅结毒"为多见。杨梅结毒系"梅毒"证候之一，毒向外攻，随处结肿，溃后腐烂，外形多被破坏。如发于关节处者，损筋损骨，愈后多强直；发于头部巅顶者，引起头痛眼胀，渐渐脑顶塌陷，发于口鼻者，多成鼻塌唇缺，发于咽喉两目者，甚则喉破眼盲，声音嘶哑；发于手足四肢者，终成拘挛僵硬。所以杨梅结毒在人体各部都能出现，但以鼻塌最为显著。解放后积极防治，并消灭了旧社会的娼妓制度，根绝了梅毒的主要传染途径，这类病证目前已经极少。

"麻风"病毒亦使鼻梁崩塌，参阅全身症状"肌肤麻木"条。

十五、鼻生息肉

鼻内生瘜肉如石榴子，渐大下垂，色紫微硬，撑塞鼻孔，使人气息难通，称为"鼻痔"。多由肺经风湿热邪凝滞而成。内服辛夷清肺饮，外用硇砂散点之，或用瓜丁散棉裹如豆大，塞鼻孔内。

辛夷清肺饮 辛夷 石膏 知母 山栀 黄芩 枇杷叶 升麻 百合 麦冬 甘草

硇砂散 硇砂一钱，轻粉、雄黄各三分，冰片五厘，研末，水调点患处。

瓜丁散 瓜蒂、细辛等份为末。

第六节　口唇症状

口唇属脾，脾与胃为表里，故口唇症状多数为脾湿胃热熏蒸所致，极小部分由外邪和小儿胎毒引起。大概实证多于虚证，热证多于寒证，里证多于表证。又因口内津液，通于五脏，故脏气偏胜，便有不同味觉反映于口，成为诊断的依据。

一、口淡

口淡无味，饮食不香。有见于外感风寒的，以祛邪为主；也有见于病后胃虚的，用六君子汤调理。一般病中出现口淡，多为胃有湿浊，淡而且腻，舌苔亦腻，甚则恶心泛漾，均不作主症治疗，于主方内加入藿香、蔻仁、陈皮等芳化和中。

六君子汤　人参　白术　半夏　陈皮　茯苓　甘草

二、口苦

胆热或肝热证，多见口苦，故《内经》称为“胆瘅”。如说：“此人数谋虑不决，故胆虚气上溢而口为之苦。”又说：“肝气热则胆泄口苦，筋膜干。”治宜龙胆泻肝汤加减。但热病中常见口苦口干，不作为主症，热清则苦味自除。

龙胆泻肝汤　龙胆草　黄芩　木通　车前子　当归　生地　柴胡　甘草

三、口甘

口内常觉甜味，饮白水也甜，系脾蕴湿热，《内经》称为“脾瘅”，并谓“治之以兰”。兰草即佩兰，取其芳香清化，亦可用泻黄散加减。

泻黄散　藿香　山栀　石膏　甘草　防风

四、口咸

系肾液上乘，属虚火者，用滋肾丸引火下行，属虚寒者，用附桂八味丸加五味子。

滋肾丸　黄柏　知母　肉桂

附桂八味丸　附子　肉桂　熟地　山萸　山药　茯苓　丹皮　泽泻

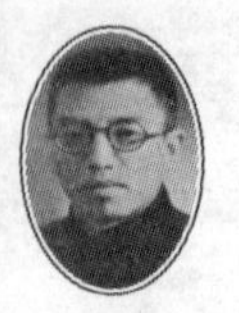

五、口酸

肝热乘脾，用左金丸加神曲。

左金丸 黄连 吴萸

六、口辣

口内有辛辣味，伴见舌上麻辣感，或挟有腥气，皆为肺热，用加减泻白散。

加减泻白散 桑皮 桔梗 地骨皮 甘草 黄芩 麦冬 五味子 知母

七、口腻

口腻不爽，常伴舌苔厚腻，为湿浊极重，脾胃不化，用平胃散加藿香。

平胃散 苍术 厚朴 陈皮 甘草

八、口臭

口内出气臭秽，多属胃火偏盛，常在温热病及“口疮”、“牙宣”等证中出现，用加减甘露饮。如若臭如馊腐，则为消化不良不可作纯热证治疗。

经常口有秽气，用藿香煎汤时时含漱。食韭蒜后口臭，清茶送服连翘末二钱，或嚼黑刺枣数枚，能减。

加减甘露饮 地黄 天冬 黄芩 枇杷叶 茵陈 枳壳 石斛 犀角 甘草

九、口渴

口渴为常见症状，在诊断上有重大意义。口渴与否表现在饮水不饮水。渴欲饮水者，多为里证热证。例如外感身热，初起不渴，渴亦饮水不多，病为在表，如果身热不退，渴而多饮喜凉饮，便是化热入里。一般口渴不作主症治疗，轻者在处方内酌加芦根、瓜蒌皮。重者须分火盛和津伤，火盛者用黄连、黄芩等苦寒泻热，热退则渴自止；津液损伤的须用石斛、玉竹、天花粉等清热生津。如果热恋伤阴，口渴不止，可用连梅汤法，酸苦泄热，甘酸化阴。也有肠胃热盛，大便秘结，口渴咽干，舌苔黄糙，当用泻下法来清热存津，称为“急下存阴”，亦叫“釜底抽薪”法。

一般口渴多为气分有热，若口渴而烦躁，舌质红绛，或舌尖红刺，为营分郁热，宜用清燥汤。但热邪刚入营分，往往口反不渴，吴鞠通所谓“舌绛而干，法当渴，今反不渴者，热在营分也。”这是邪热入营，蒸腾营气上升的缘故，病情比气分更深一步。

以口渴为主症的有“消渴”中的上消证。上消的特征是：频渴频饮，饮水即消。一般由于肺热津伤，用天花粉散；也有心火偏旺，消烁肺脏气阴，用黄芪竹叶汤和生津饮。假如肺寒气不化水，饮一溲二，难治。口渴多欲饮水，如果渴不思饮，饮亦不多，或喜热汤，为湿浊水饮内阻，津不上承所致，称为假渴。不可清热生津，相反地宜芳香温化，水湿除去，口自不渴。同时水湿证本不应渴，若服药后口反作渴，为水湿已解之征，亦不可当作渴证治疗。为此，口渴证须辨欲饮不欲饮，饮多饮少，喜凉喜温，气分营分，并结合其他症状，不可一见干渴即认为热证。

连梅汤 黄连 乌梅 麦冬 生地 阿胶

清燥汤 麦冬 知母 人中黄 生地 玄参

天花粉散 天花粉 生地 麦冬 葛根 五味子 甘草 粳米

黄芪竹叶汤 人参 黄芪 当归 白芍 生地 麦冬 川芎 黄芩 甘草 石膏 竹叶

生津饮 天冬 麦冬 生地 熟地 当归 五味子 甘草 天花粉 瓜蒌仁 麻仁

十、口多清水

常见于胃寒和泛酸证，用丁香粉二分开水送服。

十一、口角流涎

为“中风”症状之一，因舌强口㖞不能收摄口涎所致。参阅本门“口㖞”条。

小儿流涎，分寒、热两种，均由脾不能摄所致。脾寒用白术、青皮、炮姜、半夏、木香、丁香，脾热用白术、滑石、扁豆、茯苓、石斛、黄连、葛根之类。

十二、口㖞

亦称“口僻”，常见于“中风”证，与眼斜同时呈现，称为“口眼㖞斜”。《内经》上说：“足阳明与手太阳之经急，则口目为僻，而眦急不

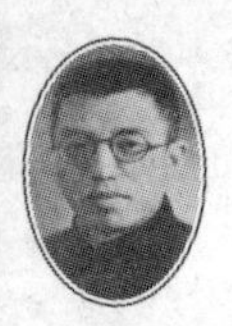

能正视。"先宜润燥祛风，用大秦艽汤，接与养血。配合针灸，取颊车、地仓穴，左取右，右取左，并刺合谷、太冲等。

大秦艽汤 秦艽 川芎 羌活 独活 生地 白芍 归身 细辛 白术 茯苓 白芷 石膏 黄芩 防风 甘草 姜

十三、口噤

阳明之脉上挟口唇，风寒乘袭则挛急口噤，但主要在于牙关紧闭。故一般采取局部治疗，用乌梅、冰片、生南星研末擦牙，或用藜芦、郁金为末，吹鼻取嚏，或用皂荚、乳香、黄芪；防风煎汤熏洗，或针人中、颊车穴。

十四、口内糜腐

口腔内局部糜腐，色白，形如苔藓，名曰"口糜"。用青布蘸水或薄荷水拭去，则色红刺痛。多由阳旺阴虚和脾经湿热内郁，久则化为纯热，热气熏蒸胃口，《内经》所谓"鬲肠不便，上为口糜。"严重的蔓延满口，连及咽喉，不能饮食。轻者用导赤散，重者用少阴甘桔汤，外用姜柏散吹患处，温水漱口。本证亦有胃热脾虚夹湿者，兼见口臭、泄泻，用加味连理汤。在温病后出现，多为阴虚火炎，如伴神昏、抽搐等，则更为危险。

初生婴儿口舌上生满白屑，状如凝固的牛奶块膜，称为"鹅口疮"，俗呼"雪口"。系胎中伏热，蕴积心脾。严重的伴见身热，烦躁，啼哭不休。或因白屑延及咽喉，喉间痰鸣，面青唇紫，导致死亡。及早内服清热泻脾散，外用黄连、甘草煎汤拭口，再用冰硼散搽敷，三四天即可向愈。

导赤散 木通 生地 竹叶 甘草

少阴甘桔汤 桔梗 甘草 川芎 黄芩 陈皮 玄参 柴胡 羌活 升麻

姜柏散 干姜、黄柏等份研末

加味连理汤 白术 人参 茯苓 黄连 干姜 甘草

清热泻脾散 山栀 石膏 黄连 生地 黄芩 赤苓 灯心

冰硼散 冰片五分，硼砂、玄明粉各五钱，朱砂六分，研细末。

十五、口疮

口颊或唇舌边发生白色溃烂小疱，红肿疼痛，间有微热，亦称"口疳"、"口破"。由于心脾二经积热上熏，须分虚实。实火色鲜红，烂斑密布，甚者腮舌俱肿，溲赤，便秘，宜内服凉膈散，外搽赴筵散。虚火色淡红，有白斑而无其他热证，内服四物汤加黄柏、知母、丹皮，少佐肉桂从治，外搽柳花散。

凉膈散　黄芩　薄荷　山栀　连翘　石膏　甘草　玄明粉　大黄

赴筵散　黄芩、黄连、山栀、干姜、黄柏、细辛等份研细末

四物汤　生地　白芍　川芎　当归

柳花散　黄柏一两　青黛三钱　肉桂一钱　冰片二分　研细末

十六、唇绛

口唇四缘红绛，为内热症状之一。以心脾积热为多，亦见于肺痨后期。

十七、唇淡白

血虚症状之一，亦见于脾虚吐涎、呕逆等症。

十八、唇青紫

唇青为沉寒在里，血脉凝滞，不荣于外，故常与指甲青暗同见。也有热郁而见青者，青中必带深紫。

孕妇以舌青验子死腹中，唇青验母死。

十九、唇生白点

翻检唇内有细白点者，为虫积的特征。

二十、唇燥裂

多因天气干燥或脾热所致，甚则干裂出血。用桃仁研烂，猪油调涂，内服清凉饮。

清凉饮　黄芩　黄连　薄荷　玄参　当归　赤芍　甘草　蜂蜜

二十一、唇颤动

口唇颤动不能自禁，有因血虚风燥引起的，用四物消风饮。如在虚弱证中出现，多为脾虚不能收摄，应予补中为主。

四物消风饮　生地　归身　赤芍　荆芥　薄荷　川芎　蝉蜕　柴

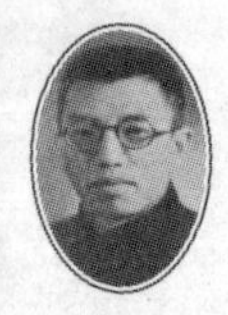

胡　黄芩　甘草

二十二、口唇紧缩

称为“唇反”，系脾败现象，《内经》所谓“唇反者肉先死”。

唇口窄小，不能开合，不能饮食，名为“紧唇”。多由风痰入络所致，用五倍子、诃子肉等份为末，麻油调敷，或用黄柏散外贴。

小儿唇口收缩，不能吃乳，名为“撮口”，为“脐风”的严重症状。由初生时断脐不慎，外邪水湿等感染引起，与成人的“破伤风”同一病源。一般在生后四至七天发病，俗称“四六风”和“七日风”。发作前啼哭不休，吮乳口松，不时喷嚏，很快出现口撮，啼声不出，颈项强直，四肢抽搐等危象，检视脐肿腹胀即可确诊。如见脐边青黑，面青唇紫，爪甲变黑，多致死亡。内服撮风散，大便不通的加服黑白散，外用脐风锁口方吹鼻，或用《幼科铁镜》灯火灸法：取灯草如米粒大，蘸麻油燃灸囟门、眉心、人中、承浆、两少商穴各一燋，脐轮六燋，脐带未落者于带口一燋，既落者于落处一燋，共十三燋。

黄柏散　五倍子、密陀僧各二钱，甘草二分，研末，另用黄柏二钱，将药末用水调涂，火上烘干，再将黄柏冷透，制成薄片贴唇。

撮风散　蜈蚣　钩藤　蝎尾　麝香　僵蚕

黑白散　黑丑　白丑　大黄　槟榔　陈皮　甘草　玄明粉

脐风锁口方　蜈蚣一条，蝎尾五个，僵蚕七个，瞿麦五分，研细末，每用一分，吹鼻内。有反应而啼哭的，可用薄荷三分煎汤，调服药末二分。

二十三、唇肿痒痛

口唇发痒，色红且肿，日久破裂流水，痛如火灼，为“唇风”。初起如豆粒，渐大如蚕茧，坚硬痛疼，妨碍饮食，为“茧唇”。色紫有头，时觉木痛，甚则寒热交作，名“唇疽”。还有在上下唇二嘴角处，初起形如粟米，色紫坚硬，肿甚麻痒木痛，寒热交作，为“反唇疔”和“锁口疔”，能使唇向外翻和口不能开，均须外科速治。

一般唇肿而红，为胃中积热，用薏苡仁汤。

薏苡仁汤　薏苡仁　防己　赤小豆　甘草

第七节 舌症状

心为火脏，开窍于舌，一般舌证多属心火偏盛。又因心的本脉系于舌根，肝脉络于舌本，脾脉络于舌旁，肾之津液又出于舌下，故感受外邪和情绪激动所引起的病变，亦能通过经络影响于舌。正如《得效方》所说："四气所中则舌卷不能言，七情气郁则舌肿不能语，心热则舌破生疮，肝壅则出血如涌，脾闭则白苔如雪，此舌之为病也。"察舌又为望诊中重要部分，分辨舌质和舌苔的荣枯、软硬、战萎、胀瘪、干润、老嫩、厚薄、松腻等，也包括舌的症状在内，本门酌量附入。

一、舌肿

舌肿满口疼痛，由于七情郁结，心经火盛血壅，称做"紫舌胀"。舌肿且胀，坚硬如甲，寒热交作，称为"木舌"。均能堵塞咽喉致死，宜针刺出血，内服加减凉膈散。肿胀露出口外者，用冬青叶浓煎浸之。

加减凉膈散　荆芥　山栀　牛蒡　薄荷　黄芩　连翘　石膏　甘草

二、舌胖

舌质浮胖，色淡而嫩，为虚寒和水湿较重证候，治宜温化下焦为主。

三、舌长

舌伸长吐出口外不收，名为"舌纵"，由内火炽盛所致，用冰片五分掺舌上。

伤寒证见舌出者，多死。

小儿舌出，称为"吐舌"，多因心脾积热。用人中白、冰片，或冰片、硼砂、雄黄研末搽舌上，另用黄连一味煎服。

四、舌短

舌短卷缩萎软，不能伸出，名为"舌萎"，亦称"舌卷"。多见于气分极虚或寒邪凝滞胸腹，如果久病与阴囊收缩同时出现则为厥阴经气绝，不治。

五、舌喎

舌头伸出不正，或向左喎，或向右喎为“中风”症状之一，常与颜面麻痹并见，参阅口唇症状“口眼喎斜”条。

六、舌颤

伸舌时颤动不禁，为虚证及“类中风”症状之一。

七、舌强

多因风痰阻于舌本，故其表现为不能转运，言语謇涩，为“中风”症状之一。初起用涤痰汤，久不愈用资寿解语汤。

涤痰汤　半夏　胆星　橘红　人参　菖蒲　茯苓　竹茹　枳实　甘草　姜

资寿解语汤　羌活　防风　附子　羚羊角　枣仁　天麻　肉桂　甘草　竹沥　生姜汁

八、舌麻

舌上麻辣或麻木，称为“舌痹”。由于心绪烦扰，忧思暴怒，气凝痰火而成。用荆芥、雄黄各五分，研末，木通煎汤送服，或用皂角末掺舌上。

九、舌痛

饮食时舌部刺痛，除舌上生疮外，一般多由舌苔光剥、碎裂和舌尖红刺等所致，属于阴虚及内热证候。

十、弄舌

小儿时时伸舌，上下左右，有如蛇舔，多因心胃蕴热，挟有肝风。内服清胃散，外用牛黄少许涂舌。

清胃散　升麻　生地　当归　黄连　丹皮

十一、啮舌

自咬舌头，为“内风”症状之一。《内经》上说：“人之自啮舌者，此厥逆走上，脉气皆至也。少阴气至则啮舌，少阳气至则啮颊，阳明气至则啮唇。”用神圣复元汤加减。

神圣复元汤　黄连　黄柏　生地　枳壳　细辛　川芎　蔓荆子　羌活　柴胡　藁本　甘草　半夏　当归　防风　人参　郁李仁　干姜　附子　白葵花　黄芪　豆蔻　橘红

十二、舌裂

舌上有裂纹，少者一、二条，多者纵横交错，也有极深如沟。一般有苔者属内热，无苔者属阴虚。

个别属于先天性者，不作为病征。

十三、舌剥

舌苔中剥去一块如钱，或剥去数块，或满舌花剥如地图，均属阴虚、津液不足，俗称“脱液”。即使热象不明显，慎用香燥。

十四、舌干

舌光而干，为阴虚重证，常见于温病后期，宜滋血增液。苔腻而干，为胃津耗伤，在湿温病中、后期为多见，有厚腻粗糙，扪之如沙皮的。治宜先生津液，等待津回舌润再化其湿。滋血增液用生地、麦冬、阿胶、白芍，生津用石斛、花粉、芦根、茅根等。

十五、舌腻

舌苔比正常为厚，称为“舌腻”，多因胃有湿浊。有稍厚者，有极厚者，由此可以观察湿浊的轻重。一般以白腻为寒湿，黄腻为湿热，但须分辨干润和黄色浅深。特别是腻而灰黑、干燥者，为火极似水，滑润者为水来克火，治疗上有很大差别。

吃奶的婴儿舌常白腻带滑，常人刚吃牛奶或豆浆后舌亦白腻，但都是腻而较浮，不难区别。

十六、舌光

舌光无苔为阴虚证的特征，光如去膜猪腰者，为肝肾阴分极伤，难治。

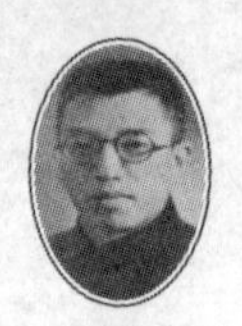

十七、舌淡

舌质浅淡为血虚，血愈虚，色愈淡，甚至淡白全无血色，为气血大虚。

十八、舌绛

舌质红绛为血分有热。仅在舌尖绛者，为温邪初入营分或阴虚火炎，病在上焦为多。

十九、舌青紫

舌尖或舌边有青紫小块或一片青紫色，多见于阴寒证和瘀血证，有纯青如水牛舌者不治。

孕妇见舌青为胎死腹中。

二十、舌边锯痕

舌边缘凹凸不齐如锯齿状，为肝脏气血郁滞。

二十一、舌尖红点

舌尖生红点、红刺，或延及两侧舌边，均为血分有热或心肝火旺。若红而紫暗者为瘀血。

二十二、舌上出血

舌上出血名为“舌衄”。初起舌上出现小孔如针眼，血自孔内渗出。由于心火上炎，血热妄行。孔色紫者为热甚，黑者防腐烂。宜服升麻汤，兼搽必胜散。单方用大蓟、小蓟捣法和黄酒少许内服，或先用蒲黄煎汤漱口，次用槐花炒研掺之。

升麻汤　升麻　小蓟　茜草　艾叶　寒水石　生地　黄汁

必胜散　青黛、炒蒲黄各一钱，研末

二十三、舌上血疱

舌上生紫色血疱，大如绿豆，往往自破出血即平，平后别处又起，多因心脾郁热。初起用蟾酥丸三四粒含化咽下，破后搽紫雪散，亦徐徐咽下。火毒炽甚的，坚硬疼痛，伴有寒热，称为“舌疔”，亦用前法，并内

服黄连解毒汤。

蟾酥丸 蟾酥 轻粉 铜绿 枯矾 胆矾 寒水石 乳香 没药 麝香 朱砂 雄黄 蜗牛（成药）

紫雪散 犀角 羚羊角 石膏 寒水石 升麻 玄参 甘草 沉香 木香 朴硝 朱砂 冰片 金箔（成药）

黄连解毒汤 黄连 黄柏 黄芩 山栀

二十四、舌上白疱

舌生白疱，大小不一，在舌上者，名“舌上珠”，属心脾积热，用三黄汤加石膏、草河车、地丁草。在舌下者名“舌下珠”，属脾肾两虚，用知柏八味丸加玄参、木通。

三黄汤 黄连 黄芩 大黄

知柏八味丸 生地 山萸 山药 知母 黄柏 丹皮 茯苓 泽泻

二十五、舌上疮毒

舌上初起如豆，逐渐长大如菌，头大蒂小，疼痛红烂无皮，朝轻暮重，名为“舌岩”，又称“舌菌”。往往肿突如鸡冠，舌本短缩，触之痛不可忍，津涎臭秽逼人。此证多由心脾郁火形成，因舌难转动，饮食不能充足，致令胃中空虚，日渐衰败。初起用导赤散加黄连，热盛者用清凉甘露饮，外用北庭丹点之。

导赤散 生地 竹叶 木通 甘草

清凉甘露饮 犀角 石斛 银柴胡 茵陈 麦冬 枳壳 生地 黄芩 知母 甘草 枇杷叶

北庭丹 硇砂 人中白 瓦松 瓦上青苔 青鸡矢 麝香 冰片（成药）

二十六、舌下肿块

舌下肿起一块，形如小舌，妨碍饮食言语，称为“重舌”。由于心脾热盛，循经上冲，血脉胀起。用黄连一味煎汤内服，外搽青黛散。

舌下结肿如匏，光软如棉，由积火痰涎流注而成，名为“痰包”。须用针刺破，流出黏稠液汁，搽涂冰硼散，内服加味二陈汤。

青黛散 黄连、黄柏各三钱 青黛、马牙硝、朱砂各六分 雄黄、牛黄、硼砂各三分 冰片一分 研末

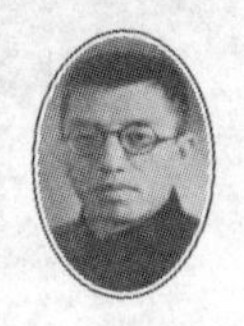

冰硼散 冰片五分 硼砂、玄明粉各五钱 朱砂六分 研细末

加味二陈汤 陈皮 半夏 茯苓 黄芩 黄连 薄荷 甘草 姜

第八节 牙症状

齿为骨之余，属于肾，足阳明经络于上龈，手阳明经络于下龈，故牙症状多从这三经治疗。引起牙症状的原因不一，以肾阴不足，虚火上炎，及风火、湿热为多见。本门包括牙齿、牙龈和牙关方面症状，其中不少是属于外科范围，并须进行手术治疗，但多数仍可用汤药内治。

一、牙痛

牙痛与牙龈肿胀有密切关系。倘然单纯牙痛，有吸受冷气即痛者为寒痛，用温风散；有受热或食辛辣即痛者为热痛，用清胃散；也有不论冷热刺激皆痛者为寒热痛，用当归龙胆散。

蛀牙作痛，称为“齿𧏾”和“齿䘌”，用定痛散含咽，或用一笑散外治。

温风散 当归、川芎、细辛、白芷、荜茇、藁本、露蜂房各一钱，水煎，含漱吐去。

清胃散 升麻 丹皮 当归 生地 黄连

当归龙胆散 麻黄、升麻、龙胆草、黄连、豆蔻各一钱，生地、当归、白芷、羊胫骨灰各五分，研末，搽痛处。

定痛散 当归 生地 细辛 干姜 白芷 连翘 苦参 川椒 黄连 桔梗 乌梅 甘草

一笑散 川椒研末，巴豆一粒，捣烂，饭和为丸，棉裹置蛀孔内。

二、牙齿浮动

老年牙齿浮动，无肿胀现象，多为肾气不足，是牙齿脱落的先兆。长服还少丹，动摇兼疼痛者，用牢牙散擦之。

还少丹 熟地 枸杞子 山药 牛膝 远志 山萸 巴戟 茯苓 五味子 菖蒲 苁蓉 楮实 杜仲 茴香 枣

牢牙散 龙胆草一两五钱，羌活、地骨皮各一两，升麻四分，研细末。

三、牙齿焦黑

为温热病热盛伤阴症状之一，预后不良，《难经》所谓“病人唇肿、齿黑者死，脾肾绝也”。

四、牙齿酸弱

恣食酸味，牙齿酸弱无力，称为“齿齼”，取核桃肉细嚼能解。

五、咬牙

病中咬牙，称为“蚧齿”，也叫“戛齿”，多见于热证。常人和小儿睡中上下齿磨切有声，亦属胃火偏旺，用芦根泡饮。

六、牙龈肿痛

牙龈肿痛多属“牙痈”一类，初起龈肉一块坚硬觉胀，逐渐高肿，焮红作痛，往往连及腮颊肿胀，齿浮不能咀嚼，但牙关仍可开合，伴见寒热，口渴，约三四日成脓，刺破即渐消退。均由胃火酿成，用竹叶石膏汤清解，初起有寒热者，酌加荆芥、防风、焦山栀，不论未溃已溃均搽冰硼散。此症比较常见，痊愈亦速，不必因牙痛而拔去。溃后久不收口，能成“牙漏”，经常有脓流出，看其有无软骨，有骨者俟骨尖刺出，取去方能收敛。

竹叶石膏汤 竹叶 石膏 桔梗 薄荷 木通 甘草 姜

冰硼散 冰片五分，硼砂、玄明粉各五钱，朱砂六分，研细末。

七、牙龈腐烂

本证以“牙疳”最为显著，分“走马牙疳”和“风热牙疳”两种。走马牙疳是形容腐烂迅速，势如走马。此证多由痧毒和伤寒、疟、痢后内热炽盛引起，系一种严重的急性疾病。初起先从牙龈边缘腐烂，色灰白，随即变成黑腐，流出紫色血水，气味特别臭恶。毒火重的，腮唇红肿，黑腐蔓延，数天之内，鼻和鼻翼两旁或腮和口唇周围出现青褐色，为内部溃烂已深的标志。更严重的唇腐齿落，腮穿颚破，鼻梁塌陷，可从鼻旁烂洞望见咽喉。腐烂处大多发痒而少痛感，并伴有寒热，饮食不进、泄泻、气喘和神志昏沉等，每因邪盛正虚而致不救。如果黑腐易去，内见红肉，流出鲜血，身热渐退的，虽齿落腮穿，亦有治愈的可能。初用芦荟消疳饮消其火毒，脾胃虚弱的兼服人参茯苓粥，外用人中白散、芦荟散搽涂。

风热牙疳由胃经蕴热与外感风邪相搏而成。病起迅速，寒热二三天后，即有牙龈腐烂，出血口臭。与走马牙疳的区别是，疼痛剧烈，不致腮颊腐烂，一般都能在半个月内渐次痊愈。仅有少数经久不愈，以致牙龈宣露，时流脓水。初用清胃汤，日久不已再加二参汤，外以梧桐泪散或人中白散搽患处。

芦荟消疳饮 芦荟 胡黄连 石膏 羚羊角 山栀 牛蒡 银柴胡 桔梗 大黄 玄参 薄荷 甘草 竹叶

人参茯苓粥 人参一钱，茯苓六钱研末，同粳米一茶盅煮成稀粥。

人中白散 人中白 孩儿茶 黄柏 薄荷 青黛 冰片（成药）

芦荟散 芦荟一钱，黄柏五钱，白砒五分，研细末。

清胃散 石膏 黄连 黄芩 生地 丹皮 升麻

二参汤 人参 玄参

梧桐泪散 梧桐泪、细辛、川芎、白芷各一钱五分，生地一钱，寒水石二钱，青盐二分，研细末。

八、牙龈萎缩

老年肾气渐衰，龈缩齿长，不作为病征，但容易动摇脱落。《医学入门》所谓“齿龈宣露动摇者，肾元虚也。”假如牙龈先肿，日渐腐缩，以致牙根宣露，称做“牙宣”。喜凉饮而恶热者，口臭，牙龈渗血，用清胃汤。喜热饮而恶凉者，遇风痛剧，用独活散。如牙龈腐臭，齿根动摇，属肾亏而胃有虚火，用三因安肾丸。

清胃汤 石膏 黄连 黄芩 生地 丹皮 升麻

独活散 羌活 独活 防风 荆芥 薄荷 川芎 生地 细辛

三因安肾丸 补骨脂 胡芦巴 茴香 川楝子 续断 山药 杏仁 茯苓 桃仁

九、牙龈胬肉

龈间长出胬肉，大小不一，名为“齿壅”，用生地黄汁一杯，取皂角数片，火上炙热淬汁内，再炙再淬，以汁尽为度，晒干研末敷之，或取朴硝研细末敷之。

十、牙龈出血

多在牙缝内渗出，称为“齿衄”，有胃经实热和肾经虚火上炎之分。前者血比较多，口气臭秽，但牙龈不腐烂，用加减玉女煎，或用酒制大黄三钱，枳壳五钱煎汤，少加童便调服。后者点滴流出，牙微痛，甚则动摇或脱落，用六味地黄汤少加肉桂引火下行。外治均用食盐汤漱口，搽小蓟散。

加减玉女煎　生地　石膏　知母　麦冬　牛膝　丹皮

六味地黄汤　地黄　山萸　山药　丹皮　泽泻　茯苓

小蓟散　小蓟、百草霜、炒蒲黄、香附各五钱，研细末。

十一、牙关肿痛

盘牙尽处，腮颊与开龈之间肿痛，牙关不能开合，汤水难进，伴见恶寒发热，多为“牙咬痈”证。由于阳明湿火熏蒸，内服升麻石膏汤，外吹冰硼散。一般多易消散或出脓即愈，如果溃不收口，致生腐骨，可传变为“骨槽风”。

“骨槽风”生于耳前连及腮颊之间，经久不愈，往往骨槽缺损，成为一种顽固疾患。多因膏粱厚味蕴于肠胃和风火郁结少阳、阳明之络而发。来势迅速，起病即牙关肿痛不利，腮颊红肿热痛，憎寒壮热，经过三五日，在盘牙尽处出脓，外肿渐消，而颊车肿硬不退。十余日后腮颊部腐溃，流脓臭秽，牙齿动摇，久而不愈，内生腐骨，甚至齿与牙床俱落。初起治法，内服升麻石膏汤，吹冰硼散，外敷冲和膏。牙关拘紧不开，可用隔姜灸颊车穴二十七壮，或针刺合谷穴。生腐骨者，用推车散吹入疮孔。此证亦有因风寒痰湿乘虚深入，以致气血凝滞而成，发病较慢，初觉隐隐酸痛，或先起小核，逐渐漫肿坚硬，色白不热，经久不溃。溃后腮颊内坚肿仍然不消，不能收口，《外科全生集》上说：“骨槽风不仁不肿，痛连脸骨。”便是指此。初用升阳散火汤，痰湿重者加半夏、陈皮，日久不消，可与阳和汤，溃后用中和汤，外贴阳和解凝膏掺桂麝散。

升麻石膏汤　升麻　石膏　防风　荆芥　归尾　赤芍　连翘　桔梗　甘草　薄荷　黄芩　灯心

冰硼散　冰片五分，硼砂、玄明粉各五钱，朱砂六分，研细末。

冲和膏　紫荆皮五两，独活三两，赤芍二两，白芷一两，菖蒲一两五钱，研末，葱汤、黄酒调敷。

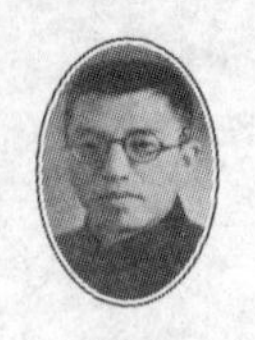

推车散 炙蜣螂一个，干姜五分，研细末。

升阳散火汤 川芎 蔓荆子 白芍 防风 羌活 独活 甘草 人参 柴胡 香附 葛根 升麻 僵蚕 姜 枣

阳和汤 麻黄 熟地 白芥子 炮姜 甘草 肉桂 鹿角胶

中和汤 白芷 桔梗 人参 黄芪 藿香 肉桂 甘草 白术 川芎 当归 白芍 麦冬 姜 枣

阳和解凝膏 牛蒡子根、叶、梗 白凤仙梗 川芎 附子 桂枝 大黄 当归 肉桂 川乌 草乌 地龙 僵蚕 赤芍 白芷 白蔹 白及 乳香 没药 续断 防风 荆芥 五灵脂 木香 香橼 陈皮 苏合香 麝香 黄丹 菜油熬成膏摊用（成药）

桂麝散 麻黄、细辛各五钱，肉桂、丁香各，两，生半夏、生南星各八钱，牙皂三钱，麝香六分，冰片四分，研细末。

十二、牙齿不生

小儿发育至一定时期，牙齿不生，属五迟之一。参阅全身症状“小儿五迟”条。

第九节　咽喉症状

喉司呼吸属于肺，咽为食道属于胃，咽和喉的部位相接近而作用各别。又因肝、肾等内脏的关联和经络循行所过，也能引起咽喉疾患。本证来势一般比较急，外因以风热为多，内因则以痰火、阴虚阳亢为主。在辨证上一般注意有无突起肿块，肿块的部位和形态，表面是否光滑或高低不平，颜色深红或淡红，肿块有无瘢烂，有无白色、灰白色、黄白色的小点和小块，牙关开合有无障碍，颈项前后和两侧有无漫肿等。其中以局部红肿、痛疼的情况，腐烂的程度，更为诊断的重要一环。中医向来有咽喉专科，必要时应由专科诊治。此外，《内经》上说：“会厌者，音声之户也；口唇者，音声之扇也；舌者，音声之机也；悬雍者，音声之关也。”故将失音、嘶嗄等症状，亦列于本门之内。

一、咽喉肿痛

一般所说的咽喉痛，均有红肿疼痛症状，来势较速。其中突然咽喉部一侧或两侧肿胀作痛，吞咽不利，同时，出现全身乏力，恶寒发热，数小时内肿痛更剧，可波及咽喉全部，蒂丁亦肿胀下垂，伴见痰涎壅盛，二便秘涩，脉象洪数或滑数。都因肺胃积热，感受风邪，以致火动痰生而发，多为“喉风”。内服清咽利膈汤，外吹金锁匙，并刺少商、商阳穴出血，泄其热毒。本证属热，多发于壮年人，能在二三天毒气内陷，呼吸困难而导致死亡。不即消退，也能在肿处发生白点，初虽分散，继即混合成片，腐烂如黄豆或蚕豆大小，甚至延及小舌，称做“烂喉风”，可于吹药内配合五宝丹。倘兼牙关紧闭，口噤难言，名“锁喉风”，先用通关散吹入鼻中取嚏，或针颊车穴，使牙关放松，再照喉风治疗。又有“缠喉风”，症状与喉风相似，治法亦同，唯颈项前后同时漫肿，色红按之凹陷，如蛇缠绕，严重的肿连胸前，用玉露散以金银花露调敷。

初起时咽喉部一侧或两侧干燥灼热，微红、微肿、微痛，或起红色小点如痱子样，隐现于黏膜，妨碍咽饮，或发寒热。以后红肿逐渐变重，或红带紫，疼痛亦增剧，喉间如有物堵塞，痰多稠黏，颈部或有结块，按之疼痛。系因外感风邪，引动肺胃积热，上蒸咽喉而成，称为“风热喉痹”。外吹冰麝散，内服清咽双和饮，如有便秘等里证，可酌加大黄轻泻。有因阴亏水不制火、虚火上炎者，称为“虚火喉痹”，症见咽喉微痛，微有红肿，咽饮觉梗，早晨痛轻，下午较重，夜间更甚，往往伴有口干舌燥，手足心热，脉象细数，内服知柏八味丸。假如咽喉微痛，不红不肿，手足不温，脉象微弱，亦属虚火喉痹，由于阳虚而无根之火上扰，宜用附桂八味丸引火归原。

“喉痈”生于蒂丁之旁，常患一侧，初起即鲜红高肿疼痛，纳食困难，黏痰增多，寒热交作。严重的痛连耳窍，蒂丁肿胀倾斜，颈部结块肿硬，牙关拘紧，此时身热更高，喉如闭塞，汤水难下。五日至七日内可以成脓，脓成熟时肿势局限一处，并可出现顶高中空，痛疼反轻，寒热低减等现象。治法，先刺少商穴出血，用漱口方漱涤，并吹冰硼散，内服清咽利膈汤及六神丸；脓已成熟，可用刀或喉枪刺破排脓，溃后用清咽双和饮加减，吹朱黄散。

清咽利膈汤 连翘　山栀　黄芩　薄荷　防风　荆芥　玄明粉　桔梗　银花　玄参　大黄　甘草　黄连

金锁匙 火硝一两五钱，僵蚕、雄黄各二钱，硼砂五钱，冰片四分，研细末。

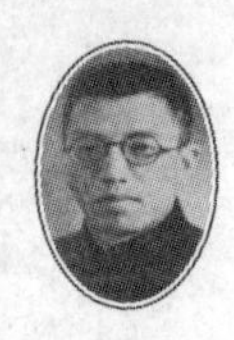

五宝丹 熟石膏、硼砂各五钱，腰黄一钱，胆矾五分，冰片四分，研细末。

通关散 牙皂一两，川芎五钱，研细末。

玉露散 芙蓉叶，研末。

冰麝散 黄柏、黄连、玄明粉各一钱，鹿角霜五钱，胆矾、甘草各五分，硼砂二钱五分，冰片四分，麝香一分，研细末。

清咽双和饮 桔梗 银花 当归 赤芍 生地 玄参 赤苓 荆芥 丹皮 川贝 甘草 葛根 前胡

知柏八味丸 知母 黄柏 熟地 山萸 山药 丹皮 泽泻 茯苓

附桂八味丸 熟地 山萸 山药 丹皮 泽泻 茯苓 附子 肉桂

漱口方 防风、甘草、银花、薄荷、荆芥、盐梅、栗蒲、壳各一钱，煎汤。

冰硼散 冰片四分，硼砂、玄明粉各五钱，朱砂六分，研细末。

六神丸 略（成药）

朱黄散 熟石膏、硼砂各五钱，腰黄二钱，人中白三钱，冰片四分，研细末。

二、喉起肿块

咽部两侧突起肿块，状如乳头，亦如蚕蛾，称为“乳蛾”，也叫“喉蛾”，发于一侧者为“单乳蛾”，两侧俱发者为“双乳蛾”。多因肺胃积热，再受风邪凝结而成。初起红肿痛疼，妨碍咽饮，伴有寒热，较重的痛连耳窍，颈部结核，旋转不利。治宜外吹冰硼散，内服疏风清热汤，并可用贴喉异功散少许置于普通膏药下，贴在颈部对咽痛处，痛在哪一侧贴在那一侧，两侧俱痛则两侧均贴，隔半天揭去有泡，用针挑破出水。本证四、五日至六、七日不消，肿块上出现细白星点，或黄白色脓样膜状物，这是腐烂现象，俗呼“烂乳蛾”，仍用前方去风药加重玄参，变辛凉清解为育阴清解，并改金不换吹喉去腐。

咽部两旁或左或右，突起硬块如乳头，不红不痛，遇疲劳时略有肿痛，饮食不利，极少全身症状，经休息后肿痛亦能自愈，但不能使硬块消失。名为“石蛾”，极易与乳蛾混淆。其特点是未发时并无自觉证，如能经常少吃辛辣和不使过度疲劳，可使少发或不发，即使发作也不像乳蛾严重，不会腐烂。发作时可吹冰硼散，内服清咽利膈汤加减。

凡乳蛾和石蛾均难使蛾体全部平复，并且容易复发，可以考虑专科使用割法和烙法，但必须在肿痛已经消失的情况下进行。

冰硼散 冰片四分，硼砂、玄明粉各五钱，朱砂六分，研细末。

疏风清热汤 荆芥 防风 牛蒡 甘草 银花 连翘 桑皮 赤芍 桔梗 归尾 天花粉 玄参 川芎 白芷

贴喉异功散 斑蝥四钱，乳香、没药、全蝎、玄参、血竭各六分，麝香、冰片各三分，研细末。

金不换散 西瓜霜、月石各五钱，朱砂六分，僵蚕、冰片各五分，人中白一钱，青黛、犀黄、珠粉各三分，研细末。

清咽利膈汤 连翘 山栀 黄芩 薄荷 荆芥 防风 玄明粉 桔梗 银花 玄参 大黄 黄连 甘草

三、咽喉白腐

一般咽喉肿痛，如“喉风”、“乳蛾”等，均可能出现白腐，突出而且严重的为“白喉”证。初起微有发热或不发热，精神疲倦、喉间红肿，或痛或微痛，继则咽头两侧出现白点，亦有二三天始见者，白点可变成条状或块状的膜，其色灰白或带微黄，白膜逐渐扩大，蔓延至喉关内外或蒂丁等处。白膜表面光滑，边缘境界分明，不易剥脱，若强加剥去则引起出血，露出一层红肿肉面，但在很短时间内又为新生的白膜盖住。病情严重的，身热增高，面色苍白，神气呆滞，口有臭气，白膜扩大较快，兼有声嗄、痰喘、饮食作呛等兼症。如果白膜扩展至气管，往往阻碍呼吸，引起窒息。与“喉风”等白腐的区别是：喉风等多在肿块上面有黄白色脓痰样物盖罩，白点分散而不呈坚韧的片状，容易拭去，也不易出血。前人认为本证的原因和时行疫毒有关，所以也称“疫喉”。偏于风热者多兼寒热头痛，脉象浮数，治先疏表清热解毒，用桑葛汤兼服啜药散，表证解除后，接用养阴清肺汤加土牛膝。偏于阴虚者，初起无表证，脉数无力，即宜养阴清热解毒，用养阴清肺汤加土牛膝，兼服啜药散，均用清凉散吹喉。服药后如见遍身斑疹，系病邪外出，不可误作寻常斑疹治疗，不敢滋阴，反致贻误。

“喉疳”亦为喉间表皮发生腐烂，多生于关外近蒂丁两旁，喉底极少发现。由于外风内热相搏，上攻咽喉。初起先有潮红疼痛，或生水疱，继即腐烂，白点呈分散状，多少不等，可多至十余处，大小也不一致，在白

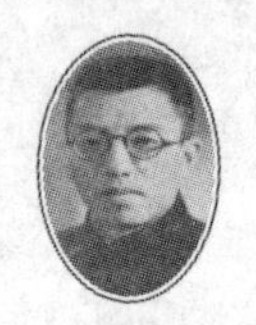

点周围必有红晕，为其特征。一般兼有寒热等全身症状，小儿患者尤多，且有并发“口疳”的。内服加减普济消毒饮，外吹锡类散。

“烂喉痧”又名“喉痧”或“烂喉疖痧”，初起恶寒发热，头痛、呕吐，咽喉红肿疼痛，三四日后发现溃烂。同时颈项出现猩红色痧点，渐及胸背、腹部或四肢，一日之间能蔓延全身，但口唇周围则呈现苍白色而无痧点。本证由疫毒蒸腾肺胃，厥少之火乘势上亢，极为严重。治疗可分三期：初期寒热、烦躁、呕恶，咽喉肿痛腐烂，舌苔薄腻而黄或白如积粉，为疫邪郁于气分，应予辛凉表散使邪外达，用加减荆防败毒散，兼见口臭、便秘里热亦重者，用清咽利膈汤。中期壮热、口渴、烦躁，咽喉肿痛腐烂，舌质红绛，中有黄苔，疖痧密布，神识不朗，系疫邪化火，由气入营，即宜清营解毒佐以疏透，用加减黑膏汤或加减犀豉汤。后期疖痧已收，热轻、咽痛亦轻，宜滋液养阴，用清咽养营汤。外治方面，咽喉肿痛吹玉钥匙散，溃烂吹锡类散，同时可针少商或委中穴出血，减轻病势。

桑葛汤 桑叶 葛根 薄荷 川贝 甘草 木通 竹叶 银花 瓜蒌皮

啜药散 川贝、土牛膝、黄柏各三钱，甘草一钱，西瓜霜、人中白各五分，竹蜂十只，研细末，加入牛黄一钱，冰片五分，每用一分，开水一汤匙冲调，慢慢啜服。

养阴清肺汤 生地 玄参 大黄 麦冬 川贝 丹皮 白芍 甘草 薄荷

清凉散 硼砂三钱，人中黄二钱，黄连一钱，薄荷六分，青黛四分，冰片五分，研细末。

加减普济消毒饮 连翘 薄荷 马勃 牛蒡 荆芥 僵蚕 玄参 银花 板蓝根 桔梗 人中黄

锡类散 象牙屑 珍珠 青黛 冰片 壁钱 犀黄 人指甲（成药）

加减荆防败毒散 荆芥 牛蒡 银花 连翘 薄荷 竹叶 桔梗 豆豉 马勃 蝉蜕 僵蚕 射干

清咽利膈汤 连翘 山栀 黄芩 薄荷 防风 荆芥 玄明粉 桔梗 银花 玄参 大黄 甘草 黄连

加减黑膏汤 鲜生地 豆豉 薄荷 连翘 僵蚕 石膏 赤芍 蝉蜕 石斛 甘草 象贝母 浮萍 竹叶

加减犀豉汤 犀角 石斛 山栀 丹皮 生地 薄荷 黄连 赤

芍　玄参　石膏　甘草　连翘　竹叶　芦根　茅根　金汁

清咽养营汤　生地　西洋参　玄参　天冬　麦冬　天花粉　白芍　茯神　桔梗　甘草　知母

玉钥匙散　西瓜霜、月石各五钱，朱砂六分，僵蚕、冰片各五分，研细末。

四、喉痒

喉头发痒作咳，为外感咳嗽症状之一，参阅内脏症状“咳嗽”条。

咽喉干燥，痒多痛少，淡红微肿，逐渐喉间出现赤瘰，多者成杨梅刺状，称为“喉癣”。由于胃火熏肺，用广笔鼠粘汤，外吹清凉散。经久失治，能生霉烂，迭起腐衣，旁生小孔如蚁蛀蚀，多致不救。故俗称“天白蚁”。

广笔鼠黏汤　生地　象贝　玄参　甘草　牛蒡　天花粉　射干　连翘　僵蚕　竹叶

清凉散　硼砂三钱，人中黄二钱，黄连一钱，薄荷六分，青黛四分，冰片五分，研细末。

五、咽干

一般口干为肺胃热伤津液，白天作干。咽干则多肾阴不足，卧后觉燥，故常为阴虚症状之一。《内经》所谓“嗌干、口中热如胶，取足少阴。”

六、声嗄

声音嘶嗄而不能成音，称为“喑”，甚至完全不能出声，俗呼“失音”。骤起者多为外邪乘肺，久病转成者多为肺脏气阴受损，都与肺经有关，前人譬作“金实不鸣，金破亦不鸣”。风寒用三拗汤，寒包火用麻杏甘石汤，肺虚用清音汤，肺虚有热用养金汤。

孕妇失音与胎气有关，称做“子喑”，参阅妇科症状“怀孕音哑”条。

三拗汤　麻黄　杏仁　甘草

麻杏甘石汤　麻黄　杏仁　石膏　甘草

清音汤　人参　茯苓　当归　生地　天麦冬　乌梅　诃子　阿胶　人乳　牛乳　梨汁　蜂蜜

养金汤　生地　桑皮　杏仁　阿胶　知母　沙参　麦冬　蜂蜜

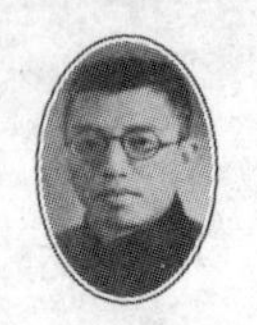

七、作呛

常因饮食而致气逆咳呛，除一般偶然出现外，在“喑痱”证上比较多见。由于会厌不能掩闭喉腔，饮食误入气管所致，属严重症状。患此者大多舌强言语不利，可用菖蒲、远志等宣通心气，非肃肺顺气所能奏效。

八、喉如曳锯

气为痰阻，呼吸有声，喉间作响，好像拉锯之声，为痰喘症状之一，参阅内脏症状“喘促”条。

九、喉如水鸡声

为哮喘的特征，喘时喉间发出一种尖锐的水鸡声音，参阅内脏症状“喘促”条。

十、喉中梗阻

咽喉不红不肿，亦不疼痛，饮食可以顺利下咽，但觉喉中如食炙肉，或如梅核梗塞，吐之不出，吞之不下，病名“梅核气”。由于七情郁结，痰滞气阻喉中，故心情舒畅能自减轻，治用加味四七汤。

加味四七汤 茯苓　厚朴　苏梗　半夏　橘红　青皮　枳实　砂仁　南星　六神曲　蔻仁　槟榔　生姜

十一、小舌肿痛

小舌即蒂丁，亦叫悬壅，一般小舌肿痛称做“悬壅垂”。因食辛热食物或感受风热所致，用冰麝散吹之，民间疗法以筷头蘸醋再蘸细盐少许点上，轻者即愈。

小舌下端尖头处生血疱，色紫如樱桃，疼痛妨碍饮食，叫做“悬旗痈”，除吹冰麝散外，内服加味甘桔汤，必要时可刺血疱放出紫血。

冰麝散 黄柏、黄连、玄明粉各一钱，鹿角霜五钱，胆矾、甘草各五分，硼砂二钱五分，冰片四分，麝香一分，研细末。

加味甘桔汤 生地　玄参　桔梗　枳壳　牛蒡　防风　银花　连翘　丹皮　炙甲片　蒲公英　甘草

十二、骨鲠

骨鲠在喉，以鱼刺为多。单方用米醋徐徐咽下，或用威灵仙煎汤徐饮，《三因方》有玉屑无忧散，但只能治细柔的鱼骨鲠痛，如果硬骨和较粗之骨，能使伤处红肿，应施手术取去。

玉屑无忧散 寒水石、硼砂各三钱，玄参、贯众、滑石、砂仁、山豆根、黄连、甘草、赤苓、荆芥各五钱，研末，每用一钱，用水送下。

第十节 颈项症状

前为颈，后为项，任脉行于前，督脉行于后，手足三阳经并行两侧。因部位较小，临床症状不太多，且多与其他症状同时出现。但作为主症出现时，也有极其严重和顽固的，尤以外科为常见。本门包括项强、项软、痉病、气毒、瘰疬、瘿瘤、锁喉痈、对口疽等。

一、项强

后项强直，不能前俯及左右转动，逐渐牵连背部强急，角弓反张，为“痉病”主要症状。痉病的形成，由于津血耗损，筋脉失其濡养，往往在失血之后或大汗及高热伤阴后出现，脉细弦数，舌光干绛，宜养阴熄风，用大定风珠。有因外邪引起的，必兼恶寒发热和头痛等症，有汗者为“柔痉”，用栝楼桂枝汤，无汗者为“刚痉”，用葛根汤。此证必须照顾津液，故栝楼、葛根成为主药，化热便秘者还当凉下以存阴。少数由外湿壅滞经络所致，《内经》所谓“诸痉项强，皆属于湿”。伴见头胀沉重，颈筋酸痛，用羌活胜湿汤。

刀刃损伤，在破伤处感染风邪，亦易引起项背强直，四肢频频抽搐，《巢氏病源》称为“金疮痉”，俗称“破伤风”。初起伴见寒热，面现苦笑，宜疏邪解毒，用玉真散。严重的邪毒内陷，增加恶心呕吐，伤处不甚红肿，创口起白痂，流出污黑水，用五虎追风散。痉挛停止，病有转机时，以养血调理为主。

小儿身热不退，出现项强，须防“惊风”，参阅内脏症状“昏迷”条。

睡时头部位置不适或受凉引起项强不活，转侧酸胀，名为“落枕”。宜取风池、风府、肩井穴等推拿治疗，或针大杼、京骨、肩外俞、后溪等穴。

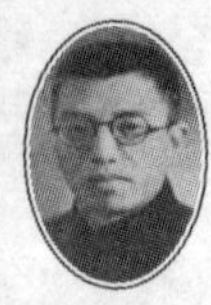

大定风珠　白芍　阿胶　龟板　地黄　麦冬　麻仁　五味子　牡蛎　鳖甲　甘草　鸡子黄

栝楼桂枝汤　栝楼根　桂枝　白芍　甘草　姜　枣

葛根汤　葛根　麻黄　桂枝　白芍　甘草　姜　枣

羌活胜湿汤　羌活　独活　防风　藁本　川芎　蔓荆子　甘草

玉真散　防风　南星　白芷　天麻　羌活　白附子　蝉蜕

五虎追风散　蝉蜕　南星　天麻　全蝎　僵蚕

二、项软

小儿大病后颈项软弱，为气血大虚，由于后项为督脉所循行，应在补剂中佐以扶阳，用斑龙丸。倘因先天不足者，为五软证之一，参阅全身症状“小儿五软”条。

一般久病见项软，多为阳气衰惫，督脉之病，称做“天柱骨倒”，难治。《内经》上说：“头者精明之府，头倾视深，精明夺矣。”这里所说头倾便是颈项萎软。

斑龙丸　鹿角胶　鹿角霜　茯苓　柏子仁　菟丝子　补骨脂　熟地

三、颈粗

颈粗不红肿、疼痛，伴有寒热头眩，称为“气毒”，用加味藿香散。也有偏在颈前粗大，呈现食欲增进，心烦心悸，夜睡不安，呼吸困难，性情急躁、忧郁等肝火肝气交郁现象，用达郁汤法加夏枯草、青黛、丹皮、海藻。

加味藿香散　藿香　桔梗　甘草　青皮　陈皮　柴胡　紫苏　白术　白芷　茯苓　厚朴　川芎　香附　夏枯草

达郁汤　升麻　柴胡　川芎　香附　桑皮　橘叶　白蒺藜

四、颈脉跳动

结喉两旁的足阳明经动脉，称为人迎，在“水肿”、“哮喘”和“怔忡”等证往往搏动明显，作为诊断之一。

五、颈侧结核

颈侧皮里膜外发现结核，或左或右，或两侧均有，少者一二枚，多至四五枚以上，一般称为“痰核”，亦叫“瘰疬”，文献上还有“痰疬”、“串疬”、“重迭疬”和“马刀侠瘿”等多种名称。一般地说，此证可分急性及慢性两类：急性者由于外感风热，挟痰凝于少阳、阳明之络，结核形如鸽卵，根盘散漫，色白坚肿，伴见寒热，颈项强痛，宜散风清热化痰，用牛蒡解肌汤，外用金黄散茶汁调敷。如果四五天后发热不退，肿痛增剧，顶尖皮色渐转淡红，须防化脓破溃。但破溃后脓泄邪退，容易收口，可照一般溃疡处理。慢性的多因忧思郁怒，性情不畅，肝气挟痰火凝滞于肝胆两经。初起结核如豆，一枚或三五枚不等，渐渐窜生，皮色不变，按之坚硬，推之能动，不作寒热，亦不觉痛，日久则微有痛感，其核推之不动。治宜疏肝养血、解郁化痰，用逍遥散加半夏、陈皮；肝火偏盛者，用柴胡清肝散，并配服内消瘰疬丸、小金丹和芋奶丸等。其中小金丹能防止流窜，芋奶丸对已溃者还能化脓生肌，故比较常用。本证不易破溃，将溃时皮肤先发绀色，溃后脓汁清稀，挟有败絮状物，很难在短时内排尽收口。处理得当约须二三个月，部分患者有历久不愈或此愈彼溃而成瘘管；也有收口之后因体虚复发。近来有用狼毒粉外敷，对去腐生新有效。

慢性瘰疬系一种顽固疾患，不仅发于颈项，亦能延及颔下、缺盆、胸、腋等处，并且经久不愈，能出现潮热盗汗，形瘦神疲，渐成虚劳。故不论未溃已溃，气血亏弱的均宜先扶正气，次治其标，用香贝养荣汤；如坚硬不消或已成不溃，亦可用攻溃法：以细针一枚烧红，用手指将核捏起，当顶刺入四五分，核大者百可针数孔，核内或痰或血随即流出，待流尽，用太乙膏盖之，次日针孔渐作脓，插入白降丹条腐蚀，仍用太乙膏盖贴，使核脱落。但采用攻溃法不免痛楚，所用药条又多刺激性，须严格掌握，忌深忌大，并对老年体弱者忌用。此外，也可配合艾灸治疗，朱丹溪曾说：取肩尖、肘尖骨缝交接处各一穴，灸七壮，病左灸左，病右灸右，左右俱病，即左右均灸，常用有效。顾世澄也认为取肩井、肺俞、膻中、风池、百劳、曲池等穴，各灸三壮，再加内治，收效较速。

牛蒡解肌汤 牛蒡 薄荷 荆芥 连翘 山栀 丹皮 石斛 玄参 夏枯草

金黄散 南星 陈皮 苍术 黄柏 姜黄 甘草 白芷 天花粉 厚朴 大黄（成药）

逍遥散 当归 白芍 柴胡 白术 茯苓 甘草 薄荷 姜

柴胡清肝散 生地 当归 白芍 川芎 柴胡 黄芩 山栀 天花

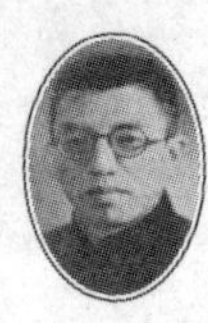

粉 防风 牛蒡 连翘 甘草

内消瘰疬丸 夏枯草 玄参 海藻 贝母 青盐 薄荷 天花粉 蛤粉 白蔹 连翘 熟大黄 甘草 生地 桔梗 枳壳 当归 硝石（成药）

小金丹 白胶香 草乌 五灵脂 地龙 木鳖 乳香 没药 当归 麝香 墨炭（成药）

芋奶丸 香梗芋奶不拘多少，切片晒干，研细末，用陈海蜇漂淡和荸荠煎汤泛丸。

香贝养荣汤 香附 贝母 人参 茯苓 陈皮 熟地 川芎 当归 白芍 白术 桔梗 甘草 姜 枣

太乙膏 玄参 白芷 当归 肉桂 赤芍 大黄 生地 土木鳖 阿魏 轻粉 柳枝 槐枝 血余 东丹 乳香 没药 麻油（成药）

六、颈间生瘤

颈间生瘤，多因气血留滞，故名。逐渐长大，又如缨络之状，也称“瘿瘤”。瘤的形状并不一致，有或消或长，软而不坚，皮色如常的；有软如棉，硬若馒，不紧不宽，形如复碗的；有坚而色紫，青筋盘曲，形如蚯蚓的；有色现紫红，脉络露见，软硬相兼，时有牵痛，触破流血不止的；有形色紫黑，坚硬如石，推之不移，紧贴于骨的；也有皮色淡红，软而不硬的。从总的说来，瘿瘤的原因，多数由于内伤七情、忧恚怒气和痰湿瘀壅而成。质地柔软，溃后出脓或如脂粉样脓，肿势渐消的易愈，坚硬而溃破出血，肿势更增，痛势不减的难治。内服方可分三类，化痰软坚用海藻玉壶汤，调气破结用通气散坚丸，清肝解郁用清肝芦荟丸，外治用太乙膏掺红灵丹敷贴。

瘿瘤的疗效不甚显著，除皮色淡红，软而不硬可用手术切开外，其他不可轻易用刀针刺破。个别地区因受山岚水气而成者，皮色不变，不痛不痒，《沈氏尊生书》曾拟瘿囊丸治之。

海藻玉壶汤 海藻 陈皮 贝母 连翘 昆布 半夏 青皮 独活 川芎 当归 甘草 海带

通气散坚丸 人参 桔梗 川芎 当归 天花粉 黄芩 枳实 陈皮 半夏 茯苓 胆星 贝母 海藻 香附 菖蒲 甘草

清肝芦荟丸 当归 生地 白芍 川芎 黄连 青皮 海蛤粉 牙皂 甘草 昆布 芦荟

太乙膏 玄参 白芷 归身 肉桂 赤芍 大黄 生地 土木鳖 阿魏 轻粉 柳枝 槐枝 血余 东丹 乳香 没药 麻油（成药）

红灵丹 雄黄、乳香、没药、火硝各六钱，煅月石一两，礞石、冰片各三钱，朱砂二两，麝香一钱，研细末。

瘿囊丸 雄黄 青木香 槟榔 昆布 海蛤 白蔹 半夏曲 肉桂 白芥子

七、颈项疮毒

颈项疮毒以生在前后正中处者，最为严重。生于结喉外的名“锁喉痈”，《内经》称为“猛疽”，说明病情的凶险。初起红肿绕喉，壮热口渴，来势猛烈，甚至堵塞咽喉，汤水难下。如果根盘松活，容易溃脓为顺；坚硬难于溃脓为重；脓成不外溃而向内穿溃的，也是危证。此证多因肺胃风火痰热上壅，初用牛蒡解肌汤，有化脓趋向的，可加山甲、皂角刺以透脓，外用玉露散以金银花露调敷，中留小孔，并时时潮润，使药力易于透达，切勿用膏药外贴。溃后可照一般痈证处理。

生于后项正中者为“对口疽”，多因过食膏粱厚味，火毒湿热内盛，复因外感风邪，以致气血瘀阻经络。初起硬块上有一粟粒样疮头，发痒作痛，肿块扩大，疮头也增多，色红焮热，疼痛加剧。疮内化脓，疮头开始腐烂，形如蜂窠。必待脓液畅泄，腐肉逐渐脱落，新肉开始生长。此证一起即有恶寒发热、头痛、食呆等，当病情进展时这些症状也加重，严重的因毒邪内陷，可以兼见神昏痉厥。腐烂面积大小不一，最大的能上至枕骨，下至大椎，旁及耳后。虚弱之体，难于收口生肌。故须依据患者气血盛衰、毒邪轻重来诊断病程的快慢和预后的逆顺。一般实证初起宜清热散风，行瘀活血，用仙方活命饮。脓不易透的用透脓散。气血两亏的用托里消毒散扶正托毒，外贴冲和膏。溃脓期加掺九一丹，收口期用生肌玉红膏掺生肌散。

凡生在颈部两旁的，概称“颈痈”，治法与锁喉痈大致相同，唯锁喉痈由于肺胃积热，此则由于三焦郁火上攻，气血凝滞。

牛蒡解肌汤 牛蒡 薄荷 荆芥 连翘 山栀 丹皮 石斛 玄参 夏枯草

玉露散 芙蓉叶研末。

仙方活命饮 当归尾 赤芍 防风 银花 天花粉 陈皮 白芷 穿山甲 皂角刺 贝母 甘草 乳香 没药

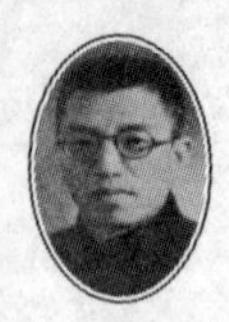

透脓散 当归 黄芪 穿山甲 川芎 皂角刺

托里消毒散 人参 黄芪 当归 川芎 白芍 白术 银花 茯苓 白芷 桔梗 皂角刺 甘草

冲和膏 紫荆芥 独活 赤芍 白芷 菖蒲（成药）

九一丹 熟石膏九钱，升丹一钱，研细末。

生肌玉红膏 当归 白芷 白蜡 轻粉 甘草 紫草 血竭 麻油（成药）

生肌散 寒水石、滑石、海螵蛸、龙骨各一两，定粉、密陀僧、白矾灰、干胭脂各五钱，研细末。

第十一节 肩背症状

肩为手足三阳经交会之所，亦为肺之分域。肩部发病，多因外邪直接侵害或肺脏受邪而影响经络。在背部督脉贯脊行于中，足太阳经分左右四行循行于脊旁，故外邪引起的背部疾患，多属太阳经，内伤证以督脉为主，并往往出现脊骨变形。又因背为胸中之府，胸为肺脏所在，胸肺有病，也能牵及。此外，肩背部常因负重致使扭挫损伤，本门也附入了一些伤科症状。

一、肩痛

肩痛偏在后者，常与背痛并见，此为足太阳经感受风湿，用羌活胜湿汤。偏于前者，多连手臂，为肺受风热，用羌活散。并宜采取肩井、肩髃等穴配合针灸治疗。

负重过量，或强力提携重物，最易引起肩部周围肌肉扭伤疼痛，首先表现为痛处手臂前屈后伸受到限制，并不能上举，严重的痛牵颈项，日久变为酸痛无力，应由伤科手术治疗。

羌活胜湿汤 羌活 独活 川芎 藁本 防风 蔓荆子 甘草

羌活散 羌活 防风 细辛 川芎 菊花 黄芩 石膏 蔓荆子 前胡 枳壳 茯苓 甘草 姜

二、抬肩

为气喘症状之一。肺气上逆，呼吸困难，口张、目突，同时，肩抬起落，称为“肩息”。《金匮要略》上说：“上气，面浮肿，肩息，其脉浮大，不治。”但一般多在严重时出现，尤其在“哮喘”剧作时为多见。

三、垂肩

两肩下垂，耸起无力，为气虚不能升举，亦称“肩随”。《内经》所谓：“背者胸中之府，背曲、肩随，府将坏矣。”

四、背痛

背痛板滞，牵连后项、肩胛不舒，兼有恶寒，为风冷乘袭足太阳经，经脉涩滞，通用姜黄散。治背痛须用羌活、防风引经。并因肺主皮毛，背为胸中府，治疗时可结合使用宣肺之法，使外邪易散。用三合汤，即香苏散、二陈汤和乌药顺气散复方。

睡后背部酸痛，起床活动后，即渐轻减，属气血凝滞，络脉不和。用舒筋汤，配合按摩疗法。

弯腰负重，背伤疼痛，多伴颈项牵强，手指发麻，臂不能动。应用伤科治疗。

姜黄散 姜黄 羌活 白术 甘草

三合汤 麻黄 紫苏 桔梗 苍术 陈皮 乌药 川芎 僵蚕 白芷 枳壳 甘草 干姜 茯苓 半夏 香附

舒筋汤 当归 白芍 白术 甘草 羌活 姜黄 海桐皮

五、背痛彻心

背痛牵连心胸亦痛，病名“胸痹”。系胃痛证候之一，故《内经》上说：“背与心相控而痛，所治天突与十椎及上纪。上纪者，胃脘也”。参阅胸胁腑乳症状“胸痛”条。

六、背冷

阳气虚弱的人，常觉背冷，用圣愈汤加桂枝，《古今医鉴》有御寒膏外贴法。

“痰饮”病严重的常觉背心一片冰冷，乃脾肾阳虚现象，参阅内脏症状“咳嗽”条。

圣愈汤 黄芪 人参 生地 熟地 当归 川芎

御寒膏 生姜半片捣汁，入明胶三两，乳香、没药各一钱半，煎化搅

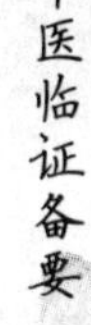

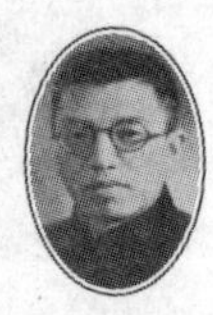

成膏，再入川椒末少许和匀，摊在皮纸上贴患处，五至七日取下。如起小疱，不妨。

七、脊骨痛

脊痛多起于腰部，牵连及背，不能挺直，偶尔挺直较舒，亦不能久持。严重的脊中一线觉冷，腰部亦冷，常如风寒侵入，脉象微弱，或伴见小便频数清长，下肢酸软。肾阳不足，宜温补下元，用右归丸加鹿角胶、狗脊，或温肾散，并灸肾俞。

脊痛兼见腰似折，项似拔，冲头痛的，为太阳经气不行，用羌活胜湿汤。

右归丸 附子 肉桂 山萸 山药 熟地 枸杞子 炙甘草 杜仲

温肾散 熟地 牛膝 巴戟 苁蓉 麦冬 炙甘草 五味子 茯神 干姜 杜仲

羌姜活胜湿汤 羌活 独活 川芎 藁本 防风 蔓荆子 甘草

八、脊柱突出

部分脊椎突出，按之高耸，多属督脉病变。由于阳气大虚，骨髓不充实，以致不相联络，形成背俯，胸部变宽，行路异常，称为“伛偻”，亦称“大偻”，俗称“曲背”。《内经》上说：“阳气者，精则养神，柔则养筋，开合不得，寒气从之，乃生大偻。”即是此证。也有因于湿热的，因大筋受热则缩而短，小筋得湿则引而长，渐使背曲而骨节突出。但临床遇见的以虚证为多，小儿患此者多由先天不足，治宜血肉有情之品填补肾命，用斑龙丸，或龟鹿二仙胶常服。

初生小儿背受风寒，入于膂骨，背部弯曲，称为“龟背”，多成痼疾，用松蕊丹。《东医宝鉴》指出：“小儿坐太早，亦致伛偻背高如龟。”应注意护养。

斑龙丸 鹿角胶 鹿角霜 菟丝子 柏子仁 熟地

龟鹿二仙胶 鹿角 龟板 人参 枸杞子（成药）

松蕊丹 松花 枳壳 防风 独活 麻黄 大黄 前胡 肉桂

九、背部反折

背部向后弯曲反折，经脉不柔，称为“角弓反张”。常由项强逐渐发展，多见于“痉病”和“破伤风”等。参阅颈项症状“项强”条。

十、尾骶骨痛

尾骶骨在脊骨下端，为督脉和足少阴经所过，痛时常连腰部，背难挺直，喜温并喜用手抚摩。一般由于肾虚引起，故治疗以补肾为主，但血瘀、气滞、寒湿乘袭，亦能致痛。《沈氏尊生书》载有补肾汤加减法，有风加制草乌、天麻；有寒加桂枝、附子：有湿加苍白术、桃仁；有热去补骨脂，加羌活、黑豆；有痰减知母、黄柏，加南星、半夏、茯苓；有气滞减知母、黄柏，加蔻仁、檀香、乌药、青皮；有瘀去知母、黄柏，当归改归尾，加肉桂、柴胡、桃仁，甚者加五灵脂；如跌仆闪挫，去知母、黄柏，加羌活、独活、乳香、没药、桃仁，或加肉桂，赤芍。外治灸八髎等穴，或贴保珍膏。

补肾汤　补骨脂　小茴香　延胡索　牛膝　当归　杜仲　知母　黄柏　姜

保珍膏　当归　黄芪　川芎　生地　肉桂　川乌　草乌　山奈　豆豉　大黄　白芷　苍术　红花　升麻　吴萸　麻黄　细辛　高良姜　丹皮　赤芍　首乌　防风　姜活　独活　蓖麻子　广丹　葱　姜　麻油（成药）

十一、背部疮毒

背部疮毒，以“发背”为大证，分上、中、下三发背，俱属督脉部位，由火毒凝滞而成。上发背生天柱骨下，其伤在肺，一名“肺后发”；中发背生于背心，其伤在肝，一名“对心发”；下发背生于腰中，其伤在肾，一名“对脐发”。初起皆形如粟米，焮痛麻痒，周身拘急，寒热往来，数日后突然大肿。即宜隔蒜艾灸，灸之不应，则就患顶当肉灸之，至知痛为效。灸后，用针当疮顶点破一孔，随用药筒拔去脓血，使毒气向外疏通，不致内攻。如有表证发热恶寒无汗者，用荆防败毒散汗之，表里证发热恶热大便干燥者，用内疏黄连汤下之，表里证兼有者，用神授卫生汤双解之。脓将成必须托里，余同一般肿疡、溃疡治法。此证无论老少，总以高肿红活焮痛为顺，漫肿塌陷焦枯紫黑为逆。热毒易治，阴虚难治，形气俱不足者，更为棘手，应请专科治疗。

荆防败毒散　荆芥　防风　羌活　独活　前胡　柴胡　桔梗　川芎　枳壳　茯苓　人参　甘草

内疏黄连汤　黄连　黄芩　山栀　连翘　薄荷　甘草　桔梗　大

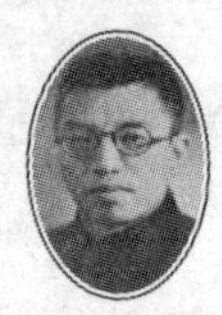

黄　当归　白芍　木香　槟榔

神授卫生汤　皂角刺　防风　羌活　白芷　穿山甲　连翘　归尾　乳香　沉香　银花　石决明　天花粉　甘草　红花　大黄

第十二节　胸胁腋乳症状

膈以上为胸，胸中为心肺所居。心和肺为两阳脏，因清阳所聚，也称清旷之区。喻嘉言曾说："胸中阳气如离照当空，设地气一上，则窒塞有加。"故胸中阳气不振，能使寒浊之邪上犯；同样地寒浊之邪上逆，也能使阳气不宣，产生痞结、疼痛等症。就心、肺的功能来说，因心神不宁和肺气不肃，又会出现烦热、闷满等症状。两胁系肝、脾部位，足厥阴、少阳经脉也循行两胁和腋下，故胁腋症状，不论胀痛或按之有形及外生疮疡，均从肝脾治疗，尤其偏重于肝胆。必须指出，肝位于右，其气行于左，滑伯仁所谓："肝之为脏，其治在左，其藏在右胁右肾之前"。因而左胁病证中，也有从肝论治的。至于乳部疾患，多生于妇女，因乳头属肝，乳房属胃，一般治疗侧重肝、胃两经。

一、胸痛

胸为阳位，阳气不足或寒邪乘袭，均能使气机痹阻，所以《金匮要略》上称为"胸痹"。这里所说的寒邪，包括中焦积冷、饮食生冷和痰浊在内，与胃有密切关系。故除了喘息、咳唾、气塞、气短等上焦证外，还出现引背掣痛、脘痞嗳噫和呕恶等中焦证。《金匮要略》用瓜蒌薤白白酒汤辛温通阳为主，还用桂枝、半夏、枳实、生姜、茯苓之类，随证加减，其意义也便是为此。胸痹既为阳虚寒阻，通阳散寒，则疼痛自止；亦有寒湿留着，痛无休止，阳胜暂缓，阴胜转急的，称为"胸痹缓急"，当用薏苡附子散。又有久发不愈，多因气滞而致血瘀，其特征为痛时如刺，固定不移，宜瓜蒌薤白白酒汤加郁金、枳壳、归尾、桃仁等行气活血。

胸痛偏左，骤然发作如针刺，伴有气闷窒塞，或牵及左肩与左臂亦痛，每次时间极暂，在受寒、劳动和精神刺激后，最易出现，脉象细数或呈结代，属于心痛一类。凡"真心痛"乃猝然受寒，大痛不止，不能言语，面青呼吸气冷，手足青至节，多致死亡，用肉桂、细辛、附子、干姜等急救，或得一生。此则由于心气不足，影响营卫流行，病情缓而暂，痛时牵及肩臂。依据《内经》手少阴、太阴经的“臂厥”证，宜用人参、丹参、生地、桂枝、三七、藏红花、乳香等，调心气而和血脉。

胸痛常欲蹈压，或用手捶击较轻，在将痛前思饮热水，饮后亦较舒适，病名“肝着”，用旋覆花汤加红花、郁金。

胸痛连脐腹痛硬，手不可按，日晡潮热，大便秘结，病名“结胸”，用大陷胸汤，轻者只心下结痛气喘，用小陷胸汤。还有胸腹痛连腰胁背膂上下攻痛如刺，痛不可忍，甚至抽搐，为“血结胸”证，多因患伤寒等外感病而月经适来，凝滞于内，或月经将净，尚有余血未尽所致，用延胡索散。

咳嗽经久，胸部掣痛，为血滞络痛，应于方内酌加桃仁、红花。跌仆撞击，损伤胸部，呼吸作痛，或咳嗽吐血，用七厘散黄酒冲服。

瓜蒌薤白白酒汤 瓜蒌 薤白 白酒

薏苡附子散 薏苡仁 附子

旋覆花汤 旋覆花 新绛 葱

大陷胸汤 大黄 芒硝 甘遂

小陷胸汤 黄连 半夏 瓜蒌

延胡索散 延胡索 当归 蒲黄 赤芍 肉桂 姜黄 乳香 没药 木香 炙甘草 姜

七厘散 乳香 没药 当归 儿茶 红花 血竭 朱砂 麝香 冰片（成药）

二、胸闷

胸部堵塞，呼吸不畅，称做“胸痞”，俗叫“胸闷”。胸痞与胸痛不同之点，为胸痞满而不痛，胸痛则满而且痛；但与胀满亦不同，胀满内胀而外有形，胸痞则内觉满闷时而外无胀急之形。李东垣曾说：“太阴湿土主壅塞，乃土来心下而为痞也。”故常见于湿阻气滞的证候，多用芳香疏气如藿梗、佛手、郁金、枳壳，由肝胃气滞引起者，亦常用郁金、枳壳及青皮、陈皮、香附等。如在伤风咳痰证，胸膈痞闷，前人以桔梗与枳壳同用，取其一升一降，调畅气机。

心气不足和中气不足，患者常因呼吸困难，胸膈觉闷，应从主症治疗，勿用一般理气法。

《伤寒论》里有“心下痞”证，系表邪传里，属于中脘满闷，参阅腹脐症状“腹满”条。

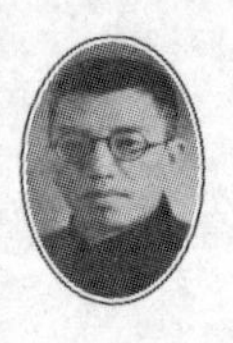

三、胸中烦热

胸中烦闷觉热，多为内热证。外感病见心烦懊侬不安，系外邪传入尚浅，用栀子豉汤吐之（栀子豉汤用生山栀苦以涌泄，香豉化浊开郁解表，成为吐剂，如将山栀炒黑，便不涌吐，变为疏表清热法）。身热退后，胸中烦热，或兼呕恶咳逆，为余热内恋，用竹叶石膏汤。

杂证中胸中烦热，多为心火偏旺，用导赤散。血虚火炎而致失眠难寐者，用黄连阿胶汤或天王补心丹。但失眠不能入睡，亦易引起烦热，伴见口干、汗出，当从失眠的不同原因治疗，不以烦热为主。

胸中烦热，兼手足心亦热，称为"五心烦热"，也有与潮热同时出现，均属阴虚内热证候，用生料六味丸加减。

妊娠烦闷，名为"子烦"，参阅妇科症状"怀孕烦躁"条。

栀子豉汤 山栀 豆豉

竹叶石膏汤 竹叶 石膏 半夏 麦冬 人参 炙甘草 粳米

导赤散 生地 木通 竹叶 甘草

黄连阿胶汤 黄连 阿胶 黄芩 白芍 鸡子黄

天王补心丹 生地 玄参 人参 丹参 茯苓 桔梗 远志 枣仁 柏子仁 天冬 麦冬 当归 五味子

生料六味丸 生地 山萸 丹皮 山药 茯苓 泽泻

四、胸部汗出

别处无汗，只有胸部多汗，名为"心汗"，常见于心气衰弱证，《证治准绳》有参归猪心方，或用生脉散加浮小麦、炙甘草。

参归猪心方 人参、当归各一两，入猪心内，煮熟去药食心。

生脉散 人参 麦冬 五味子

五、胸骨突出

小儿胸廓外突，变成畸形，名为"鸡胸"。多因先后二天不足，风邪痰热壅滞肺气所致。临床症状，伴有形体羸瘦，咳嗽喘急。治宜宽气饮先除痰涎，热重的用百合丹，然后缓缓调养。

宽气饮 杏仁 桑皮 橘红 苏子 枳壳 枇杷叶 麦冬 甘草 葶苈

百合丹 百合 杏仁 天冬 桑皮 木通 大黄 芒硝

六、胸痛彻背

胸痛牵连背部亦痛，为“胸痹”症状之一。参阅本门“胸痛”条。

七、心下硬块

腹中有块如壁，起自脐上，上至心下，经久不愈，伴见烦心、口干、腹热，甚则吐血，病名“伏梁”。为五脏积聚之一，属于心经。治宜大七气汤加菖蒲、半夏，并服伏梁丸（方内巴豆霜系峻利药，用时必须郑重考虑，掌握适当剂量）。

大七气汤 三棱 莪术 青皮 陈皮 藿香 桔梗 肉桂 益智仁 香附 甘草

伏梁丸 黄连 人参 厚朴 黄芩 肉桂 茯神 丹参 川乌 干姜 红花 菖蒲 巴豆霜

八、胁痛

胁肋为肝之分野，恼怒气逆和忧郁气结，均能引起胀满作痛，故临床上多属于肝气发病。痛时或偏一侧，或有休止，经久则隐隐不辍，劳累则更剧，并能影响胸背、少腹，脉象细弦或弦滑，治宜疏肝理气，用柴胡疏肝散；气郁化火者，兼见口干及痛处热感，用清肝汤加黄芩；肝血不足者，兼见耳目𥆧𥆧，心怯惊恐，用四物汤加柴胡、青皮。针灸治疗，取肝俞、胆俞、日月、期门、章门、支沟、阳陵泉等穴、凡肝气胁痛，初时在气，久则入络，当加丹参、红花和血。如犯胃克脾，出现腹胀，食呆，嗳气，矢气，大便不调，当加厚朴、豆蔻、大腹皮等。也有肝脾两虚的，用逍遥散调养。虚甚者，胁下一点痛不止，《医学入门》称为“干胁痛”，用八物汤加木香、青皮、肉桂，有热者去肉桂加山栀、黄连。

胁痛如刺，痛处不移，按之更剧，脉象弦涩或沉涩，多由跌仆殴斗损伤，瘀积胁下，痛处皮肤有青紫伤痕，宜逐瘀为主，用复元活血汤，方内柴胡系引经药，不以疏肝为目的。或用加味三七散，三七为伤科要药，亦可一味研粉吞服。

外感证传变中出现胁痛，兼见寒热往来、口苦、咽干、目眩等，为伤寒少阳证，用小柴胡汤。一般感冒亦能伴见胸胁隐痛，当考虑有无其他原因，并注意变化。

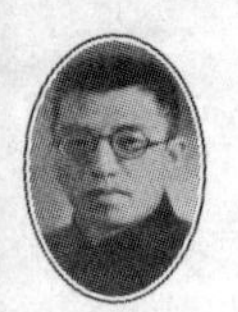

痰饮内停，胁痛牵及缺盆，咳嗽更剧，属于“留饮”，用葶苈大枣泻肺汤酌加枳壳、香附、青皮、陈皮等。

附：近来流行的“肝炎”，一般亦以胁痛为主诉，治疗多取和肝、疏肝，用白芍、丹参、柴胡、青皮、郁金、枳壳、川楝子等，内部有热感者，加大蓟、小蓟；胀气者，加香附；湿重者加苍术；恶心食减者，加神曲；疲乏或消瘦者，加黄芪或阿胶。一般地说，此证治法不能离开理气，但必须照顾肝阴，在治肝的同时也必须顾及脾胃。正因为此，饮食不节则伤胃，劳倦过度则伤脾，忧思不解则伤肝，应当注意饮食、休养，尤其不可忧郁悲观。

当期门穴处隐痛微肿，继而右胁部胀满作痛，侧卧惊惕，二便艰难，须防“肝痈”。多因愤郁气逆形成，先用复元通气散，继用柴胡清肝汤，化脓后难治。

柴胡疏肝散　柴胡　白芍　香附　川芎　枳壳　陈皮　甘草

清肝汤　白芍　当归　川芎　丹皮　山栀　柴胡

四物汤　生地　当归　白芍　川芎

逍遥散　当归　白芍　柴胡　白术　茯苓　甘草　薄荷　姜

八物汤　人参　白术　茯苓　甘草　熟地　白芍　川芎　当归

复元活血汤　当归　红花　桃仁　大黄　穿山甲　天花粉　柴胡　甘草

加味三七散　三七　香附　乳香　没药　甘草

小柴胡汤　柴胡　黄芩　人参　半夏　甘草　姜　枣

葶苈大枣泻肺汤　葶苈　枣

复元通气散　青皮　陈皮　瓜蒌仁　穿山甲　银花　连翘　甘草

柴胡清肝汤　柴胡　生地　当归　赤芍　川芎　防风　连翘　牛蒡　黄芩　山栀　天花粉　甘草

九、胁胀

胁肋胀满不舒，属肝气郁滞，久则作痛，并常影响到胸脘部，发生痞闷，在妇女乳房觉胀，用枳壳散加青皮、橘叶、郁金等。

枳壳散　枳壳　甘草

十、胁下硬块

为五脏积聚之一，在左胁下者名曰“肥气”，大如复杯，久不愈，使人呕逆，或痛引少腹，足冷转筋，用大七气汤兼服肥气丸。在右胁下者名曰“痞气”，痞塞不舒，影响胸背亦痛，久则腹满呕恶，出现黄疸，宜大七气汤，兼服痞气丸，肥气丸和痞气丸内均用巴豆霜峻利，用时须郑重考虑掌握剂量。

疟疾经久，左胁下结成瘕块，按之有形，脘腹不舒，食少力乏，形体消瘦，面色萎黄，脉象濡细，稍有劳累，寒热复发，名为“疟母”。治宜软坚消痞，祛瘀化痰，用鳖甲煎丸。此丸比较猛峻，此证气血多虚，用时应与益气养血之剂配合为宜。至于寒热发作时，又当与治疟之剂同用，参阅全身症状“寒热往来”条。

大七气汤 三棱 莪术 青皮 陈皮 藿香 桔梗 肉桂 益智仁 香附 甘草

肥气丸 柴胡 黄连 厚朴 川椒 莪术 昆布 人参 皂角 茯苓 川乌 干姜 巴豆霜

痞气丸 厚朴 黄连 吴萸 黄芩 白术 茵陈 砂仁 干姜 茯苓 人参 泽泻 川乌 川椒 肉桂 巴豆霜

鳖甲煎丸 鳖甲 黄芩 柴胡 干姜 白芍 桂枝 大黄 乌扇 鼠妇 葶苈 石韦 厚朴 丹皮 瞿麦 紫葳 半夏 人参 阿胶 䗪虫 蜂房 赤硝 蜣螂 桃仁（成药）

十一、腋下结核

腋下结核如卵，皮色不变，多因肝气痰浊凝滞而成，俗称“痰核”，实即瘰疬一类，故常与颈间结核同时出现，治用消核丸。参阅颈项症状“颈间结核”条。

消核丸 橘红 赤苓 大黄 连翘 黄芩 山栀 半夏曲 玄参 牡蛎 天花粉 桔梗 瓜蒌仁 僵蚕 甘草

十二、腋下潮湿

腋下潮湿如汗出，称为“漏腋”，用六物散涂敷，亦治阴股间潮湿。

六物散 干枸杞根、干蔷薇根、甘草各二两，铅粉、商陆根、滑石各一两，研末，用醋调涂。

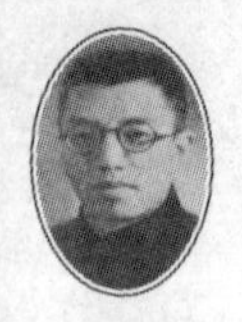

十三、腋臭

腋下散气，臭如野狐，俗称“狐臭”。用密陀僧散加枯矾少许搽敷。朱丹溪曾有一法治此证：大田螺一个水中养之，候靥开，以巴豆肉一粒，针挑放在螺内，仰置盏中，自然成水，取搽腋下。

密陀僧散　雄黄、硫黄、蛇床子各二钱，密陀僧、石黄各一钱，轻粉五分，研细末。

十四、乳房胀

乳房作胀，常见于肝气证。由肝气郁滞引起的“痛经”，每于经前先觉乳胀，甚则隐痛，尤为明显。治法参阅本门“胁胀”和妇科症状“经行腹痛”各条。

十五、乳房结核

乳房结核，大小不一，大多表面光滑，与皮肤不相连着，按之移动，皮色不变，亦不发热，不痛或稍有痛感。有“乳疬”、“乳癖”、“乳痨”（亦称“乳痰”）等名，都因肝脾不和，气滞痰郁而成。其中乳疬多发于女子青春期，乳癖以中年、老年为多，乳痨则不限年龄，常生于乳房稍偏上部。由于乳房属胃，乳头属肝，治疗以疏肝和胃、理气解郁为主，用清肝解郁汤、连翘饮子加减。

男子肾虚肝燥，忧思怒火郁结，乳部亦能生核，久则隐痛，用一味青皮或橘叶煎服。

清肝解郁汤　当归　白芍　熟地　柴胡　人参　白术　贝母　半夏　茯苓　川芎　丹皮　陈皮　赤苓　甘草　山栀　姜

连翘饮子　连翘　川芎　瓜蒌　橘叶　青皮　桃仁　甘草　皂角刺

十六、乳头破碎

乳头或乳颈部破碎，多因小儿生牙时吮乳咬破，或乳头内缩，被小儿强吸，或乳汁过多流溢，浸润湿烂，但与肝火湿热蕴结亦有关系。患此者痛如刀刺，揩之出血，或流脂水，或结黄色痂盖，愈后容易复发，并因疼痛，常使乳汁不能吸尽，继发乳痈。宜外搽三石散，必要时内服龙胆泻肝汤。

三石散　炉甘石、熟石膏、赤石脂等份，研细末，麻油调敷。

龙胆泻肝汤 龙胆草 黄芩 山栀 泽泻 木通 车前子 当归 生地 柴胡 甘草

十七、乳房疮毒

妇女哺乳期内，乳房硬块，肿胀疼痛，乳汁不畅，寒热头痛。多因婴儿吮乳吹气，乳络壅滞，或乳多婴儿少吃，乳汁积滞，称为“外吹乳痈”。内服用瓜蒌牛蒡汤加蒲公英，或加木通通乳，红肿者外敷玉露散。经过二三天后，热退痛减，为消散现象，假使热不退，肿块增大，焮红疼痛加剧，势将化脓，方内加当归、赤芍、山甲。持续十日左右，硬块中央渐软，按之应指者，已到脓熟阶段，宜切开排除。切开时，必须采取放射形，以免过多地破伤乳络，用九一丹提脓，药线引流，按一般溃疡处理。在怀孕六、七月时，胎气旺盛，胃热壅滞，亦能结脓成痈，称为“内吹乳痈”。初起皮色不变，逐渐转红破溃，用橘叶散内服，并宜照顾胎元。此证比外吹乳痈难消，酿脓亦慢，已溃后往往须待产后才能收口。

乳房结块，坚硬木痛，皮色不变或稍带红热，寒热亦微，名为“乳疽”。系肝气胃热蕴结而成，与哺乳、怀孕无关，偏于阴证一类，成脓比乳痈缓慢，大约乳痈在十四天脓成，此则须一个月后方可溃脓。初起亦用瓜蒌牛蒡汤，寒热退尽，肿不消退者，接用复元通气散加当归、赤芍、红花，并以冲和膏加红灵丹外贴，溃后照一般溃疡治疗。

乳房部初起如桂圆或核桃大结块，高低不平，质地坚硬，皮核相连，推之不移，不痛不痒，不红不热。逐渐长大，经年累月之后，才觉疼痛，痛又无休止。此时肿如堆粟，或似复碗，顶透紫色，网布血丝，先腐后溃。溃烂后根肿愈坚，时流污水，臭气难闻，疮口下整齐，中间凹陷很深，甚至烂断血管，或因急怒出血不止而死。多因忧郁思虑过度，肝脾气逆，以致经络痞塞而成，名为“乳岩”，在乳部外疡中最为棘手。另有一种乳岩，生在乳晕部，起初好像湿疹，表面腐烂而出血水，以后乳头渐渐向内凹陷，四周坚硬，皮色紫褐。再有一种在乳房起一肿块，肿块中央有弹性，未溃前乳窍流血。“乳岩”一般难治，并忌开刀，忌艾灸、针刺和涂腐蚀药。常用内服方，初用神效瓜蒌散，次用清肝解郁汤，疮势已成用香贝养荣汤。

瓜蒌牛蒡汤 瓜蒌仁 牛蒡 天花粉 黄芩 陈皮 山栀 连翘 皂角刺 银花 甘草 青皮 柴胡

玉露散 芙蓉叶研末。

九一丹 熟石膏九钱，升丹一钱，研细末。

橘叶散 橘叶 柴胡 青皮 陈皮 川芎 山栀 石膏 黄芩 连翘 甘草

复元通气散 青皮 陈皮 瓜蒌仁 穿山甲 银花 连翘 甘草

冲和膏 紫荆皮 独活 赤芍 白芷 菖蒲（成药）

红灵丹 雄黄 乳香 月石 青礞石 没药 冰片 火硝 朱砂 麝香（成药）

神效瓜蒌汤 瓜蒌 当归 甘草 乳香 没药

清肝解郁汤 熟地 当归 白芍 白术 茯苓 贝母 山栀 人参 半夏 柴胡 丹皮 陈皮 川芎 香附 甘草 姜

香贝养荣汤 香附 贝母 人参 茯苓 陈皮 熟地 川芎 当归 白芍 白术 桔梗 甘草 姜 枣

第十三节 腰症状

腰为肾之府，全身经络自上而下，自下而上，都要通过腰部，特别是带脉围绕腰际如带。所以腰部的症状虽不复杂，但在发病机制方面却是比较广的。一般来说，腰的症状，在内脏以肾为主，在经络以与足少阴、太阳和带脉的关系为密切；在脏多虚，在经络多寒湿和扭伤。由于肾脏精气不足，可使外邪乘虚而入，外邪侵入，也能影响肾气，临床上不能把二者截然分开，尤其应将肾脏功能放在重要地位。

一、腰痛

腰为肾的外候，凡因房事过度，遗精滑泄，妇女崩漏带下，以及老年精气虚弱引起的腰痛，都属肾虚腰痛范畴。这种腰痛逐渐形成，初起只觉酸软无力，痛时绵绵隐隐并不剧烈，常伴脊骨腿足酸痿，行立不支，坐卧稍减，劳动加甚，脉象细弱或虚微。由于肾为水火之脏，治疗须分别阴虚和阳虚。阴虚腰痛，兼见内热心烦，头晕耳鸣，宜滋阴补肾法，用杜仲丸。阳虚腰痛，兼见神疲气短，畏寒小便频数，宜扶阳补肾法，用煨肾丸。如果腰痛经久，不时发作，往往肾阴肾阳两虚，宜大补精气，用无比山药丸。前人治肾虚腰痛的方剂，还有青娥丸、补髓丹、壮本丸和羊肾丸等，这些方剂的配合都很周密，除主要目的是补肾外，结合到主症和标症。临床上一般用熟地、山萸、苁蓉、枸杞、补骨脂、杜仲、小茴香、怀牛膝作为基本药，偏于寒的加附子、巴戟，偏于热的加龟板、炒黄柏。此外，猪腰、羊腰也可适当采用。民间单方用猪腰一对，洗净不切碎，加杜仲一两，生姜两片，煮至极烂，汤和猪腰同食，有效。

风寒侵犯经络引起的腰痛，痛时腰背拘急，转侧不便，腰间觉冷，得温轻减，脉象沉紧，用姜附汤加肉桂、杜仲。沈金鳌曾说：一味杜仲，姜汁炒为末，酒下一钱，专治肾气腰痛，兼治风冷痛，或用牛膝酒炒亦可。坐卧湿地，或受雨露，腰痛一片觉冷，如坐水中，身重腰际如带重物，脉象沉缓，为寒湿腰痛，《金匮要略》称为“肾着”，用甘姜苓术汤。凡风寒湿邪伤腰作痛，都在后腰或牵连两侧，假如环跳均痛或牵引股膝，须作“痛痹”治，参阅四肢症状“下肢疼痛”条。

强力举重、闪挫受伤引起的腰痛，概称扭伤腰痛，突然痛不能动，呼吸咳嗽难忍，常喜俯卧，均由气血凝滞，先用乳香趁痛散，瘀血停留者用调荣活络汤。本证在体力劳动者最易发生，用舒筋散加牛膝、桃仁、乳香、没药，等份研末，黄酒炖温，送服二钱，并由伤科施行提端和按摩整复手术，勿使久延。

杜仲丸　杜仲　龟板　黄柏　知母　枸杞子　五倍子　当归　白芍　黄芪　补骨脂　猪脊髓

煨肾丸　苁蓉　补骨脂　菟丝子　沙苑子　杜仲　牛膝　肉桂　胡芦巴　萆薢　猪腰

无比山药丸　山药　熟地　山萸　苁蓉　鹿角胶　巴戟天　补骨脂　菟丝子　杜仲　续断　牛膝　骨碎补　木瓜　萆薢　肉桂　茯苓　泽泻　青盐

青蛾丸　杜仲　补骨脂　核桃肉

补髓丹　鹿茸　杜仲　补骨脂　没药　核桃肉

壮本丸　杜仲　补骨脂　苁蓉　巴戟　小茴香　猪腰

羊肾丸　鹿茸　小茴香　菟丝子　羊腰

姜附汤　附子　炮姜

甘姜苓术汤　干姜　白术　茯苓　甘草

乳香趁痛散　乳香　没药　当归　赤芍　防风　血竭　肉桂　白芷　龟板　牛膝　天麻　羌活　槟榔　虎骨　自然铜　白附子　苍耳

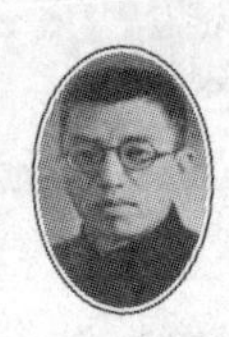

子 骨碎补 五加皮

调荣活络汤 大黄 牛膝 赤芍 当归 杏仁 羌活 生地 红花 川芎 桔梗

舒筋散 延胡索 肉桂 当归

二、腰酸

病后或劳累后，腰酸不能支持，多属肾阴不足现象，在一般腰痛症亦常伴有酸软，治法参见本门“腰痛”条。

妇科病中常见于经带，尤其是“白带”病由于带脉不固，腰酸更为明显，参阅妇科症状“经行腰痛”及“赤白带下”各条。

三、腰重

腰痛有沉重感，《金匮要略》所谓“如带五千钱”，属“肾着”证，参阅本门“腰痛”条。

四、腰冷

腰部觉凉，如有冷风吹入，为阳虚症状之一，亦为风冷腰痛之征。治宜温补肾命，外用王海藏代灸膏贴腰眼。

代灸膏 附子、蛇床子、吴萸、肉桂、马蔺子、木香等份，为末，以白面一匙，姜汁调成膏，摊纸上敷贴，自晚至晓，其力可代灸百壮。

五、腰如绳束

腰部周围如绳紧束，多属带脉为病，宜辛散其结，甘缓其急，用调肝散。

下肢截瘫证中，常见腰部拘急，感觉消失，随着病情的发展而逐渐向上，胸部亦有压迫感，无疼痛现象，治以温肾为主。参阅四肢症状“下肢瘫痪”条。

调肝散 肉桂 当归 川芎 牛膝 细辛 菖蒲 枣仁 炙甘草 半夏 姜 枣

六、腰部疮毒

生于腰骨两旁陷肉处者名“肾俞发”，在腰胯之间者名“中石疽”，内外治法，同一般痈疽。突出的为“缠腰火丹”，俗名“蛇串疮”，生腰际累累如珠，有干湿两种。干者色红赤，形如云片，上起风粟，作痒发热，属心肝二经风火，治用龙胆泻肝汤；湿者色黄白，水疱大小不等，破烂流水，较干者多痛，属脾肺二经湿热，治用除湿胃苓汤。此证不速治，蔓延遍腰，毒气入脐，使人膨胀闷呕。

龙胆泻肝汤　龙胆草　生地　连翘　车前　泽泻　木通　黄芩　黄连　当归　山栀　大黄　甘草

除湿胃苓汤　苍术　白术　厚朴　陈皮　猪苓　泽泻　赤苓　滑石　防风　山栀　木通　肉桂　甘草　灯心

第十四节　腹脐症状

腹部属阴，肝、脾、肾三阴脏均在腹内。它的分区是：上腹部即中脘属太阴，脐腹属少阴，左右为少腹属厥阴，脐下为小腹属冲任奇经，并以胃属中脘，肠属脐腹范畴。临床上多依据部位结合病因和症状进行诊治。病因方面有寒有热，有虚有实，有气滞、瘀阻、虫积等，证候相当复杂。本门以疼痛、胀满为主，也附入了腹露青筋、腹皮冷热等外表症状。脐当腹之中央，亦居一身之中，下为丹田，系生气之源。最易受凉，引起腹痛、腹泻等，尤其婴儿断脐不慎能引起脐风重证。本门列入的则为脐肿，脐突、脐湿、脐内出血、出脓等局部疾患。

一、胃脘痛

上腹部疼痛，一般称为“胃脘痛”，简称“胃痛”。原因甚多，有寒痛、热痛、虚痛、气痛、瘀痛、食痛、虫痛等，其中以胃气素寒，因饮食生冷和吸受冷气直接引发的胃寒作痛最为常见，此证大多突然作痛，喜手按及饮热汤，伴见呕恶清水黏涎，畏寒，手足不温，脉象沉迟或沉弦，舌苔白腻。胃寒则气滞湿阻，所谓不通则痛，治宜温中散寒，佐以理气化湿，用厚朴温中汤、良附丸。如果经常受寒便痛，用肉桂一味研粉，开水送服二三分即止。挟有油腻食滞者，俗称寒食交阻，疼痛更剧，应结合保和丸消运。

“胃气痛”亦为常见证候，多因消化不良，胃气阻滞引起，当脘胀痛攻冲，胸闷痞塞，得嗳气稍舒，伴见腹内作胀，大便困难，脉象弦滑。由于胃不和降，气机障碍，治宜行气散滞，用香砂枳术丸，重者结合沉香

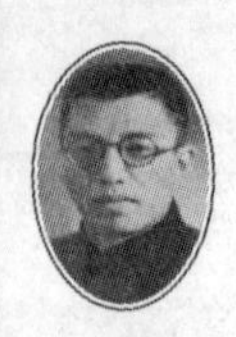

降气散。也有很多因肝气引起，伴有胁满胀痛、郁闷太息等肝气症状，所谓肝木犯胃，故又称“肝胃气痛”。但多发于精神受刺激之后，或有情志不遂病史，治用柴胡疏肝散、调气汤。由肝气引起的胃痛，经久不愈，往往化火，山现口苦口干，吞酸嘈杂，烦躁易怒，脉象弦数，宜辛泄苦降，用化肝煎，或加左金丸、病久伤阴，舌红少液。用一贯煎，滋养小佐以泄肝，切忌香燥疏气，愈疏愈痛。

中气虚弱引起的胃痛，其特征为痛时多在空腹，得食或温罨缓解，伴见畏冷喜暖，舌质淡，苔薄白，脉象沉细无力或虚弦。时轻时重，数年不愈，严重的还能出现呕血和大便下血。此证不仅在胃，与脾亦有密切关系，因为胃主纳，脾主运，胃宜降脾宜升，胃喜凉，脾喜温，胃当通，脾当守，两者的作用虽不同，但又是相互为用的。胃虚痛，其病机倾向于脾脏虚寒，当用黄芪建中汤温养中气，在出血时生姜改炮姜，并加阿胶。应当注意的是，本证常因受寒、气恼等因素反复发作。并因运化能力薄弱出现食滞等症状，须分别标本适当处理，不能当作单纯的寒痛、气痛和食痛。针灸治疗以中脘、内关、足三里为主，脾俞、胃俞、上下巨虚等穴均可采用。一般实痛宜针，虚痛针后加灸。

瘀血痛，痛如针刺，且有定处，或有积块或大便色黑，脉涩，重按有力，宜和血定痛，用手拈散，非必要时勿予攻逐。

热痛，痛时不喜按，大多舌苔黄腻，脉象数大，兼有口渴、溲赤、便秘等肠胃实证，宜清热中佐以调气，用清中饮加川楝子、枳实。

“胃痈”证，亦中脘作痛，久则破溃咯吐大量脓血。初起用芍药汤，痈成用托里散，已溃用排脓散。本证在早期不易诊断，大概脘痛开始，舌苔先见灰黑垢腻，隐痛不剧，口甜气秽，结喉旁人迎脉大；痈已成，则寒热如疟，脉象洪数，或见皮肤甲错。

虫痛不限中脘，参阅本门“脐腹痛”条。

杂病中“结胸”、“胸痹”等均与胃痛有关，参阅胸胁腋乳症状“胸痛”条。

厚朴温中汤 厚朴 豆蔻 陈皮 木香 干姜 茯苓 甘草

良附丸 高良姜 香附

保和丸 神曲 山楂 麦芽 莱菔子 半夏 陈皮 茯苓 连翘

香砂枳术丸 木香 砂仁 枳实 白术

沉香降气散 沉香 香附 砂仁 甘草

柴胡疏肝散 柴胡 白芍 川芎 香附 陈皮 枳壳 甘草

调气汤 香附 青皮 陈皮 藿香 木香 乌药 砂仁 甘草

化肝煎 白芍 丹皮 山栀 青皮 陈皮 贝母 泽泻

左金丸 黄连 吴萸

一贯煎 生地 当归 枸杞子 沙参 麦冬 川楝子

黄芪建中汤 黄芪 桂枝 白芍 炙甘草 姜 枣

手拈散 延胡索 五灵脂 豆蔻 没药

清中饮 黄连 山栀 陈皮 茯苓 半夏 甘草 豆蔻

芍药汤 赤芍 犀角 石膏 玄参 升麻 甘草 朴硝 木通 麦冬 桔梗

托里散 当归 赤芍 大黄 黄芩 朴硝 皂角刺 天花粉 连翘 银花 牡蛎

排脓散 党参 黄芪 白芷 五味子

二、少腹痛

腹痛偏在少腹，或左或右，或两侧均痛，痛时兼有胀感。多属肝经症状，用金铃子散，并可加柴胡、青皮疏之，有寒者加肉桂、乌药温之。亦可针刺关元、归来、行间、三阴交等穴。

少腹痛偏着右侧，按之更剧，常欲蜷足而卧，寒热，恶心，大便欲解不利，为“肠痈”证。《金匮要略》上说：“肠痈者，少腹肿痞，按之即痛，如淋，小便自利，时时发热，自汗出，复恶寒，其脉迟紧者脓未成，可下之，当有血，……大黄牡丹皮汤主之。”此证由于湿热瘀滞壅遏于肠，初起宜清化逐瘀。病势缓和者亦可用清肠饮。张景岳治肠痈单方：先用红藤一两，好酒两碗煎成一碗，午前服，午后用紫花地丁一两，如前煎服，服后痛渐止为效。但已经化脓，下法在所当禁，防止肠破产生其他变化，所以《金匮要略》又有“脓已成不可下也”之戒。肠痈证也有时愈时作，痛不剧烈，身不发热或热极轻微，属于慢性的一种，用活血散瘀汤和利之。病后体弱，兼下脓血不清者，用牡丹皮散补虚解毒。此证用针灸治疗，取阑尾穴为主，配合足三里、内庭、公孙、天枢、腹结、大肠俞、内关、气海等穴。

少腹痛按之有长形结块，名为“痃癖”。参阅本门“腹内硬块”条。

金铃子散 金川楝 延胡索

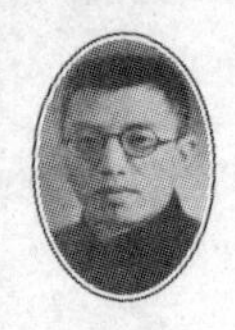

大黄牡丹皮汤　大黄　丹皮　桃仁　芒硝　冬瓜子

清肠饮　当归　银花　地榆　麦冬　玄参　甘草　薏苡仁　黄芩

活血散瘀汤　当归尾　川芎　赤芍　苏木　丹皮　枳壳　瓜蒌仁　桃仁　槟榔　大黄

牡丹皮散　人参　黄芪　丹皮　白芍　茯苓　薏苡仁　桃仁　白芷　当归　川芎　甘草　肉桂　木香

三、脐腹痛

脐腹属少阴，痛时绕脐，喜用手按，伴见肠鸣，饮食少味，大便不实，舌苔白腻，大多属于寒证，兼有脾和大、小肠症状。其中暴痛由受寒和啖生冷引起，痛不休止；久痛为脾肾虚寒，时轻时重，绵绵不休。前者用天台乌药散去巴豆，寒重加肉桂、干姜；后者用理中汤，阳虚甚者加附子。

脐腹痛，由于气滞者，多兼胀满，并与肠胃消化不良有关，治用五磨饮。理气不应，痛时如刺，或当脐疠痛，脉象沉涩，宜从血郁治疗，用手拈散。

腹痛热证较少，一般见于伤寒、温病邪传中焦，主要由于大便秘结，多用下法。

伤食亦能引起腹痛，初在上腹部，伴见胀闷，嗳腐，继传脐腹，大便不调，治宜消导去滞。

腹内绞痛，欲吐不吐，欲泻不泻，烦躁闷乱，严重的面色青惨，四肢逆冷，头汗出，脉象沉伏，名为“干霍乱”。由于暑热湿邪阻滞中焦，气机窒塞不通所致。先于十宣、曲泽、委中穴刺出血，以烧盐泡汤探吐，继用厚朴汤，能得吐泻，病势即定。

时痛时止，痛时剧烈难忍，痛止又饮食如常，为“虫积痛”，多见于小儿。虫积因饮食不洁引起，平时能食形瘦，或嗜生米、泥土等，面色萎黄，眼眶及鼻头发青，唇色娇红，或唇内生疮如粟，睡中磨牙，鼻痒喜挖，严重的腹部胀满坚大，脉象细弦或乍大乍数。治疗有直接杀虫法，用化虫丸或集效丸；又有安蛔法，用乌梅丸。如果脾胃薄弱，宜侧重消运，用肥儿丸。一般所说虫痛均指蛔虫，腹痛亦以蛔虫为明显。此外，还有蛲虫病，其特征为肛门发痒，参阅后阴症状“肛门痒”条。

腹痛绕脐，按之如山峦高下不平，名为“寒疝”。其因多由小肠受寒。《金匮要略》上说：“寒疝腹中寒，上冲皮起出现有头足，上下痛而不可触近，大建中汤主之。”严重的兼见呕吐，大汗出，手足逆冷，用赤丸治之。

腹痛痛一阵，泻一次，泻下不爽，为“痢疾”。参阅内脏症状“便下黏冻”条。

天台乌药散　乌药　高良姜　小茴香　木香　青皮　槟榔　金川楝　巴豆

理中汤　党参　白术　炮姜　炙甘草

五磨饮　沉香　乌药　槟榔　枳实　木香

手拈散　延胡索　五灵脂　豆蔻　没药

厚朴汤　厚朴　枳实　高良姜　朴硝　大黄　槟榔

化虫丸　鹤虱　苦楝根　槟榔　芜荑　枯矾　使君子

集效丸　鹤虱　芜荑　槟榔　附子　干姜　熟大黄　诃子　木香

乌梅丸　乌梅　细辛　桂枝　人参　附子　黄连　黄柏　干姜　川椒　当归

肥儿丸　白术　云苓　扁豆　青皮　陈皮　厚朴　鸡内金　五谷虫　砂仁　胡黄连　山楂　神曲　槟榔　干蟾皮

大建中汤　干姜　川椒　人参

赤丸　乌头　细辛　半夏　茯苓

四、小腹痛

小腹痛偏在脐下，痛时拘急结聚硬满，小便自利。严重的有发狂现象，为“蓄血”证，用桃仁承气汤。

热结膀胱，小便不利，亦见小腹阵阵急痛，用五苓散。

妇科月经病常见小腹痛，参阅妇科症状“经行腹痛”条。

桃仁承气汤　桃仁　大黄　玄明粉　桂枝　甘草

五苓散　白术　茯苓　猪苓　泽泻　桂枝

五、腹满

腹满，系自觉满闷而外无胀急形象，多因脾胃消化不良，湿阻气滞，故常兼食欲不振，食后饱闷，恶心嗳气，大便不调，四肢沉困，舌苔厚腻，用排气饮理气化浊。

腹满与胸膈痞闷很难划分，有的由胸膈痞闷而影响腹部，有的由腹胀

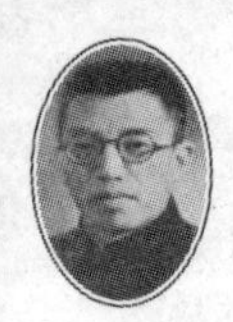

而影响胸膈，所以一般也称痞满，痞是闭而不开，满是闷而不舒，《保命集》所说“脾不行气于肺胃”，便是包括胸腹两部分而言的。《伤寒论》有“心下痞”证，系指中脘满闷，因表邪入里，须苦寒以泻，辛甘以散，用半夏泻心汤，或加生姜为生姜泻心汤，或去人参加重甘草为甘草泻心汤，是为辛开苦降法。内伤杂证则理气化浊为主，《内经》所谓“中满者泻之于内”。如果单纯由于中虚生满者，宜塞因塞用法，用异功散，或用人参粉加少量鸡内金粉。

排气饮 藿香 木香 乌药 厚朴 枳壳 香附 陈皮 泽泻

半夏泻心汤 半夏 黄连 黄芩 人参 甘草 干姜枣

异功散 人参 白术 茯苓 甘草 陈皮

六、腹胀

腹胀常见于一般病症，多属湿热气滞，偏于实证，有时轻减，有时加剧，食后较甚，得矢气稍松。故徐洄溪说：“胀满证即使正虚，终属邪实，古人慎用补法。又胀必有湿热，倘胀满或有有形之物，宜缓下之。”大概胀在肠胃的食入胀加，治宜疏腑；如果二便通调的，胀在脏，治宜健脾，用宽中汤，中满分消丸和加味枳术丸等加减。

腹胀中最严重的证候，为“膨胀”，又称“单腹胀”和“蜘蛛臌”。再因发病的原因不一，有“气臌”、“血臌”、“食臌”、“虫臌”、“水臌”等名目。但大多为气、水、血三种。这三种又每互为因果，故内脏以肝、脾为主，病情都是由实转虚，而致虚实相兼。初起常因肝气郁滞，脾胃湿热壅结，出现腹部胀满，面色晦黄，手心热，午后神疲，食后胀气更剧，舌腻，脉象弦滑。既而瘀凝水聚，腹大日增，形体渐瘦，小便短少，脉转沉细弦数，表现本虚标实。最后腹大筋露，面色苍黄或黧黑，二便不利，口干饮水更胀，足肿目黄，齿龈渗出，舌质红绛或起刺，苔腻黄糙，脉象细数或浮大无力，表现为气滞血瘀，水湿挟热壅结，标实加重，而真阴大伤。传变至此，预后不良，大多死于呕血、便血及昏迷等症。治法须分虚实的程度，适当地运用疏肝、健脾、消积、逐水、清热、祛瘀、养血、滋阴等法，方如加味逍遥散、中满分消丸、鸡金散、禹功散、当归活血汤、猪苓汤、大补阴丸等均可选择。治疗本病必须考虑后果，不可操之过急，初起不宜疏利太过，腹水亦慎用攻逐和辛热温化，防止气虚阴伤，更为棘手。《格致余论》上说：“此病之起，或三五年，或十余年，根深矣，势笃矣，欲求速效，自取祸耳，知王道者能治此病也。”又说：“医不察病起于虚，急于作效，炫能希赏，病者苦于胀急，喜行利药以求一时之快，不如宽得一日半日，其肿愈甚，病邪甚矣。”

“血吸虫病”流行在长江流域一带，危害劳动人民健康最大。初起不甚明显，时有腹痛腹泻，面色不华，青少年患此，能使发育迟缓。到严重时期都呈腹部膨胀，青筋暴露，全身消瘦，小便短少。治宜斟酌邪正盛衰，依照臌胀处理。

小儿“疳积”，亦以腹胀为主症，多因肥甘乳食不节，积热耗伤气血，故俗称“疳膨食积”。前人分五脏疳证，临床上以“脾疳”为常见，且其余四脏之疳多由脾疳进一步传变而成。脾疳又称“肥疳”、“食疳”，其证候为肚大坚硬，腹痛下蛔，面黄肌瘦，头大颈细，发稀作穗，乳食难进，口干烦渴，嗜食泥土，时发潮热，困倦喜睡，大便腥黏，尿如米泔。“肝疳”又称“筋疳”、“风疳”，症见头发竖立，眼多眵泪，摇头揉目，腹大筋青，身体羸瘦，粪青如苔。“心疳”又称“惊疳”，症见惊悸不安，颊赤唇红，口舌生疮，五心烦热，咬牙弄舌，睡喜伏卧。“肺疳”又称“气疳”、“疳䘌”，症见肌肤干燥，毛发枯焦，面色㿠白，咳嗽气喘，鼻孔生疮。“肾疳”又称“骨疳”、“急疳”，症见齿龈出血，口中气臭，足冷如冰，腹痛泄泻，啼哭不已。在疳证整个发展过程中，前人又根据某些突出的兼证，称为“疳热”、“疳泻”、“疳痢”、“疳胀”和“疳痨”。比较特殊的名称，还有以腹大颈细而黄瘦为特征的“丁奚”；以烦渴呕哕吐虫为特征的“哺露”。实际上，均不出五疳范畴。治疗脾疳宜先去其积，用消疳理脾汤，兼因积热腹泻的，用清热和中汤，肿胀的，用御苑匀气散。肝疳用芦荟肥儿丸，心疳用泻心导赤汤，肺疳用生地清肺饮，肾疳用金蟾丸。疳证善后均宜调养脾胃，注意饮食。

宽中汤 厚朴 陈皮 白术 茯苓 半夏 枳实 山楂 神曲 莱菔子 姜

中满分消丸 厚朴 枳实 黄连 黄芩 知母 半夏 陈皮 茯苓 泽泻 猪苓 砂仁 干姜 姜黄 人参 白术 甘草

加味枳术丸 枳实 白术 陈皮 半夏 茯苓 紫苏 桔梗 甘草 桂枝 五灵脂 槟榔

加味消遥散 当归 白芍 柴胡 白术 茯苓 甘草 薄荷 丹皮 山栀 姜

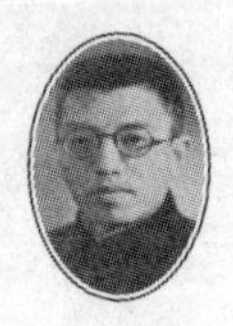

鸡金散 鸡内金 沉香 砂仁 香橼

禹功散 黑丑 小茴香

当归活血汤 归尾 赤芍 生地 桃仁 红花 香附 川芎 丹皮 延胡索 青皮 莪术 三棱

猪苓汤 阿胶 猪苓 滑石 茯苓 泽泻

大补阴丸 熟地 龟板 黄柏 知母 猪脊髓

消痞理脾汤 芜荑 槟榔 使君子 黄连 胡黄连 三棱 莪术 青皮 陈皮 甘草 麦芽 神曲 芦荟

清热和中汤 黄连 厚朴 白术 泽泻 茯苓 甘草 使君子 神曲 麦芽 灯心

御苑匀气散 桑皮 桔梗 赤苓 甘草 藿香 陈皮 木通 灯心 姜皮

芦荟肥儿丸 芦荟 胡黄连 黄连 银柴胡 扁豆 山药 五谷虫 山楂 蟾蜍 肉果 槟榔 使君子 神曲 麦芽 鹤虱 芜荑 朱砂 麝香

泻心导赤汤 木通 生地 黄连 甘草 灯心

生地清肺饮 桑皮 生地 天冬 前胡 桔梗 苏叶 防风 黄芩 甘草 当归 连翘 赤苓

金蟾丸 干蟾蜍 胡黄连 黄连 鹤虱 肉果 雷丸 芦荟 芜荑 苦楝根皮

七、腹鸣

亦称“肠鸣”，多见于肠有寒湿的胀气及泄泻证，以木香、乌药为主药。水饮病，水饮流入肠间，漉漉有声，称为“留饮”，用甘遂半夏汤。

甘遂半夏汤 甘遂 半夏 芍药 甘草

八、腹内硬块

腹内按之有硬块，多为“癥瘕”一类。原因甚多，主要由于气血积滞结聚逐渐形成，故也称“积聚”，并有七癥、八瘕和五积、六聚之分。一般以血积而坚着不移的为癥，属于脏病；气聚而移动不定的为瘕，属于腑病。但在临床上不能绝对划分，有先因气聚，日久成积的，也有积块坚固，治后能移动的。大概初起结块不坚，或痛或不痛起居饮食如常，继则逐渐增大，痛处不移时有寒势，体倦无力，饮食减少，最后则坚满作痛，肌肉瘦削，面色萎黄。所以程锺龄认为治疗积聚，当按初、中、末三期，他说："邪气初客，积聚未坚，宜直消之而后和之。若积聚日久，邪盛正虚，法从中治，须以补泻相兼为用。若块消及半，便从末治，即住攻击之药，但和中养胃，导达经脉，俾荣卫流通而块自消矣。"又说："虚人患积者，必先补其虚，理其脾，增其饮食，然后用药攻其积，斯为善治，此先补后攻之法也。"这是治疗积聚的大法，常用方有散积的五积散，行气的木香顺气散，攻瘀的血瘕丸，调中的健脾资生丸等，外治用阿魏膏敷贴。

少腹近脐左右有块疼痛，按之大者如臂如黄瓜，小者如指，劲如弓弦，往往牵及胁下，名为"痃癖"。由肝气郁结，遇冷则痛剧，用木香顺气散加延胡索、小茴香。

妇女小腹有块，为冲任受寒，血脉凝滞，名为"疝瘕"。用当归丸。又有"石瘕"证，为胞中伤损，瘀血结成，久则坚硬如石，堵塞子门，腹大如怀孕，月经不至，用石英散。"肠覃"证，为寒气客于大肠，结而为瘕，日久生成瘜肉，始如鸡卵，久如怀孕，按之坚，推之移动，月经仍下，或多或少，用大七气汤。

五积散 当归 川芎 白芍 苍术 厚朴 茯苓 枳壳 半夏 干姜 肉桂 白芷 麻黄 陈皮 桔梗 甘草 葱 姜

木香顺气散 木香 青皮 陈皮 枳壳 厚朴 乌药 香附 苍术 砂仁 肉桂 甘草

血瘕丸 五灵脂 大黄 桃仁 生地 牛膝 肉桂 延胡索 当归 赤芍 三棱 莪术 乳香 没药 琥珀 川芎 甘草

健脾资生丸 白术 人参 茯苓 薏苡仁 山楂 橘红 黄连 豆蔻 桔梗 藿香 扁豆 莲肉 甘草 神曲

阿魏膏 阿魏 肉桂 羌活 独活 玄参 生地 赤芍 穿山甲 猳鼠矢 大黄 白芷 天麻 红花 土木鳖 黄丹 芒硝 乳香 没药 苏合香 麝香（成药）

当归丸 当归 赤芍 川芎 熟地 三棱 莪术 神曲 百草霜

石英散 紫石英 当归 马鞭草 红花 乌梅 莪术 苏木 没药 琥珀 甘草

大七气汤 三棱 莪术 青皮 陈皮 桔梗 藿香 益智仁 香附 肉桂 甘草 姜 枣

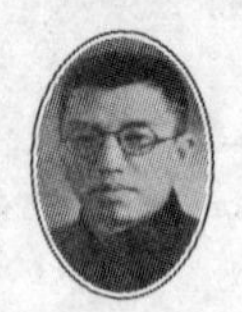

九、鼠蹊部结块

腹股沟处生块，形长如蛤，坚硬疼痛，都由“梅毒”引起，在左边叫“鱼口”，右边叫“便毒”，也有生近小腹毛际旁的，左为“横痃”，右为“阴疽”。患此者多在一至两个月后破溃，溃后不易收口。解放后梅毒已基本消灭，本证也很少见。

体虚劳累，或有足疾而勉强行走，也能引起鼠蹊部结块疼痛，轻者休养即愈，重者宜和营消坚，用疏肝溃坚汤加减。

疏肝溃坚汤　当归　白芍　香附　僵蚕　柴胡　夏枯草　川芎　穿山甲　红花　姜黄　石决明　甘草　陈皮

十、腹皮热

诊断指征之一，《内经》上说：“脐以上皮热，肠中热则出黄如糜”。热性病邪在胃肠，大多腹皮特热，扪之灼手。

十一、腹皮寒

诊断指征之一，《内经》上说：“脐以下皮寒，胃中寒则腹胀，肠中寒则肠鸣飧泄”。大多见于脾肾阳虚证候，不仅腹皮不温，并且不耐寒冷侵袭，妇科冲任虚寒证亦多出现。

十二、腹露青筋

“臌胀”和小儿“疳积”症状之一，参阅本门“腹胀”条。

十三、脐突

婴儿多哭，或断脐后束缚不紧，常见脐突，无红肿及其他病征者不必治。

肿胀发现脐突，为危证之一。《外台秘要》指出：“唇黑伤肝，缺盆平伤心，脐突伤脾，足下平满伤肾，背平伤肺。”《得效方》上亦说：“脐心突起，利后复腹急，久病羸乏，喘息不得安，名曰脾肾俱败，不治。”

十四、脐肿

婴儿脐肿如栗，疼痛而软，用竹沥涂之，一日数次渐消。如果红肿疼痛，甚至糜烂流脓水，则为“脐疮”。多因断脐后浴水侵入脐中，或尿布浸润，或脐痂为衣物磨擦脱落过早所致。用防风煎汤洗涤，拭干后敷胡粉散，兼有寒热者内服犀角消毒饮。

胡粉散　黄连二钱半，胡粉、煅龙骨各一钱，研细末。

犀角消毒饮　牛蒡　甘草　犀角　荆芥　防风　银花

十五、脐湿

婴儿脐带脱落后，脐中潮湿不干，微有红肿，用松花粉扑之，久不愈用渗脐散撒脐中。

渗脐散　枯矾、煅龙骨各二钱，麝香五厘，研细末。

十六、脐内出水

脐内出水，用龙骨醋泡，焙枯研细外敷。如果流出臭水，称为“脐漏疮”，多因房劳过度或气恼无常，宜内服补中益气汤，外用艾灸，灸后用生肌散，以膏药或纱布封固。

补中益气汤　黄芪　党参　当归　白术　甘草　柴胡　升麻　陈皮　姜　枣

生肌散　儿茶　乳香　没药　冰片　麝香　血竭　三七（成药）

十七、脐内出血

多因肾火外越，用六味地黄汤加骨碎补。

六味地黄汤　生地　山萸　山药　丹皮　茯苓　泽泻

十八、脐内出脓

李东垣说“肠痈为病，绕脐生疮，或脓从脐出”，系内痈化脓破溃，极为凶险。

十九、脐边青黑

为“脐风”险症之一，参阅内脏症状“昏迷”条。

二十、脐下跳动

脐下筑筑跳动，称为“脐下悸”。因素有水气停聚下焦，由于发汗过多，心阳受伤，水气乘机欲逆，治宜助阳行水，用茯苓桂枝甘草大枣汤。

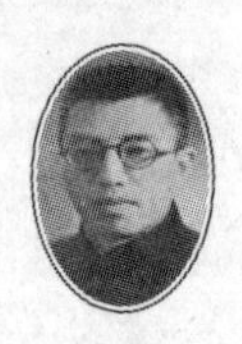

“奔豚”证亦为水气上冲，先见脐下跳动，王海藏说：“脐下筑者，肾气动也，理中汤去术加桂。肾恶燥，故去术，恐作奔豚，故加桂，若悸者加茯苓一两。”

冲脉为血海，亦能使脐下动而气上逆，从小腹直冲胸咽，窒闷欲绝，《难经》所谓“冲脉为病，逆气里急。”用沉香磨服二三分治标，内服茯苓五味子汤。

茯苓桂枝甘草大枣汤 茯苓　桂枝　甘草　枣

茯苓五味子汤 茯苓　五味子　肉桂　甘草

第十五节　四肢症状

上肢为手六经所循行，下肢为足六经所循行，一般的四肢肌肉、关节疼痛和运动障碍，多属风、寒、湿邪侵袭经络所致。如沉困乏力，懒于举动，肌肉萎缩，浮肿作胀等，则因脾主四肢，与内脏有关。又《内经》指出：“肺心有邪，其气流于两肘；肝受邪，其气流于两腋；脾受邪，其气流于两髀；肾受邪，其气流于两腘。”说明了内脏与四肢关节的关系。至于其他杂病如中风等，亦出现半身不遂、下肢瘫痪等四肢症状，均不能当作单纯的经络发病。

一、四肢疼痛

上肢或下肢疼痛多属“痹病”一类。由于营卫先虚，腠理不密，风寒夹湿侵袭，经络凝滞，气血不能宣通。所以《内经》指出“风寒湿三气杂至合而为痹”，并分别“风气胜者为‘行痹’，寒气胜者为‘痛痹’，湿气胜者为‘着痹’”。即痹病常由风、寒、湿三邪混合发病，但在程度上有轻重，诊断时须辨疼痛剧烈而固定的偏重于寒，痛而沉重麻木的偏重于湿，痛而有游走不定的偏重于风。由于风寒湿三邪结合，其性属阴，故在寒冷季节和阴湿气候易于加剧或复发，《内经》所谓“逢寒则急，逢热则纵”。治疗上除区别三邪的轻重用药外，因经络气血凝滞，必须兼顾和营活血而通阳气，不宜一派辛散通络。又痹病大多偏在一臂一腿，故《金匮》上说：“但臂不遂者为痹”。在用药时对于上下肢应有区别，针灸同样如此。

偏在上肢手臂疼痛，常因感受寒凉引起，一般多偏重于外侧手三阳经部位。且肩胛处最易受凉，痛时多从肩部向肘下移，不能抬举，也不能向后弯曲。初起以疏散活络，用防风汤，经久不愈，宜以和血为主，用舒筋汤。凡治上肢痛的药物，桂枝长于祛风和血，秦艽祛风湿，羌活散风寒，姜黄理血中之气，威灵仙散寒行气，善走经络，所以常作为引经药。针灸取肩井、肩髃、曲池、外关、后溪、合谷和手三里等穴。

偏在下肢股胫疼痛的，因股胫为足六经循行部位，尤其与足三阴经关系较密。发病的原因，常由坐卧阴冷潮湿之地引起，因此，多偏重于寒湿。疼痛的部位和情况，以髋关节和膝部为重，或牵引腰部亦痛，并伴有畏冷喜温及沉重感觉。治法以三痹汤为主，寒重者结合千金乌头汤，湿重者结合薏苡仁汤。大概下肢痛多用肉桂、独活、川乌、草乌、木瓜、续断、牛膝，也有上下肢通用的如海风藤、络石藤、丝瓜络及小活络丹等。验方用庵闾子一两浸白酒一斤，每次饮少许，能暂时镇痛。针灸取环跳、风市、足三里、粱丘、膝眼、悬钟、昆仑等穴。

"历节风"，亦有四肢疼痛，痛时历节走注，如同虎啮，故又称"白虎历节"，实即行痹一类。但关节处能出现红肿，或伴有寒热，脉象浮滑带数，或身发瘾瘟，手指挛曲，痛不能屈伸。多由饮酒当风，汗出浴水所致，用桂枝芍药知母汤、败毒散加减。

痛痹久不愈，又称"痛风"，李东垣认为多属血虚，主用当归、川芎佐以桃仁、红花、肉桂、威灵仙。朱丹溪认为先由血热，主用当归、川芎、生地、白芍、黄芩，在上加羌活、桂枝、威灵仙，在下加牛膝、防己、黄柏。张石顽则以湿热挟痰挟瘀入络痹痛，证重日久，须用乌附祛逐痰湿，壮气行轻，便秘者可用大黄以除燥热结滞。凡痛痹经久，往往化热，暗耗气血，当审证处理。

四肢关节疼痛，逐渐肿胀变粗，运动障碍，肌肉萎缩。多发于山岳和丘陵地带，在儿童和青年患此者，能影响骨骼生长而成畸形，称为"大骨节病"，俗呼"柳拐子病"和"算盘子病"。初起照痹证治疗，祛风逐寒，活血止痛，配合针灸及拔火罐法。

防风汤 防风 羌活 桂枝 秦艽 葛根 当归 杏仁 黄芩 赤苓 甘草 姜

舒筋汤 姜黄 当归 赤芍 白术 海桐皮 羌活 甘草

三痹汤 人参 黄芪 当归 熟地 川芎 白芍 肉桂 细辛 独活 防风 秦艽 杜仲 续断 牛膝 茯苓 甘草 姜 枣

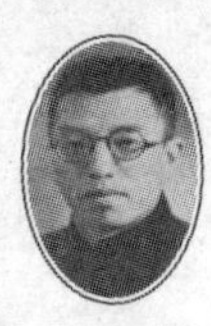

千金乌头汤　乌头　附子　肉桂　川椒　细辛　独活　防风　干姜　秦艽　当归　白芍　茯苓　甘草　枣

薏苡仁汤　薏苡仁　苍术　麻黄　桂枝　当归　白芍　甘草　姜

小活络丹　川乌　草乌　地龙　胆星　乳香　没药

桂枝芍药知母汤　桂枝　芍药　知母　麻黄　防风　白术　附子　甘草　姜

败毒散　羌活　独活　柴胡　川芎　桔梗　枳壳　前胡　茯苓　甘草

二、四肢软弱

四肢软弱或仅下肢软弱不用，一般无疼痛、麻木等感觉，属“痿证”。常因肺热熏灼，津液被伤，和心脾亏损，肝肾阴虚，不能营养经脉，因而弛缓无力。严重的手不能握物，足不能任身，肘、腕、膝、踝等关节如觉脱失，肌肉瘦削，以致不治。但以下肢为多见，故亦称“痿躄”。辨证方面，属于肺热者，多生于热病中或热病之后，伴见心烦口渴，咳呛咽干，小便短赤热痛，脉象细数，用门冬清肺饮合益胃汤。属于心脾者，多由易怒善悲等情志因素引起，伴见心悸惊惕，失眠头晕，手足心热，饮食少进，脉象虚弱，用五痿汤。属于肝肾者，多因房劳过度或久患遗精引起，伴见头晕目眩，腰脊酸软。亦有因阴虚兼见内热或渐至阴阳两虚，用虎潜丸、鹿角胶丸。此外，湿热内蕴亦能成痿，症见身重胸闷，小便赤涩，两足觉热，得凉则舒，舌苔黄腻。但湿热亦能伤阴，出现舌尖红或舌苔中剥，用加味二妙散。《内经》上说：“治痿独取阳明”，主要是指补益后天以生化津液精血、滋养经脉筋骨。总之，必须结合具体病情适当处理。

一般病后四肢软弱，行动无力，多为气血衰弱，不同于痿证，亦不作主症治疗。

门冬清肺饮　麦冬　人参　黄芪　当归　五味子　白芍　紫菀　甘草

益胃汤　沙参　麦冬　生地　玉竹　冰糖

五痿汤　人参　白术　茯苓　麦冬　当归　黄柏　知母　木香　甘草　薏苡仁　姜　枣

虎潜丸　龟板　熟地　白芍　虎骨　锁阳　黄柏　知母　陈皮

鹿角胶丸　鹿角胶　鹿角霜　熟地　人参　当归　菟丝子　杜仲　虎骨　龟板　白术　茯苓　牛膝

加味二妙丸　黄柏　苍术　当归　牛膝　龟板　防已　萆薢

三、四肢麻木

四肢麻木，不知痛痒，多属气虚风痰入络，妨碍营卫流行。《内经》上说："营气虚则不仁，卫气虚则不用，营卫俱虚则不仁且不用。"李东垣、朱丹溪都主气虚不行，湿痰内阻。治宜补气行气为主，兼化风痰湿浊而和经络，用神效黄芪汤、指迷茯苓丸。大概此证用药，以党参、黄芪补气，当归、白芍和血，枳壳开气，半夏化痰，羌活、防风散风，威灵仙、僵蚕通络。在手臂用桑枝，足腿用牛膝，均以生姜为引。

一处麻木，遇阴寒更剧，为痰瘀内阻，用白芥子研末，葱姜汁调敷。

神效黄芪汤 黄芪 人参 陈皮 白芍 甘草 蔓荆子

指迷茯苓丸 半夏 茯苓 枳壳 风化硝 姜汁

四、四肢拘挛

四肢拘急挛曲，不能伸直，系筋脉为病，称为"筋挛"。多因失血过多，内热伤阴，大汗耗津，或因溃疡血随脓化等而引起，致使血液枯燥，筋失所养。用养血地黄丸去天雄、蛴螬、干漆，酌加首乌、白芍、羚羊角之类。《内经》曾说："湿热不攘，大筋软短，小筋弛长，软短为拘，弛长为痿。"这里所说的湿热，主要亦是热伤血不养筋，当于养血方内加入薏苡仁、忍冬藤等，不宜专予清化。寒邪侵袭经络，因寒主收引，发为拘急，用千金薏苡仁汤温之。

拘挛多属于肝。以肝主筋，筋膜干则收缩。但心主血脉，亦有关系。心脏虚弱者往往先觉心慌气短，胸闷窒塞，既而两臂挛急，必俟心气渐畅，始渐舒展，故阿胶、当归、桂枝亦为常用药。

扭伤挛痛，宜活血舒筋，用活化散。

养血地黄丸 熟地 山萸 白术 狗脊 蔓荆子 地肤子 天雄 蛴螬 干漆 车前子 萆薢 山药 泽泻 牛膝

千金薏苡仁汤 白蔹 薏苡仁 白芍 肉桂 枣仁 干姜 牛膝 甘草 附子酒

活化散 苏木 红花 没药 自然铜 乳香 血竭 木鳖子 丁香

五、四肢抽搐

四肢经脉拘急张纵不宁，占称"瘛疭"，俗呼"抽风"。常见于热病

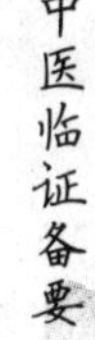

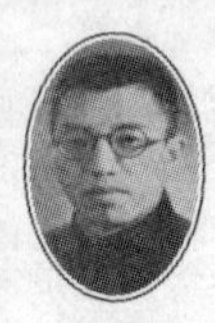

伤阴、妇女产后和小儿发热不退。多因阴血耗伤、风火妄动而起，为严重的症状之一。《原病式》上说："热胜风搏，并于经络，风主动而不宁，风火相乘，是以瞀瘛生矣。"主张用祛风涤热之剂。此证属于心肝两经，一般多伴神识昏迷，故用紫雪丹、安宫牛黄丸急救为主，神识能清，抽搐亦定。

小儿吐泻后，出现四肢抽搐，多为脾阳脱陷虚证，伴见肢冷、脉细微者为真象，烦热、脉浮大者为假象，名为"慢惊"、如果抽搐显得无力，戴眼反折，汗出如珠者难治，急当固本，用固真汤。并灸大椎、脾俞、天枢、关元、足三里等穴。

紫雪丹 滑石 石膏 寒水石 磁石 羚羊角 木香 犀角 沉香 丁香 升麻 玄参 甘草 朴硝 硝石 朱砂 麝香（成药）

安宫牛黄丸 牛黄 郁金 犀角 黄连 朱砂 冰片 麝香 珍珠 山栀 雄黄 黄芩 金箔（成药）

固真汤 人参 白术 茯苓 炙甘草 附子 肉桂 山药 黄连

六、四肢冷

手足冷，称做"清"，冷过腕、踝，称做"厥"，冷过肘、膝，称做"逆"，所以轻者称"厥冷"。重者称"厥逆"。一般四肢冷，多为寒证，称为"寒厥"或"刚厥"，伴见形寒、面青、蜷卧、大便泄泻，脉象微迟，用四逆汤。同时在伤寒、腹泄以及一切虚弱证在严重阶段见到肢冷。均为阳气虚弱和垂绝现象，用附子理中汤、参附汤扶阳。

内热郁结，出现四肢冷，称为"热厥"或"阳厥"，伴见身热、面赤，烦热、便秘，小溲短赤，脉象滑数。也有肢冷转温，温后又冷，反复发作，叫做"热深厥深"。凡热深厥亦深，热微厥亦微，不可误作阴寒，应用四逆散、火郁汤治疗。

血虚患者，手足亦多冷，甚至睡后下肢不易温暖，必须全面分辨。

痛证如胃脘痛、腹痛等，当痛势剧烈时，往往手足发凉，痛缓自温，不须回阳。

四逆汤 附子 干姜 甘草

附子理中汤 附子 人参 白术 炮姜 甘草

参附汤 人参 附子

四逆散 白芍 柴胡 枳实 甘草

火郁汤 羌活 升麻 白芍 防风 葛根 银柴胡 甘草 葱白

七、四肢消瘦

四肢局部肌肉消瘦，常见于“痿证”和“鹤膝风”等，参阅本门“四肢软弱”和“膝部肿大”各条。

凡重病久病，发现臂部、胫部大肉瘦削，古称“䐃肉脱”，为不治证候之一。

八、四肢红丝走窜

手指或足趾生疮，毒流经脉，在前臂或小腿内侧，出现红丝一条，向上走窜，在上肢的，多停于肘部或腋部，在下肢的，多停于腘窝或胯间。轻者红丝较细，无全身症状；重者较粗，伴有寒热，以“疔疮”及“流火”等最为多见，治疗时，除按疔疮、流火等施治外，亦可用刀针沿红丝路径寸寸挑断，紧捏针孔皮肤周围，微使出血。

九、半身不遂

上下肢偏左或偏右不能运动，称为“半身不遂”，亦称“偏枯”，为“中风”症状之一。多数由于猝然仆倒，昏不知人，同时偏半手足不用，清醒后成为后遗证。也有但觉手足麻木，逐渐形成的。中风原因有风、火、痰、气等，因而又分“火中”、“痰中”、“气中”，并据证候的轻重、深浅分为中络、中经、中腑、中脏。从半身不遂来说，它的原因有多种，但皆属于经络为病，故常伴见口眼㖞斜，语言謇涩。宜养血祛风，通经活络，用大秦艽汤和大、小活络丹，久不愈可用人参再造丸，日服一颗。针灸治疗，取曲地、阳陵泉为主，配合肩髃、天井、外关、环跳、风市及手、足三里等穴。

大秦艽汤 秦艽 羌活 独活 防风 白芷 当归 白芍 川芎 生地 细辛 白术 茯苓 黄芩 石膏 甘草

大活络丹 白花蛇 乌梢蛇 威灵仙 两头尖 草乌 天麻 全蝎 麻黄 首乌 龟板 贯众 炙甘草 羌活 肉桂 藿香 乌药 黄连 熟地 大黄 木香 沉香 细辛 赤芍 丁香 僵蚕 乳香 没药 南星 青皮 骨碎补 安息香 豆蔻 附子 黄芩 茯苓 香附 玄参 白术 人参 防风 葛根 虎骨 当归 地龙 犀角 麝香 松

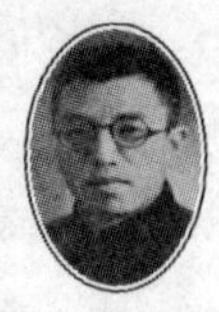

脂　血竭　牛黄　冰片（成药）

小活络丹　川乌　草乌　胆星　地龙　乳香　没药（成药）

人参再造丸　人参　当归　川芎　黄连　羌活　防风　玄参　藿香　白芷　茯苓　麻黄　天麻　萆薢　姜黄　炙甘草　肉桂　白蔻　草蔻　首乌　琥珀　黄芪　大黄　熟地　雄鼠粪　穿山甲　安息香　蕲蛇　全蝎　威灵仙　葛根　桑寄生　细辛　赤芍　青皮　白术　僵蚕　没药　乳香　朱砂　骨碎补　香附　天竺黄　白附子　龟板　沉香　丁香　胆星　红花　犀角　厚朴　地龙　松香　木香　冰片　牛黄　血竭　虎骨（成药）

十、肩肘脱臼

肩肘关节脱臼不能举动，多因举重不慎所致，在小儿常由攀登、跌仆及大人携拉不当发生。患处肿痛，不能抬举，初期失治，易成残废，急宜伤科治疗。

十一、膝部肿痛

一膝或两膝肿痛，皮色不变，亦无热感，逐渐腿胫消瘦，形如鹤膝，名为“鹤膝风”。多因足三阴经亏损，风湿乘袭，治宜活血养筋，兼理风湿，用大防风汤或十全大补汤加牛膝、羌活、独活。本病不易速愈，喻嘉言曾说：“鹤膝风即风寒湿之痹于膝者也。如膝骨日大，上下肌肉日枯，且未可先治其膝，宜治气血，使肌肉渐荣，再治其膝可也。此与治偏枯之证大同小异，急溉其未枯者，使气血流行而复荣。倘不知此，但用麻黄、防风等散风之药，鲜有不全枯者。故治鹤膝而急攻其痹，必并其足痿而不用矣。”

小儿患鹤膝风，为先天衰弱，阴寒凝聚于膝，用六味地黄丸补肾，加鹿茸补命火，以牛膝引至骨节而壮里，前人认为治本良法。

一膝引痛，上下不甚肿而微红者，为“膝游风”，用换骨丹治之；膝部两侧肿痛，恶寒壮热，肿处手不可近者，为“膝眼毒”，用仙方活命饮加牛膝；如仅膝盖肿痛，亦发寒热，则为“膝痈”，按一般痈疡治疗。

大防风汤　黄芪　熟地　当归　白芍　杜仲　防风　附子　川芎　羌活　人参　牛膝　炙甘草　白术　姜　枣

十全大补汤　当归　熟地　白芍　川芎　人参　白术　茯苓　甘

草　黄芪　肉桂

六味地黄汤　熟地　山萸　山药　丹皮　茯苓　泽泻

换骨丹　当归　虎骨　羌活　独活　防风　萆薢　牛膝　秦艽　蚕沙　枸杞子　松节　白茄根　苍术　龟板　白酒

仙方活命饮　穿山甲　白芷　防风　赤芍　皂角刺　甘草　归尾　贝母　天花粉　银花　陈皮　乳香　没药　黄酒

十二、股阴痛

股阴痛，很少单独发现，如果一侧出现，痛如锥刺，不能转动，外形一无变化，按之皮肤不热，重压有固定痛点，兼有寒热往来的，须防"咬骨疽"，用万灵丹内服。日久化脓内蚀，外形仍难观察，可用长针探刺。也有生在大股外侧的，不红不热，名"附骨疽"，有漫肿现象，比较容易诊断。

万灵丹　苍术　麻黄　羌活　荆芥　防风　细辛　川乌　草乌　川芎　当归　首乌　石斛　全蝎　甘草　雄黄（成药）

十三、足胫肿

两胫肿大，步履沉重，为"脚气"证。此证初起无显著不适，但觉两脚软弱顽痹，行动不便，足背微肿，以后两胫特别肿胀。逐渐发展，能上及少腹以至大腹均现胀满，但很少影响到周身。严重的出现气逆喘急，呕吐不食，烦渴，心胸动悸，甚至神志恍惚，语言错乱，面色晦暗，鼻扇唇紫，称为"脚气冲心"，死亡甚速。主要原因由于脾阳不振，水湿之邪袭入经络，壅遏气血，不得疏通，故也称"壅疾"。《脚气概论》上说："此病虽自足发而病根在腹，故心下解豁者，纵令诸证重者多易愈，心下硬满则难治。故欲治此证者，不问足须问腹如何，虽肿消麻解，而腹里病不除必再发。"所以脚气大多肿不过膝，过膝便难治。脉象宜缓不宜急。治法当以疏通为主，用鸡鸣散加入苍术、防己之类，此方宜在五更时冷服（冬月可微温服），至天明时大便当下黑粪水，并宜稍迟进餐。民间单方用花生和赤豆煮烂连饮服食，可作辅助治疗。又作客他乡，不服水土引起的，返乡休养即渐复原。

十四、足胫枯燥

足胫枯燥，皮肤粗糙，伴见掣痛麻木，食减，便秘，小溲黄赤，烦

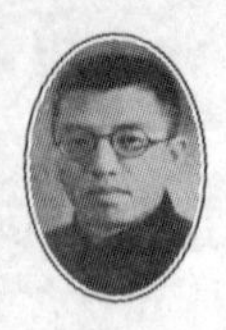

躁不安，时作干呕，为“干脚气”的证候。干脚气与一般“脚气”不同之点，在于前者不肿，后者多肿。脚气，由于湿浊壅滞；干脚气，则由风热偏盛，损伤津血。故于脚气出现脉弦数、舌红绛者多难治，用加味四物汤。

加味四物汤 生地 白芍 川芎 当归 牛膝 木瓜 黄柏

十五、下肢瘫痪

两下肢重着无力，难于行动，或兼麻木、窜痛，但上肢一般正常，称为“截瘫”，属于“风痱”一类。风痱为“中风”里的一个证候，本属四肢不能自主地随意调节，而主要是下肢不能活动，故张景岳说：“风痱四肢不收，痿废麻木，行走及掌握不利，甚至不能步履。”用地黄饮子温养下焦水火。

附：西医诊断的“脊髓炎”和“脊髓痨”其主要症状亦在下肢，表现为瘫痪软弱，轻者行立不正，如踩棉花，重则根本不能活动，肌肉麻木不知痛痒，或有蚁行感，筋骨窜痛，寒冷不温。伴见大小便癃闭或小便淋沥，大便滑泄，不能自禁，阳痿、性欲冷淡，腰腹紧束，腰背酸痛，头晕耳鸣，舌质淡或尖红生刺，舌苔白腻，脉象弦紧或沉细无力等。皆属肝肾精血亏损，尤其肾阴肾阳俱虚，因而筋骨失其濡养，兼见气化不及、虚风上扰等一系列的虚象，也用地黄饮子加减。正因为本元不足，所以用通经活络和利尿涩肠之品，不起作用。

地黄饮子 熟地 山萸 石斛 麦冬 苁蓉 五味子 菖蒲 远志 茯苓 附子 肉桂 巴戟

十六、下肢红肿

下肢红色成片，微肿作痛，按之灼热。称为“流火”，属“丹毒”一类。轻者七日始退，重者伴见寒热头痛，胸闷呕恶，便秘溲赤。其原因不外是肾火内蕴，湿热下注，用萆薢化毒汤为主，酌加银花、黄柏、地丁草、大黄、荆芥、防风，外用金黄散以菊花露调涂，民间单方将海蜇皮漂净包扎，亦可用砭法刺放紫血。

萆薢化毒汤 萆薢 归尾 丹皮 牛膝 防己 木瓜 薏苡仁 秦艽

金黄散 南星 陈皮 苍术 黄柏 姜黄 甘草 白芷 天花粉 厚朴 大黄（成药）

十七、下肢青筋突起

足胫经脉突起色青，形如蚯蚓，多立行走则胀痛，常见于站立工作的劳动人民。系气血不和，络脉凝滞，治宜调畅营卫，行气和血，用当归、白芍、生地、黄芪、桂枝、血竭、红花、木瓜、牛膝之属，日久者酌加蕲蛇肉、威灵仙。

第十六节　手足症状

手足属于四肢，为人体的末梢，称为四末。但三阴三阳经都交会于手足指端，所以出现手足局部的症状，往往表现内脏气血的不和，如指麻、手颤、握拳、撒手、手足出汗和手足心热等症。

一、手指麻

手指觉麻，为“中风”病的先兆。先由无名指麻起，其次为中指，再次传及其他三指，也有食指先麻的。开始只在指头第一节，逐渐向上放射至臂部。宜服豨莶膏或桑枝膏丸预防。

血虚证因气血不和，手指发麻，常与其他血虚证出现。

豨莶膏　鲜豨莶草捣汁，以生地、甘草煎汤同熬，加炼蜜收成膏。

桑枝膏丸　首乌　枸杞子　归身　黑芝麻　菊花炭　柏子仁　白蒺藜　桑枝膏为丸

二、手指胀

为“浮肿”症状之一，晨起手指觉胀，屈伸不利，活动后即渐轻减，不作主症治疗。亦有因“中风”等其他病症气血不和引起者，一般用片姜黄、豨莶草、丝瓜络之类和之。

三、手指挛急

手指挛急不能伸直，腕部以上活动如常，俗呼“鸡爪风”。血不养筋，复受风寒收引，用加味姜黄散。

手臂或连下肢俱挛急者为拘挛证，参阅四肢症状“四肢拘挛”条。

加味姜黄散　姜黄　羌活　白术　当归　白芍　甘草

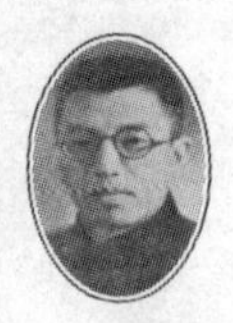

四、手丫生疮

手丫生小粒如芥子，瘙痒难忍，逢热更剧，搔破后出血或流黄水，结成干痂，久之化脓，痒痛并作，名为“疥疮”。有“干疥”、“湿疥”和“脓疥”等分别，总由风湿蕴毒化生。初起发生手丫，渐渐遍染全身，但头面很少有。以外治为主，先用花椒三钱，枯矾五钱，地肤子一两煎汤泡洗，搽擦一扫光，每日早晚各一次。内服药可用消风散清血散风解毒。

一扫光 苦参 黄柏 烟胶 枯矾 明矾 木鳖 大枫子 蛇床子 红椒 樟脑 硫黄 水银 轻粉 白砒 熟猪油（成药）

消风散 荆芥 防风 当归 生地 苦参 苍术 蝉蜕 牛蒡 胡麻 知母 石膏 甘草 木通

五、手颤

两手颤动，常与头摇并见，皆由筋脉不能约束，属于风象。《证治准绳》所谓：“头及诸阳之会，木气下冲，故头独动而手足不动，散于四末，则手足动而头不动也。”并认为：“此病壮年少见，中年以后始有之，老年尤多。”主要是阴血不足，不能制止风火，故在任何证候上出现，均为难治。一般养血除风气，用定振丸加减。

常饮冷酒的人，多患手颤，亦难治愈。

定振丸 生地 熟地 当归 白芍 川芎 黄芪 防风 细辛 天麻 秦艽 全蝎 荆芥 白术 威灵仙

六、撒手

两手撒开，连臂不能动弹，为“中风”病脱证之一，参阅内脏症状“昏迷”条。

七、握拳

两手握固成拳，为“中风”闭证之一，参阅内脏症状“昏迷”条。

八、撮空

两手向空捉物，为神昏症状之一，多见于温热病邪入心包，伴有谵语妄言。《医学纲目》上说：“伤寒热病之极，手循衣、撮空、摸床者凶。”大概撮空、引线、循衣、摸床等症状，同属一类，亦多同时出现，主要是神识不朗，目视昏糊所致进一步即为昏迷和痉厥。

九、引线

两手相引，如拈丝线，为神昏症状之一。

十、循衣

手抚衣被，如有所见，为神昏症状之一。以肝热为多，《医学纲目》所谓：“病人手寻衣领及乱捻物者，肝热也”。

十一、摸床

手常摸床，似欲取物，为神昏症状之一。

十二、指甲淡白

指甲淡白不荣，常与口唇、舌质淡白同见，为严重血虚症状。

十三、指甲发绀

指甲青紫，常见于严重的热证或虚寒证，均由气血凝滞所致。

十四、指甲枯厚

指甲枯厚堆迭，俗呼“灰指甲”，因血虚不能荣养形成，较难治愈。

“鹅掌风”经久不愈，亦能使指甲枯厚，民间单方以猪胆套指上。参阅本门“手掌脱皮”条。

十五、指头肿痛

指头焮热肿痛，后在指甲边结脓破溃，严重的指甲俱脱，名为“代指”，亦称“天蛇头疮”。用蒲公英、苍耳草等份为末，好醋浓煎浸洗；又：蒲公英捣碎，水和去滓，服之。并将药滓敷患处。

指头红肿疼痛，并带麻木作痒，很快肿势扩大，疼痛连心，且有搏动感觉，兼发寒热者，多为“疔毒”。根据所生部位不同，有不同的名称，如生在指头顶端的称“蛇头疔”，生在指甲旁的称“蛇眼疔”，在指甲后的称“蛇背疔”，在指腹部的称“蛇腹疔”，生在指甲内的称“沿爪疔”，也有生在手指骨节间的称“蛇节疔”，总称为“指疔”。因火毒内蕴或被外物刺伤形成，治宜清热解毒，初用五味消毒饮加半枝莲、草河车等，重者可加蟾酥丸。化脓时期用五味消毒饮合黄连解毒汤，亦可加石膏、连翘、竹叶，便秘者加大黄、玄明粉。等到溃破出脓，肿消热退，可停止内服药。外治方面，初贴千搥膏，溃脓期用二宝丹掺疮口，仍用千搥膏盖贴，至脓尽新生，换生肌散，贴太乙膏。以上是指疔的一般治法，必须注意本证发展迅速，痛苦亦剧，治不得当，还能肿势扩散，出现神识昏迷，发痉发厥等严重的“走黄”现象。同时，化脓日期并不一致，生在指尖顶端，螺纹和骨节处者容易伤筋损骨。如指骨破坏，必须取出朽骨，才能收口，应由外科处理。

五味消毒饮 银花 野菊花 紫花地丁 天葵子 蒲公英

蟾酥丸 蟾酥 轻粉 枯矾 寒水石 乳香 没药 铜绿 胆矾 麝香 雄黄 蜗牛 朱砂（成药）

黄连解毒汤 黄连 黄柏 栀子 黄芩

千搥膏 松香 蓖麻子 铜绿 杏仁 儿茶 乳香 没药 血竭 轻粉 珍珠 麻油（成药）

二宝丹 煅石膏八两 升丹二两 研细末

生肌散 寒水石、滑石、龙骨、乌贼骨各一两 定粉、密陀僧、白矾灰、干胭脂各五钱 研细末

太乙膏 玄参 白芷 归身 肉桂 赤芍 大黄 生地 土木鳖 阿魏 轻粉 柳枝 槐枝 血余 东丹 乳香 没药 麻油（成药）

十六、指头螺瘪

简称“瘪螺”，常见于“霍乱”水分暴脱，俗呼“瘪螺痧”，为严重症状之一，参阅内脏症状“上吐下泻”条。

十七、手掌脱皮

掌心燥痒，继起白皮，皮肤枯槁燥裂，能自掌心延及遍手，但不犯手背，名为“鹅掌风”。由于血燥生风，能使指甲枯厚。内服祛风地黄丸，外搽红油或润肌膏。本症天热减轻，天冷加重，极为顽固。在热天时可用癣药水浸之。

体弱者或一般人在秋季手上皮起剥脱，系血虚和秋燥之气所致，不作

治疗。

祛风地黄丸　生地　熟地　白蒺藜　川牛膝　知母　黄柏　杞子　菟丝子　独活

红油　红砒一钱，麻油一两，煎至砒枯烟绝为度，去砒留油。

润肌膏　当归五钱，紫草一两，用麻油四两熬至药枯，滤清将油再熬，加入黄蜡五钱化尽。

癣药水　百部、蛇床子、硫黄各八两，白砒二钱，斑蝥二两，樟脑、轻粉各一两二钱，土槿皮十两，用米醋二十斤浸。

十八、足背肿

为脾虚水湿下注，亦为“浮肿”病的初期。往往在活动后增加，休息后轻减。久居潮湿地方，引起足背浮肿，行走觉重，也能发展为“脚气”肿胀。轻者用生熟苡仁各三钱泡代茶饮，不退，用桂苓草枣汤。

桂苓草枣汤　桂枝　茯苓　甘草　枣

十九、足跟痛

足跟疼痛，不肿不红，不能多立、多走，属肝肾阴血不足。虽系小病，治宜竣补，用鹿角胶丸和立安丸。

鹿角胶丸　鹿角胶　鹿角霜　熟地　人参　牛膝　茯苓　菟丝子　白术　杜仲　龟板　当归　虎骨

立安丸　牛膝　杜仲　故纸　黄柏　小茴香

二十、足趾紫黑

足趾周围皮肤由紫变黑，逐步蔓延，渐至腐烂，流出败水。溃处肉色不鲜，气味剧臭，疼痛异常，夜间更甚。腐烂延开，可使五指相传，渐见罹病关节坏死，自行脱落，疮面久久不敛。多因寒湿风蕴和阴火燔灼，病名“脱疽”，为一种险恶外证。《内经》上很早就提出：“发于足者名曰脱痈，其状赤黑，死不治。不赤黑不死，不衰急斩之，否则死矣。”《外科正宗》上也详辨了吉凶顺逆，认为初起形如麻子，焮热作痛，一指皆肿，根脚收束，已成后头便作腐，肉不紫黑，疼痛有时，脓出肿消，气不腥秽者皆吉。如若初起肉变紫色，不肿刺痛，黑气延散，已成后疮形枯瘪，肉黑皮焦，痛如刀割，毒

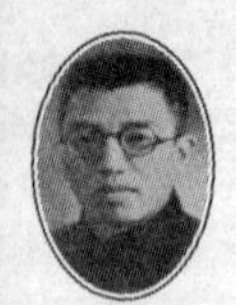

传好指，溃后血水臭污，肉枯筋烂，疼苦应心者皆逆，所以治疗本病须内外并重，内服方如阳和汤、四妙勇安汤、阴阳两气丹等随证使用。外治用红灵丹敷贴，腐烂后改用玉红膏，兼用红灵酒擦患处周围皮肤，助其活血止痛。倘然效果不显，应乘其尚未延散，施行手术。

阳和汤 熟地 白芥子 炮姜 甘草 肉桂 鹿角胶 麻黄

四妙勇安汤 玄参 当归 银花 甘草

阴阳两气丹 天冬 麦冬 玄参 五味子 人中白 黄柏 甘草 泽泻 枯矾 青黛 冰片

红灵丹 雄黄 乳香 月石 礞石 没药 冰片 火硝 朱砂 麝香（成药）

玉红膏 当归 白芷 白蜡 轻粉 甘草 紫草 血竭 麻油（成药）

红灵酒 当归、肉桂各二两 红花、花椒、干姜各一两 樟脑、细辛各五钱 酒精二斤浸七天

二十一、足丫湿气

湿热下注，水液浸渍，引起脚丫潮湿，作痒难忍，往往搓至皮烂疼痛，流出水血，其痒方止，但至次日又痒，经年不愈，俗呼“湿气”。严重的腐烂疼痛，足趾浮肿，流脓淌水，臭味难闻，行走不便，称为“臭田螺”，又叫“烂脚丫”。每晚洗足时用明矾少许泡入水内，洗后拭干，轻者涂黄连膏，破烂甚者搽三石散。

黄连膏 黄连 当归 黄柏 生地 姜黄 黄蜡 麻油（成药）

三石散 炉甘石、熟石膏、赤石脂各三两，研末

二十二、足生鸡眼

因穿窄鞋远行，或走崎岖道路，伤及血脉，足生老茧，根陷肉里，顶起硬凸，疼痛，妨碍步履，病名“肉刺”，俗呼“鸡眼”。外治法用千金散腐蚀，但不如手术除去简捷。

擦伤在足跟旁的，形如枣栗，肿起色亮，可以化脓，称为“上栗”，按一般外疡汤治疗。

千金散 乳香、没药、轻粉、朱砂、赤石脂、五倍子、雄黄、蛇含石各五钱、白砒二钱 研细末

二十三、爪甲入肉

足趾甲嵌入肉内，甲旁肿胀，行走疼痛，能引起破烂，胬肉高突，甚则脓液侵入甲下，须待爪甲脱落，才能痊愈。病名“甲疽”，俗呼“嵌爪”。先用平胬丹腐蚀平胬，再用生肌散收口。

平胬丹 乌梅、月石各钱半 轻粉五分 冰片三分 研细末

生肌散 寒水石、滑石、龙骨、乌贼骨各一两 定粉、密陀僧、白矾灰、干胭脂各五钱 研细末

二十四、皮肤燥裂

手掌和足底皮肤枯燥裂开疼痛，名为“皲裂疮”。多见于撑船、推车、打鱼、染色工人，因磨擦、压力、破伤和浸渍所形成。用地骨皮、明矾煎汤洗之至软，再用腊羊油炼热搽涂，如无羊油亦可用猪油代替。

二十五、手足冷

有血虚和阳虚的区别，亦为厥逆的先期，参阅四肢症状“四肢冷”条。

平素手中不温，冬季尤冷，甚至睡后不易转暖，虽属体质关系，在一般病证上不能作为诊断的依据。

二十六、手足心热

两手两足心发热，常思手握冷物和睡时手足伸在被外，也有单独两手心或两足心热的，皆为阴血不足、内热烦扰现象，如再伴胸中烦热，称为“五心烦热”。宜于养阴养血方内加地骨皮、白薇等。

肾虚湿热下注，足心热，足胫亦热，小便黄赤，用知柏八味丸加秦艽。

手足心发热的同时，往往手足心潮润多汗。参阅本门“手足汗出”条。

知柏八味丸 生地 山萸 山药 丹皮 茯苓 泽泻 黄柏 知母

二十七、手足出汗

手足汗出而手足心热者属血虚，手足不温者属气虚，均不作主症治疗。于主方内酌加枣仁、浮小麦、麻黄根、煅牡蛎、碧梅干之类。

经常多脚汗者，用白矾、葛根各五钱研末，水煎十数沸，每日浸洗。

第十七节　前阴症状

由于男女生理上的特点，前阴症状各不相同。本门包括阳痿、阴缩、阴冷、阴痒、疝气、子宫脱垂及阴部腐蚀等。在病因方面，多为阳虚、气陷和肝火、湿热。一般以肾为男子的先天，肝为女子的先天，又因肝经和任、督二脉均循阴器。所以，前阴症状与肝、肾、任、督关系较为密切。

一、阳痿

男子未到性欲衰退时期，阴茎不举，或举而不坚不久，称为“阳痿”。多因少年大手斫伤，命门火衰，精气虚寒，张景岳所谓“火衰者十居七八”。但与多用脑力，思虑过度，心脾受损，亦有密切关系。大概肾气不足者，兼见腰足酸软、畏寒等阳虚症状，心脾亏损者，多伴神疲、心悸、失眠等血虚症状。通治方多补精血，并结合血肉温润之品，如斑龙丸、二至百补丸、赞化血余丹、大补元煎、强阳壮精丹等，皆可选用。本病多偏阳虚，故一般治疗侧重温热之品，但必须对证，且必须在补水之中加入补火，否则暂时生效，真阴暗伤，后果不良。同时，本证患者大多恐惧不释，精神苦闷，对于疗效亦受影响，应加劝慰。

斑龙丸　鹿角胶　鹿角霜　菟丝子　柏子仁　熟地

二至百补丸　鹿角胶　黄精　杞子　熟地　菟丝子　金樱子　天冬　麦冬　牛膝　楮实　龙眼肉　鹿角霜　人参　黄芪　茯苓　生地　山萸　五味子　芡实　山药　知母

赞化血余丹　血余炭　熟地　杞子　当归　鹿角胶　菟丝子　杜仲　巴戟　小茴香　茯苓　苁蓉　核桃　首乌　人参

大补元煎　人参　山药　熟地　杜仲　当归　山萸　枸杞　炙草

强阳壮精丹　熟地　黄芪　当归　白芍　巴戟　麦冬　枸杞　柏子仁　覆盆子　虎胫骨　鹿茸　附子　肉桂　蜜丸

二、阴茎易举

平时阳事易举，多因相火偏旺，用龙胆泻肝汤。阴虚患者在病中亦易举阳，则属水不济火，虚火妄动，不宜苦寒直折，用大补阴丸。

龙胆泻肝汤　龙胆草　山栀　黄芩　生地　当归　车前　木通　柴

胡　甘草　泽泻

大补阴丸　熟地　龟板　黄柏　知母　猪脊髓

三、阴长不收

《医学纲目》称为"阴纵"，系肝经蕴热，用小柴胡汤加黄连、黄柏，外用丝瓜汁调五倍子末涂之。

小柴胡汤　柴胡　黄芩　半夏　人参　甘草　姜　枣

四、阴冷

包括阴茎或阴囊冷而不温，多因命门火衰或寒气凝滞于肾，用十补丸。

妇人阴中冷，伴见腹内觉冷，因下元虚寒，往往影响生育。亦用温养法，并可用蛇床子、吴萸为末，加麝香蜜丸，绵裹纳阴中。

十补丸　附子　胡芦巴　木香　巴戟　肉桂　川楝子　延胡索　荜澄茄　小茴香　破故纸

五、阴肿

阴囊肿或连阴茎包皮通明，不痛不痒，多因坐地受湿，以小儿患者为多，用蝉蜕五钱煎汤洗涤，一日三次，内服三疝汤。

妇人阴户忽然肿而作痛，由劳伤血分所致，内服秦艽汤，外用艾叶、防风、大戟煎汤熏洗。

"水肿"病严重的，全身浮肿，阴部亦肿，从主症治疗。

三疝汤　车前子　小茴香　砂仁　葱白

秦艽汤　秦艽　当归　石菖蒲　葱白

六、阴缩

阴茎或阴囊收缩，在寒证和热证均能出现，临床上常见的都为阴阳虚极危证之一。

妇女亦有阴缩，即阴户引入小腹，亦属危证。

七、睾丸胀痛

睾丸胀痛偏坠，或连少腹作痛，为"疝气"证候之一。疝气种类甚多，张子和曾综合为"寒疝"、"水疝"、"狐疝"、"筋疝"、"血

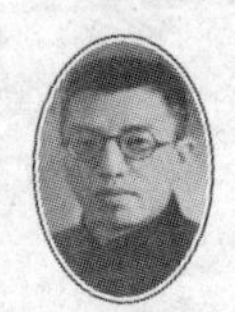

疝”、“癞疝”和“气疝”七种，总称七疝，均属阴囊和睾丸或肿或痛之病。其特征为寒疝坚硬如石，痛控睾丸；癞疝囊肿如斗，不痒不痛；水疝囊肿皮泽，阴汗时出；狐疝睾丸痛胀，行立下坠，卧则收入；血疝和筋疝则系外科疾患。在临床上以气疝为多见，亦即一般所说的疝气，俗称“小肠气”。因肝气失于疏泄，或久立远行气滞于下，治宜疏肝理气为主，用济生橘核丸、荔香散，久不愈用三层茴香丸。但有劳累即发，由于气虚不能提挈，应加黄芪、当归、升麻，不宜一派行气散滞。

小儿多哭，亦能引起睾丸偏坠疼痛，俗称“偏疝”，治法相同。

济生橘核丸 橘核 川楝子 厚朴 肉桂 延胡索 枳实 木香 木通 桃仁 海藻 昆布 海带

荔香散 荔枝核 小茴香

三层茴香丸 大茴香、川楝子、沙参、木香各一两，研末，米糊为丸，每服三钱，一日三次，此为第一层；服完的前方加入荜茇一两，槟榔五钱，制法、服法如前，此为第二层；再不愈加入茯苓四两，附子一两，即为第三层。均在空腹时用温酒或淡盐汤送下。

八、阴囊作痒

有干、湿两种。湿者，潮湿作痒，或生疮皮脱，也能传至足部生疮癣，由于风湿毒气因虚下注，内服活血驱风散，外用椒粉散扑之。干者，搔时有皮屑，抓破出脂水，热痛如火燎，由于血虚生燥，兼挟肝经湿热，名“肾囊风”，俗称“绣球风”，外用蛇床子汤熏洗，涂敷狼毒膏。

活血驱血散 白蒺藜 当归 川芎 白芷 细辛 桃仁 半夏 白芍 五灵脂 生甘草 苍术 杜仲 肉桂 薏苡仁 天麻 橘红 槟榔 厚朴 枳壳

椒粉散 麻黄根 贯众 蛇床子 川椒 当归 猪苓 斑蝥 轻粉 红花

蛇床子汤 威灵仙 蛇床子 当归尾 砂仁壳 大黄 苦参 葱白

狼毒膏 狼毒、川椒、硫黄、槟榔、文蛤、蛇床子、大风子、枯矾各三钱，研末，用香油一盅，煎滚，加猪胆汁一枚和匀。

九、前阴腐蚀

男女前阴初起小疱，逐渐增大，破后开始腐烂，血水淋漓，四围凸起，中间腐蚀成窝，流出脓水。都因“梅毒”引起，称为“疳疮”。在男子分为：生在龟头下者名“下疳”，在阴茎上者名“蛀疳”，又外皮包裹者为“袖口疳”，久而遍溃者为“蜡烛疳”。在妇女多生阴户两侧，亦称“妒精疮”和“耻疮”。

“杨梅疮”亦起阴部，形如赤豆，嵌入肉内的叫“杨梅豆”，形如风疹作痒的叫“杨梅疹”，先起红晕，后发斑点的叫“杨梅斑”。严重的筋骨疼痛，小便淋涩，手足多疮。解放后，梅毒已基本消灭，这类证候在临床上已难见到。

十、阴毛生虱

男女阴毛生八脚虱，瘙痒难忍，抓破后色红，均由互相传染而来，名为“阴虱疮”。虱头钻入皮内，应用针挑破去虱，随搽银杏无忧散。

银杏无忧散 水银、轻粉、杏仁、芦荟、雄黄、狼毒各一钱 麝香一分 研末

十一、妇人阴痒

妇人阴中作痒，多为肝脾气虚，湿热下注，伴见胸膈烦闷，小便短赤，用加味逍遥散加木通、黄柏。痒痛难忍，不时出水，坐卧不安者，外用蛇床子方或溻痒汤熏洗。

阴户外生疙瘩作痒，系有小虫，名为“阴蚀”，亦称“阴䘌”，内服芦荟丸，外用溻痒汤熏洗。

加味逍遥散 当归 白芍 柴胡 白术 茯苓 甘草 薄荷 山栀 丹皮 姜

蛇床子方 蛇床子 花椒 白矾

溻痒汤 鹤虱 苦参 威灵仙 归尾 蛇床子 狼牙

芦荟丸 芦荟 青皮 黄连 胡黄连 雷丸 芜荑 鹤虱 木香 麝香

十二、阴中失气

妇女阴中失气，与转矢气相似，称为“阴吹”。因大肠津液枯少，谷气结而不行，用猪膏发煎。但也有大便不实者，可用《医宗金鉴》诃黎勒散。

猪膏发煎 猪油 头发

诃黎勒散 诃子 陈皮 厚朴

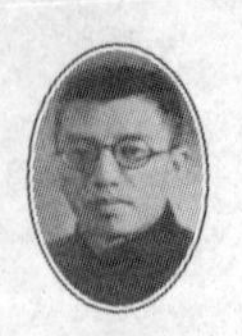

十三、子宫脱垂

子宫下垂或脱出阴外，常觉小腹下坠，称为“阴癫”。因产后失于休养，或月经期内劳作过度，虽有程度上的不同，皆为气血虚弱不能固摄，用补中益气汤加重升麻治之。

补中益气汤　黄芪　党参　白术　甘草　当归　柴胡　升麻　陈皮　姜枣

第十八节　后阴症状

后阴即肛门，本门症状都属痒痛、下坠、破裂、腐蚀和疮毒等局部疾患。但在原因方面，有中气下陷，湿热下注，与内脏有密切关系。为此，有些病证须用外治，在外治的同时仍然需要内服药，必须很好配合。

一、肛门痒

肛门作痒，常见于小儿“蛲虫病”，痒时多在夜间，有细虫爬出。用使君子八钱，生大黄一钱，研开，每岁服一分，最多不超过二钱二分，连服六天，并每晚用百部一至二两，煎汤作保留灌肠。

二、肛门下坠

肛门突出，称为“脱肛”，多见于老人中气不足，往往因大便困难，便后下坠，用参芦一钱煎服。久泻久痢，气虚下陷，亦能出现。前人曾谓“热则肛闭，虚则肛脱”，故此证一般治法，均取人参、白术、升麻、葛根等升补，或用当归、白芍、五倍子、赤石脂等养血收涩，忌行气破气。

痔疮患者，大便后肛门脱下出血，用五倍子五钱煎汤，入火硝、荆芥各一钱，趁热熏洗，另以五倍子粉掺之。

三、肛门裂痛

简称“肛裂”，大便时疼痛流血，或便后持续疼痛。此证易与“内痔”混淆。但内痔一般大便不痛，出血最多，不难鉴别。宜内服润肠汤，外用生肌散。

肛裂初起，裂口色红，经久不愈，则变灰白色，四边如缸口，并在裂口附近赘生小粒如绿豆，或大如指头，便成外痔。参阅本门“肛门生痔”条。

润肠汤　当归　生地　甘草　麻仁　桃仁

生肌散　寒水石、滑石、龙骨、乌贼骨各一两　定粉、密陀僧、白矾灰、干胭脂各五钱　研细末

四、肛门腐蚀

《金匮要略》上在“狐惑”病里指出：“蚀于喉为惑，蚀于阴为狐。”其兼证为状如伤寒，默默欲眠，目不得闭，起卧不安，不欲饮食，恶闻食臭，面目乍赤乍黑乍白，内服甘草泻心汤，外用苦参煎汤洗涤和雄黄烧熏肛门的局部疗法。

附：西医诊断的“白血病”中，有肛门腐烂，同时咽喉亦白腐，兼见寒热、脉象细数。阴虚火炎，湿热下注的现象较为明显，内服方可考虑养阴清肺汤和断下渗湿汤，外用锡类散吹喉，三黄二香散敷肛门。

甘草泻心汤　甘草　黄芩　干姜　黄连　半夏　枣

养阴清肺汤　生地　玄参　麦冬　川贝　丹皮　白芍　甘草　薄荷

断下渗湿汤　黄柏　苍术　樗根皮　地榆　山楂　银花　赤苓　猪苓

锡类散　象牙屑　珍珠　青黛　冰片　壁钱　牛黄　人指甲（成药）

三黄二香散　黄连、黄柏、大黄各一两，乳香，没药各五钱，研末，用香油调敷。

五、肛门生痔

肛门内外有小肉突出如峙，统称“痔疮”。多因过食肥腻辛辣，久坐久立，负重远行，及经常便秘，体质衰弱，风燥湿热之邪乘虚结积而成。生于肛内者为“内痔”，初期很小，质柔软，痔面鲜红或带青紫色，常因大便擦破出血，并不疼痛。以后逐渐增大，大便时可脱出肛外，在便后自行恢复。后期则不仅大便脱出，咳嗽和行立较久亦会脱出，不易复位。此时其质稍硬，表面微带白色，形状长、圆、大、小不一。肛门因痔疮嵌住不能回缩，往往发生肿痛溃烂，继发“肛瘘”。生在肛门外的称“外痔”，按之质较硬，呈光滑状，一般无疼痛，又不出血。也有肛门内外俱生的，称为“内外痔”，往往内痔和外痔相连，多发于肛门左中、右前、右后部位，尤为右前方为多见。治疗痔疮有许多有效方法，如内治法、针刺法、灸法、熨法、熏洗法、外敷法、结扎法、枯痔法等。其中枯痔法和

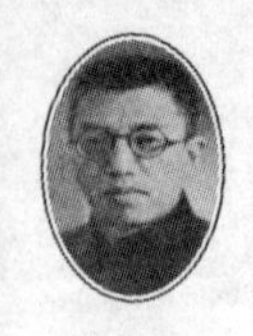

结扎法为根治疗法，但须手术熟练，应请专家施行。一般内治法，适用于痔疮初起及老年体弱患者，①疼痛，不论风湿燥热，用止痛如神汤；②出血，不论便前便后，凡属风热实证，用凉血地黄汤，因饮酒有湿毒者，用苦参地黄丸；③脱出，用补中益气汤。

止痛如神汤 秦艽 桃仁 皂角子 苍术 防风 黄柏 当归尾 泽泻 槟榔 大黄

凉血地黄汤 生地 当归尾 赤芍 黄连 枳壳 黄芩 槐角 地榆 荆芥 升麻 天花粉 甘草

苦参地黄丸 苦参 生地

补中益气汤 黄芪 人参 白术 甘草 归身 陈皮 升麻 柴胡

六、肛门疮毒

肛门生痈，多在肛门一侧或周围高起红肿疼痛，形如桃李，寒热交作，大便秘结，小便短赤，严重的肛门坠重紧闭，下气不通，刺痛难忍，脉象滑数，约三至五天成脓破溃。其中绕肛成脓者最重，称为“脏毒”，或左或右成脓者轻，名“偷粪鼠”，若在两边出脓者，比较复杂，名“肛门痈”。这些外证多因醇酒厚味，湿热下注而成，治法宜清热利湿，凉血祛瘀。用三妙丸合凉血地黄汤去升麻、荆芥，便秘加大黄、玄明粉，小溲短赤加赤苓、车前，势将成脓加山甲、皂角刺，体弱者用滋阴除湿汤，外敷金黄散。溃后可停内服药，按一般溃疡处理。

三妙丸 苍术 黄柏 知母

凉血地黄汤 生地 当归尾 赤芍 黄连 枳壳 黄芩 槐角 地榆 荆芥 升麻 天花粉 甘草

滋阴除湿汤 熟地 当归 白芍 川芎 柴胡 黄芩 陈皮 知母 贝母 泽泻 地骨皮 甘草 姜

金黄散 南星 陈皮 苍术 黄柏 姜黄 甘草 白芷 天花粉 厚朴 大黄（成药）

七、肛门流脓

痔疮和肛门生痈破溃后，脓水淋漓不止，或收口后反复漏脓，疼痛瘙痒，称为“肛漏”。除流出脓水外，有时看到粪从孔出，血从窍流，往往消耗气血，使患者形体消瘦，转为劳损。本证流脓不止的原因，由于疮内生管，故欲根治，应由外科施行切开和挂线等方法。但对于虚弱者，当先与内服药调养，用以改善症状，增强体力，为施行手术作好准备。

第十九节 内脏症状

所有症状都与内脏有关，即使局部病证，也多通过内脏治疗，这是中医从整体出发的治病方法的精神。本门叙述的内脏症状，均系与内脏直接有关的症状，例如肺气上逆引起的咳嗽，心神不安引起的心悸怔忡，及胃肠和膀胱等引起的大小便异常等。由于一种症状的出现，并不限于一个脏，而一个脏的病变，并不限于一种病因，所以观察内脏症状，必须注意内脏的体用、性质及与各方面的联系，也必须注意症状和病因的关系。同时，内脏分为五脏六腑，脏腑均有相合。虽然脏病可以传腑，腑病也能传脏，在重病久病，多数重视五脏。所以中医基本理论以脏腑为核心，而五脏尤为核心的核心，有很多认为难治、不治之证，都是根据五脏本身的衰弱和受邪的深浅作为判断。

一、咳嗽

咳嗽一证，主要发生在肺。肺为娇脏，职司清肃，气逆则咳。但因咳嗽多挟痰浊，痰由湿化。而湿由脾胃运化不及所致。《内经》上说："聚于胃，关于肺。"后人也有"脾为生痰之源，肺为贮痰之器"的说法。引起本病的原因有二：一为外感，因肺主皮毛，最易感受外邪，以从其合；二为内伤，多属子母脏气影响，如土不生金，木火刑金，金水不能相生等。

外感咳嗽以风寒和内热为常见，"风寒咳嗽"，痰多稀薄；"风热咳嗽"，痰黏不爽，或于咳无痰。二者均有喉痒、鼻塞，较重的有寒热、头痛等证。治宜宣化上焦，前者用杏苏散、止嗽散，后者用银翘散。也能以三拗汤为主方，酌加牛蒡、蝉蜕、象贝、清半夏、陈皮、胖大海等。感受秋燥时邪，多干咳，鼻燥，口干，咽痛，舌质微红，用清燥救肺汤加减。凡治外感咳嗽，初起不宜降气镇咳，以免邪郁滋变。又因上焦如羽，非轻不举，用药以轻灵为贵。

内伤咳嗽中常见者，有"湿痰咳嗽"，痰多易出，胸闷，食少，呕恶，舌苔白腻，用二陈汤。有"肝火咳嗽"，咯吐黄痰，胸胁满闷掣痛，口苦咽干，用清气化痰丸加青黛。又有"肾虚咳嗽"，由于阴亏虚火上炎的，痰中带血，内热咽干，脉象细数，用百合固金汤；由于阳虚水泛为痰的，痰带咸味，形寒气短，脉沉细弱，用金匮肾气丸。凡外感咳嗽重在祛邪，但也有体虚邪实，应当兼顾。内伤咳嗽同样有虚有实，不可一派滋补。同时，前人曾分“肺咳”、“心咳”、“脾咳”、“肝咳”、“肾咳”和“胃咳”、“膀胱咳”等五脏六腑之咳，乃指咳嗽引起的脏腑兼证，主要仍在于肺。在其他疾病如“水肿”等亦能引起咳嗽，则为病邪影响及肺，均以本病为主。

咳嗽咯吐涎沫，行动气短，形体消瘦，脉虚而数，乃热伤津液，肺失濡润，名为“肺痿”。治宜清养，略佐化痰，用麦门冬汤。久不愈，能使气阴俱伤，皮毛干枯，潮热失音，有如痨瘵，难治。也有吐涎沫而不咳不渴，小便频数或遗尿，为肺痿中的虚寒证。由于肺气萧索，不能制下，亦属难治，宜甘温调养，用甘草干姜汤。

咳嗽咯吐腥臭浓痰，伴有明显的胸痛，或身热，脉浮滑数，为“肺痈”初期。溃脓后则吐出脓血，或如米粥，胸痛烦满，舌苔黄腻。本证多属实热现象，热搏血结成痈，宜清热化浊，用千金苇茎汤，并可酌加桔梗排脓、葶苈泻肺。倘若病邪渐退，或脓未尽而正气已虚，宜清热养阴，用桔梗杏仁煎或济生桔梗汤。

咳嗽中有痰多稀薄色白，兼挟泡沫，患者以老年人为多，每发于秋季骤凉，随着冬季严寒加剧，至春夏逐渐平静。发时气喘，喜高枕而卧，咯痰爽利则觉轻快，名为“痰饮咳嗽。”轻者由于脾阳虚弱，重者肾阳亦虚，因而水湿不化，凝聚成饮，上渍于肺，则为咳喘。与一般咳嗽根本不同。治法宜温药和之，轻则治脾，用苓桂术甘汤，重者治肾，用金匮肾气丸；痰多和咳喘繁剧时，也可结合苓桂五味姜辛汤、三子养亲汤等。痰饮咳嗽的形成，主要由于本身阳虚，故不易根治，而且必须分别标本缓急。比如风寒引发者，可用小青龙汤散寒化饮。或喘逆头汗，有浮阳外越现象，可用黑锡丹破沉寒回阳气，但均不宜常用久服。

杏苏散 杏仁 紫苏 桔梗 前胡 半夏 陈皮 茯苓 枳壳 甘草 姜 枣

止嗽散 荆芥 紫菀 桔梗 百部 白前 陈皮 甘草

银翘散 银花 连翘 荆芥 豆豉 薄荷 牛蒡 桔梗 竹叶 甘草

三拗汤 麻黄 杏仁 甘草

清燥救肺汤 桑叶 石膏 杏仁 麦冬 人参 甘草 阿胶 枇杷

叶　黑芝麻

二陈汤　半夏　陈皮　茯苓　甘草

清气化痰丸　胆星　半夏　橘红　杏仁　枳实　瓜蒌　黄芩　茯苓　姜汁

百合固金汤　百合　生地　熟地　玄参　麦冬　贝母　桔梗　白芍　当归　甘草

金匮肾气丸　附子　肉桂　熟地　山萸　山药　丹皮　泽泻　茯苓

麦门冬汤　麦冬　半夏　人参　甘草　粳米　枣

甘草干姜汤　甘草　干姜

千金苇茎汤　芦根　薏苡仁　桃仁　冬瓜子

桔梗杏仁煎　桔梗　杏仁　甘草　阿胶　麦冬　银花　百合　贝母　连翘　枳壳　夏枯草　红藤

济生桔梗汤　桑皮　桔梗　贝母　当归　瓜蒌皮　黄芪　百合　五味子　枳壳　甘草　薏苡仁　防己　地骨皮　知母　杏仁　葶苈

苓桂术甘汤　茯苓　桂枝　白术　甘草

苓桂五味姜辛汤　茯苓　桂枝　五味子　干姜　细辛

三子养亲汤　苏子　白芥子　莱菔子

小青龙汤　麻黄　桂枝　细辛　白芍　干姜　五味子　半夏　甘草

黑锡丹　青铅　硫黄　胡芦巴　沉香　附子　肉桂　茴香　补骨脂　肉果　川楝子　阳起　石木香（成药）

二、喘促

呼吸急促，称为“气喘”。肺为气之主，肾为气之根。肺主出气，肾主纳气。一脏有病或两脏俱病，便升降失常，呼吸不利。一般以胸满声粗，邪在于肺者为实喘；呼长吸短，气不归肾者为虚喘。叶天士曾说：“在肺为实，在肾为虚。”并指出：“出气不爽为肺病，人气有音为肾病。”但本病多出现于咳嗽、水肿及虚劳证，临床辨证，应该把病因与病证结合起来考虑。大概实喘以痰为主，常由风寒和燥热引发。因风寒者，伴见咳嗽胸满，恶寒或发热，舌苔白腻，脉象浮滑，用华盖散；因燥热者，伴见身热，烦满，咽痛，口渴，用定喘汤。虚喘以气为主，在肺虚多兼咳嗽，言事无力，或津液亏耗，微热，口渴，舌红苔剥，用生脉散。在肾虚多见浮肿、恶寒、肢冷等阳虚现象，用金匮肾气丸。临床上遇到喘促，比较严重而且可以发生危险，必要时应当采取急救措施。一般消痰用猴枣粉，降气用沉香粉，纳气用人参、蛤蚧粉，降逆回阳用二味黑锡丹，开水送服。

小儿“肺风”和“麻疹”正出忽没，出现气促，为肺气闭塞严重证候。参阅鼻症状“鼻扇”和全身症状“麻疹”各条。

“哮喘”为气喘中一种突出证候。凡呼吸急促甚至张口抬肩谓之喘，喘气出入喉间有声谓之哮，哮喘则二证兼具，《医学正传》所谓“喘以气息言，哮以声响鸣。”本病多见于儿童，俗有“盐哮”、“糖哮”等分，但主要为“冷哮”和“热哮”，尤以冷哮为常见冷哮由受寒和当风饮食引起，故受冷即发，发时胸膈满闷，呼吸急促，喉中痰声上下如水鸡音，脉象沉紧，舌苔白滑。用射干麻黄汤或冷哮丸。热哮因痰热素盛，肺气郁滞不宣，发时喉亦有声，伴见烦闷不安，脉象滑数，用玉涎丹或定喘汤。本证不易根治，必须注意饮食起居，寒温适宜，防止复发。《张氏医通》对于冷哮有白芥子涂法：夏月三伏中，用白芥子末一两，甘遂、细辛各五钱，共为细末，入麝香五分，捣匀姜汁调涂肺俞、膏肓、百劳穴，涂后麻瞀疼痛，切勿便去，隔两小时方可去之，十日后涂一次，如此三次。针灸科对吟哮用灸，热哮用针，取肺俞、膏肓、天突、膻中、列缺、足三里、丰隆等穴。外科割治法，亦有效果。

华盖散　麻黄　紫苏　杏仁　桑皮　赤苓　桔梗　甘草

定喘汤　麻黄　桑皮　白果　苏子　杏仁　黄芩　款冬　半夏　甘草

生脉散　人参　麦冬　五味子

金匮肾气丸　附子　肉桂　熟地　山萸　山药　丹皮　泽泻　茯苓

二味黑锡丹　青铅　硫黄（成药）

射干麻黄汤　射干　麻黄　细辛　半夏　紫菀　款冬　五味子　姜枣

冷哮丸　麻黄　杏仁　细辛　甘草　胆星　半夏　川乌　川椒　白矾　牙皂　紫菀　款冬　神曲

玉涎丹　蛞蝓　大贝母

三、气少

自觉吸呼气短，言事无力，系气力虚弱，《内经》所谓“言而微，终日乃复言者，此夺气也。”常见于久病衰弱证，当补肺脾，用四君子汤加黄芪，咽干者再加麦冬。

四君子汤　人参　白术　茯苓　甘草

四、太息

俗称叹长气，自觉呼吸窒塞，嘘气较畅，多见于肝胃气证。参阅胸胁症状“胸闷”条。

心气不畅，亦多太息。《内经》上说：“思忧则心系急，心系急则气道约，约则不利，故太息以伸出之。”治宜补养。

五、喷嚏

为感冒初起症状之一，小儿“麻疹”初期亦频作喷嚏。

阳虚久病，突然发现喷嚏，为阳气回复，有好转趋势，即《内经》所谓“阳出于阴则嚏。”

六、呵欠

疟疾将作或精神疲乏时期，常有呵欠连连。《内经》曾说：“阳入于阴则欠。”故虚弱久病见呵欠，为阳气渐衰之征。

七、吐血

凡血液从口而出，概称吐血。其中来自肺脏，每随咳嗽，咯吐盈口，或痰中挟有血点、血丝的，称为“咳血”；来自胃中，血随呕吐而出，盈盆盈盏的，称为“呕血”；来自喉头，不咯而一咯即出小血块的，称为“咯血”。

咳血由于咳嗽损伤肺络，常见者为风热犯肺，兼见鼻干口燥，脉象浮数，用桑杏汤。如木火刑金，兼见胁痛易怒，脉象弦数，用黛蛤散。阴虚内热，兼见潮热气短，脉象虚数者，用百合固金汤。

呕血因胃有积热，吐出之血，鲜瘀相杂，兼见胸闷作痛，嘈杂便秘，舌苔黄腻，脉象滑数，用大黄黄连泻心汤合四生丸。此证往往大便紫黑，乃瘀血下行，不用止涩。

咯血多因肾虚火炎，兼有膈热颊红，咽喉干燥，舌质绛，脉象细数，先用清咽太平丸，接用七味都气丸加麦冬、牛膝。

妇女每逢月经期吐血，名为“倒经”，参阅妇科症状“经行吐血”条。

吐血常见于外感、内伤杂证，原因极为复杂。《类证治裁》曾将吐

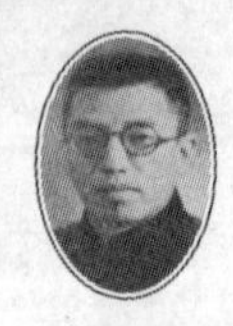

血的用药法则作了扼要的说明：客邪在肺卫，宜甘凉肃降，如沙参、麦冬、贝母、花粉；在心营，宜轻清滋养，如生地、玄参、丹参、连翘、竹叶；火灼甚者，则加入苦寒，如山栀、黄芩、知母、地骨皮。风温，参以甘凉，如桑叶、芦根、蔗汁；暑瘵，参以清润，如杏仁、银花、生地、犀角；燥咳，佐以纯甘，如天冬、阿胶、梨汁。另有内热外寒者，宜麻黄参芍汤。内损吐血，怒动肝火，宜苦辛降气，如苏子、郁金、降香、丹皮、山栀、瓜蒌；郁损肝阴，宜甘酸熄风，如阿胶、白芍、生地、金橘；思伤心脾，宜甘温益营，如人参、黄芪、白术、当归、陈皮；夺精亡血，宜填补真元，如人参、海参、熟地、杞子、紫河车；肾虚失纳，宜壮水潜阳，如熟地、山萸、五味子、牛膝、青铅；阳虚不摄，宜导火归窟，如肉桂七味丸加童便。不内外因引起的吐血，坠跌损伤，先须导下，如生地、归尾、桃仁、大黄、穿山甲，再予通补，如当归、郁金、白芍、三七、牛膝；努力伤络，宜和营理虚，如旋覆花、新绛、当归、白芍、葱管；烟酒伤肺，宜甘凉清润，如丹皮、麦冬、犀角、藕汁、葛花等。

以止血为急救目的的方药，有十灰丸、花蕊石散，以及仙鹤草、血余炭、紫草珠等，但前人有“见血休止血”之戒，缪仲醇更明确地指出：“吐血有三诀，宜行血不宜止血，血不循经络者，气逆上壅也，行血令循经络，不止自止，止之则血凝，血凝必发热，胸胁痛，病日痼矣；宜补肝不宜伐肝，肝主藏血，吐血者，肝失其职也，养肝则肝气平而血有所归，伐肝则肝虚不能藏，血愈不止矣；宜降气不宜降火，气有余便是火，气降则火降，火降则气不上升，血随气行，无溢出上窍之患。且降火必寒凉之剂，反伤胃气，胃气伤则脾不能统血，血愈不能归经矣。”吴鞠通以气为血帅而主张调治无形之气，临床上常用固脱益气之法，更足证明血证治气的重要性。

桑杏汤 桑叶 杏仁 沙参 象贝 香豉 山栀 梨皮

黛蛤散 青黛 海蛤粉

百合固金汤 生地 熟地 百合 麦冬 玄参 当归 白芍 贝母 甘草 桔梗

大黄黄连泻心汤 大黄 黄连

四生丸 侧柏叶 艾叶 荷叶 生地

清咽太平丸 薄荷 川芎 防风 犀角 柿霜 甘草 桔梗

七味都气丸 五味子 熟地 山萸 山药 丹皮 泽泻 茯苓

麻黄参芍汤　麻黄　桂枝　人参　黄芪　当归　白芍　麦冬　五味子

肉桂七味丸　肉桂　熟地　山萸　山药　丹皮　泽泻　茯苓

十灰丸　大蓟　小蓟　侧柏叶　薄荷　茜草　茅根　山栀　大黄　丹皮　棕榈皮

花蕊石散　花蕊石

八、心跳

自觉心脏跳动，称为“心悸”，严重的称做“怔忡”，均属心神不安之证。有属于外因的，多由耳闻大声，目见异物，或遇险临危，惊慌不定，亦叫“惊悸”。属于内因的，以心血不足为主，心失所养，神不宁舍，常有心慌内怯现象。故外因发病为暂为浅，内因则其来也渐，其证较深，但惊可生悸，悸亦易惊，二者常是相联的。一般受惊心悸，神定便止，不作治疗。如果多日不愈，心中烦乱，坐卧不安，睡眠梦扰，饮食少味，多与心肝火旺或肝胆气虚有关，可用朱砂安神丸、温胆汤和蕊珠丸治疗。心血虚者，宜养血安神，用枣仁汤、养心汤。脉来结代者，佐以辛润，用炙甘草汤。

水气上逆，亦使心悸，称为水气凌心。症见头眩胸闷，口渴不饮，小便短少，脉象沉紧。此证主要由于心阳不振，宜通阳利水，不须安神，用茯苓甘草汤。

本证常与头晕、目花、失眠、健忘、耳鸣、自汗、疲劳等症同时出现，成为虚弱证候，用镇心丹去肉桂治之。

朱砂安神丸　生地　当归　黄连　朱砂　甘草

温胆汤　半夏　橘红　茯苓　甘草　枳实　竹茹

蕊珠丸　朱砂　靛青　猪心血

枣仁汤　人参　黄芪　当归　茯苓　茯神　枣仁　远志　陈皮　甘草　莲肉　姜　枣

养心汤　黄芪　当归　茯苓　茯神　川芎　半夏　柏子仁　枣仁　远志　五味子　人参　肉桂　炙草

炙甘草汤　炙草　人参　桂枝　阿胶　生地　麻仁　姜　枣

茯苓甘草汤　茯苓　桂枝　甘草　姜

镇心丹　枣仁　麦冬　天冬　五味子　茯苓　茯神　龙齿　人参　熟地　山药　肉桂　车前子　远志　朱砂

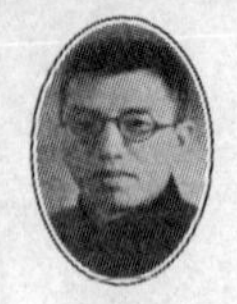

九、不寐

不易入睡，或整夜转侧难睡，概称不寐，即一般所谓“失眠”。多因思虑忧郁，劳倦过度，心脾血虚，或病后，妇人产后气血虚弱。伴见面色不华，体倦神疲，头眩目重，舌淡，脉象细弱，宜滋养心脾为主，用归脾汤。血虚不寐，往往引起心火偏旺，烦躁，多汗，口舌干燥，用天王补心丹、朱砂安神丸。或引起肝阳偏亢，头晕头胀，惊悸，用琥珀多寐丸。如果肾阴亏损，心火独亢，引起不寐，称为心肾不交，用黄连阿胶汤、交泰丸。用针灸治疗，心血虚者，取神门、三阴交，心肾不交加心俞、肾俞、照海、涌泉，肝火旺加肝俞、胆俞、太冲，宜在睡前二小时施术，效果较好。

饮食积滞和痰火中阻，也能引起失眠，即《内经》所谓“胃不和则卧不安”。伴见痰多胸闷，二便不畅，舌腻，脉滑等症，用温胆汤和半夏秫米汤。张景岳说：“寐本乎阴，神其主也，神安则寐，神不安则不寐。其所以不安者，一由邪气之扰，一由营气之不足。”这里所说营气不足，概括血虚而言，邪气之扰，系指痰火饮食等因素，故治疗失眠不是单纯地滋补和安神所能收效。

归脾汤　人参　白术　茯神　枣仁　黄芪　归身　远志　木香　炙草　龙眼　姜　枣

天王补心丹　生地　人参　玄参　丹参　天冬　麦冬　当归　五味子　茯苓　桔梗　远志　枣仁　柏子仁

朱砂安神丸　生地　当归　黄连　甘草　朱砂

琥珀多寐丸　琥珀　党参　茯苓　远志　羚羊角　甘草

黄连阿胶汤　黄连　黄芩　白芍　阿胶　鸡子黄

交泰丸　黄连　肉桂

温胆汤　半夏　陈皮　茯苓　甘草　枳实　竹茹

半夏秫米汤　半夏　秫米

十、易醒

睡眠易醒，多因感受惊吓，或心胆素怯，故睡中恍惚，易为惊醒，宜从肝经治疗，用酸枣仁汤加白芍、牡蛎。

酸枣仁汤　枣仁　知母　川芎　茯苓　甘草

十一、嗜睡

嗜睡以痰湿证为多。痰湿内阻，则中气困顿，精神疲乏，伴见胸闷食少，舌苔白腻，用平胃散加菖蒲。在南方霉雨季节，更多此证，俗称“湿困”，藿香、半夏、蔻仁、薏苡仁等均可加入。

食后困倦思睡，为脾弱运化不及，大多脉舌正常，用六君子汤。

阳虚症见神疲欲寐，畏寒蜷卧，宜温补少阴，用附子理中汤。

病后往往酣睡，醒后清爽，不属病征，并且不宜惊扰。

平胃散 苍术 厚朴 陈皮 甘草

六君子汤 人参 白术 茯苓 甘草 半夏 陈皮

附子理中汤 附子 人参 白术 炮姜 甘草

十二、小儿夜啼

小儿夜间惊哭，称为“夜啼”。以心肝两经蕴热为多。用朱灯心、竹叶、钩藤煎服，重者用安神镇惊丸。

安神镇惊丸 天竺黄 茯神 胆星 枣仁 麦冬 赤芍 当归 薄荷 黄连 朱砂 牛黄 山栀 木通 龙骨 青黛

十三、多梦

睡眠不熟，梦扰纷纭，且多可惊可怖可怪之事，常见于血虚证，以心神不安为主。《金匮要略》上说：“血气少者属于心，心虚者其人多畏，合目欲眠，梦远行而精神离散，魂魄妄行。”用益气安神汤。

益气安神汤 当归 茯神 生地 麦冬 枣仁 远志 人参 黄芪 胆星 竹叶 黄连 甘草

十四、烦躁

胸中热而不安为“烦”，手足热而不宁为“躁”，虽然烦躁并称，实系两种证候。《类证治裁》上说：“内热为烦，外热为躁。烦出于肺，躁出于肾。热传肺肾，则烦躁俱作。”又说：“烦为阳，属有根之火，故但烦不躁及先烦后躁者，皆易治；躁为阴，系无根之火，故但躁不烦及先躁后烦者，皆难治。”本证出现在热性病中，治烦用栀子豉汤，治躁用四逆汤。若烦而足冷，脉象沉微，亦属阴证，用参附汤。病后余热，虚烦不

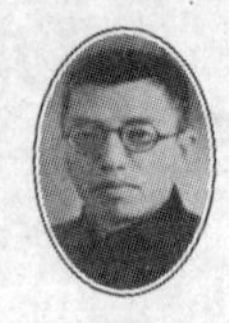

安，用竹茹汤。

内伤杂证，烦多于躁，常见于阴虚火动，夜间较甚，用生脉散加生地、枣仁、茯神。也有烦而呕者，用橘皮汤，烦而溺涩者，用猪苓汤。

栀子豉汤 山栀 豆豉

四逆汤 附子 干姜 甘草

参附汤 人参 附子

竹茹汤 人参 麦冬 竹茹 半夏 茯苓 甘草 浮小麦

生脉散 人参 麦冬 五味子

橘皮汤 陈皮 生姜

猪苓汤 猪苓 茯苓 阿胶 滑石 泽泻

十五、健忘

健忘亦称“善忘”和“喜忘”。由于思虑过度，脑力衰竭，治宜滋养心肾。林羲桐说：“人之神，宅于心，心之精，依于肾，而脑为元神之府，精髓之海，实记性所凭也。”汪讱庵亦说：“治健忘者必交其心肾，使心之神明下通于肾，肾之精华上升于脑，精能生气，气能生神，神定气清，自鲜遗忘之失。”药方如孔圣枕中丹、朱雀丸、安神定志丸等，可适当选用。

孔圣枕中丹 龟板 龙骨 远志 菖蒲

朱雀丸 沉香 茯神 人参

安神定志丸 人参 白术 茯苓 茯神 菖蒲 远志 麦冬 枣仁 牛黄 朱砂 龙眼

十六、昏迷

昏迷即不省人事或神识迷糊。多由邪阻清窍、神明被蒙而起，外感和内伤疾病均能出现，为严重症状之一。大概外感证多从传变而来，内伤杂病则能突然发作，治疗采取急救措施，以开窍为主，如苏合香丸、至宝丹、紫雪丹、安宫牛黄丸、牛黄清心丸和玉枢丹等，均为常用成药，并用通关散吹鼻取嚏，开关散擦牙以开牙关紧闭，促使苏醒，便于灌药。

外感证出现昏迷，多在伤寒或温病化热，邪传心包，先见狂妄谵语，舌尖红绛，渐至撮空引线，循衣摸床，宜开窍清热，用安宫牛黄丸、紫雪丹、至宝丹等急救。这三种成药的使用，牛黄最凉，紫雪次之，至宝又次之，主治略同而各有所长。大便秘结者可结合釜底抽薪法，用大承气汤或增液承气汤，在外感证传变至昏迷阶段，大多高热不退，日晡更剧，烦躁不安，时有谵语，即当先用清宫汤。湿温证湿热熏蒸胸中，在透发白痦时期亦常有昏迷，但多似明似昧，轻者用甘露消毒丹，重者神犀丹。

感受暑温，夜寐不安，烦渴口绛，时有谵语，目开不闭，或喜闭不开，为昏迷先兆，用清营汤。已入昏迷者，用安宫牛黄丸。如在烈日下工作或行走，猝然昏倒，称为“中暑”，急用苏合香丸，或以葱蒜捣汁调水灌服。

杂证出现昏迷，以“中风”最为危急，猝然仆倒，昏不知人，伴见鼾睡，口眼㖞斜，半身不遂，须辨阴阳、闭脱施治。凡两手握固，牙关紧闭，声如曳锯，面赤气粗，脉数弦劲，舌苔黄腻，为闭证中的阳证，用局方牛黄清心丸。静而不烦，鼻起鼾声，脉象沉缓，舌腻白滑，为闭证中的阴证，用苏合香丸，取十二井或十宣刺血，针百会、水沟穴。目合，口开，鼻鼾，手撒，遗溺，甚则面赤如妆，汗出如油，手足逆冷，脉象微细欲绝者，则为脱证，用参附汤加龙骨、牡蛎，并灸神阙、气海、关元，以苏醒为度。也有既见脱证，又见痰涎壅盛，内窍不通，称为“内闭外脱”，用三生饮加人参固脱开闭。

“厥证”乃一时昏迷，不省人事，四肢逆冷，但无手足偏废见证，不难与中风鉴别。其发于暴怒气逆，昏倒时，口噤握拳者，为“气厥”，用五磨饮。素多痰浊，忽然上壅气闭，喉有痰声者，为“痰厥”，用导痰汤。如因饱食不化，脘腹胀满，因而昏厥者为“食厥”，用保和丸。这类厥证初起，均可用苏合香丸或玉枢丹急救，并用通关和开关方法。

突然头晕仆倒，面色皖白，自汗出，不省人事，称为“晕厥”。由于肝血肾阴两亏，风阳上扰，轻者数分钟内自然苏醒，醒后用羚羊角汤调养。重者汗出不止，肢冷脉伏，能致虚脱，重用人参浓煎灌服。

“痫病”有发作历史，发则突然昏倒，伴见四肢抽搐，牙关紧闭，口流涎沫，并有异常声音如猪羊鸣叫。少顷即苏醒，醒后有短时间的头晕头痛，精神疲倦。本病发无定时，有一日数发，或数日一发，数月一发，以至数年一发的。多因惊恐伤及肝肾，火灼津液，酿成痰涎，内乱神明，外闭经络。宜安神化痰，用定痫丸、痫证镇心丹，针风池、心俞、肝俞、腰奇、鸠尾、中脘、间使、神门等穴。

小儿“急惊风”，发病迅速，其症状为眼睛直视，牙关紧闭，颈项

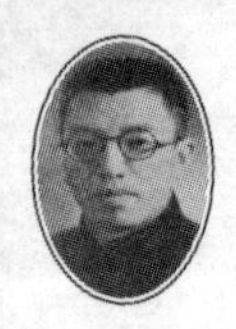

强直，角弓反张，脉象浮紧弦数，指纹青紫。在出现这些症状之前，先有壮热，三数天后惊搐抽掣，啼哭无泪，继而转入昏迷状态。原因有惊、风、痰、热四种，其特征为：由于惊者，先见惊慌厥冷，恐惧不安，神识不清；由于风者，先见手足抽搐，身体颤动，牙关紧闭，眼目窜视；由于痰者，先见咳嗽痰壅气促，喉间漉漉有声；由于热者，先见神昏谵妄，眼红唇红，便秘尿赤。但四者不能截然划分，往往相互并见，主要是外邪化热，热盛又生风、生痰，痰热壅闭，再因偶触异物或闻异声，猝然惊厥。治法以涤痰通窍、清热镇惊为先，用牛黄清心丸或回春丹化服，再用清热化痰汤或钩藤饮。急惊风系危险证候，必须先用成药急救，紫雪丹、至宝丹、琥珀抱龙丸等均可选择，亦可先以通关散吹鼻取嚏，并针刺十宣出血，及人中、印堂、大椎、合谷、涌泉、行间等穴。如见手撒、眼闭、口张、囟填、遗尿等症，预后不良，虽不死亡亦往往发生瘫痪、痴呆等后遗症。

"瘴疟"极易昏迷，热瘴用紫雪丹，冷瘴用苏合香丸，配合汤药急救。

"臌胀"后期，二便不通，或呕血、口鼻出血，同时神志昏迷，为不治之征。

苏合香丸 丁香 安息香 木香 檀香 苏合香 麝香 熏陆香 沉香 荜茇 诃子 犀角 朱砂 冰片 白术 附子（成药）

至宝丹 犀角 琥珀 朱砂 牛黄 玳瑁 麝香（成药）

紫雪丹 滑石 石膏 寒水石 磁石 羚羊角 木香 犀角 沉香 丁香 升麻 玄参 炙甘草 朴硝 硝石 朱砂 麝香（成药）

安宫牛黄丸 牛黄 郁金 犀角 黄连 朱砂 冰片 麝香 珠粉 山栀 雄黄 黄芩 金箔（成药）

牛黄清心丸 牛黄 麝香 冰片 白芍 麦冬 黄芩 当归 防风 白术 柴胡 桔梗 川芎 茯苓 杏仁 神曲 蒲黄 人参 犀角 羚羊角 肉桂 豆卷 阿胶 白蔹 干姜 雄黄 山药 甘草 金箔 枣（成药）

玉枢丹 略（成药）

通关散 南星 皂角 麝香 蜈蚣 僵蚕（成药）

开关散 南星 冰片 乌梅（成药）

大承气汤 大黄 玄明粉 厚朴 枳实

增液承气汤 生地 玄参 麦冬 大黄 玄明粉

清宫汤 玄参 莲子心 卷心竹叶 连翘心 犀角

甘露消毒丹 滑石 茵陈 黄芩 菖蒲 川贝 木通 藿香 射干 连翘 薄荷 豆蔻 神曲

神犀丹 犀角 菖蒲 黄芩 生地 银花 金汁 连翘 板蓝根 豆豉 玄参 天花粉 紫草（成药）

清营汤 犀角 生地 玄参 竹叶心 麦冬 丹参 黄连 银花 连翘

参附汤 人参 附子

三生饮 乌头 附子 南星 木香

五磨饮 槟榔 木香 沉香 乌药 枳壳

导痰汤 半夏 茯苓 陈皮 甘草 南星 枳实

保和丸 山楂 神曲 莱菔子 茯苓 半夏 陈皮 连翘

羚羊角汤 羚羊角 龟板 生地 丹皮 白芍 柴胡 薄荷 蝉蜕 菊花 夏枯草 石决明

定痫丸 天麻 川贝 胆星 半夏 陈皮 茯苓 茯神 丹参 麦冬 菖蒲 远志 全蝎 僵蚕 琥珀 朱砂 竹沥 姜汁 甘草

痫症镇心丹 牛黄 犀角 珠粉 朱砂 远志 甘草 胆星 麦冬 黄连 茯神 菖蒲 枣仁 金箔

回春丹 川贝 天竺黄 胆星 白附子 防风 天麻 羌活 朱砂 牛黄 雄黄 蛇含石 僵蚕 全蝎 麝香 冰片（成药）

清热化痰汤 川贝 天花粉 枳实 黄芩 黄连 玄参 升麻 甘草

钩藤饮 羚羊角 钩藤 天麻 全蝎 人参 甘草

琥珀抱龙丸 琥珀 朱砂 茯神 檀香 天竺黄 胆星 枳壳 枳实 人参 山药 甘草 金箔（成药）

十七、痴呆

精神错乱，哭笑无常，语无伦次，或默默不言，或痛苦呻吟，称为“癫证”，俗呼“文痴”。得病前多因精神刺激，不能发泄，表现为情绪苦闷，神志呆滞，喜静喜睡，不饮不食，脉象细弦。治宜调气疏郁，用逍遥散，有痰者佐以白金丸。本病经久不愈，因阴血暗耗，气郁化火，亦能转变狂妄现象，预后不良，《内经》所谓：“癫疾，疾发如狂者死不治。”

也有目光不活，言语迟钝，四肢举动亦不灵便，脉象迟缓，兼见头晕、多汗、心悸、难寐，乃内风症状之一。宜养肝熄风，用珍珠母丸加全蝎，忌活血通络之品。

逍遥散 当归 白芍 柴胡 白术 茯苓 甘草 薄荷

白金丸 白矾 郁金

珍珠母丸 珍珠母 生地 熟地 党参 当归 柏子仁 枣仁 茯神 龙齿 沉香

十八、发狂

发狂多为热证，《内经》所谓“诸躁狂越，皆属于热。”在热性病中发现的，常因高热不退，大便秘结，邪入心包，用清心或通腑法治疗，参阅本门“昏迷”条。

先有忿郁易怒，少睡少食，继而骂詈叫号，不避亲疏，甚至持刀执杖，弃衣裸体，越墙上屋，力大倍于平常，面色红赤，目光炯炯，脉象弦滑而数。称为“狂疾”，俗呼“武痴”，系肝胆气逆，化火上蒙清窍，用加味生铁落饮或虎睛丸。

癫狂多由情志怫郁所引起，从一般来说，情志引起的疾患相当复杂。朱丹溪说：“血气冲和，万病不生，一有怫郁，诸病生焉。”并认为先由气郁，而后湿、痰、热、血、食等随之郁滞，创立六郁之说，以越鞠丸为主方。但在临床上又因气郁化火，火盛生风，往往出现肝气、肝火、肝风等一系列证候。《类证治裁》指出：“凡上升之气，自肝而出，肝性升散，不受遏郁，郁则经气逆，为嗳、为胀、为呕吐、为暴怒胁痛、为胸满不食、为飧泄、为㿗疝，皆肝气横决也。相火木郁则化火，为吞酸、为胁痛、为狂、为痿、为厥、为痞、为呃噎、为失血，皆肝火冲激也。风依于木、木郁则化风，为眩、为晕、为舌麻、为耳鸣、为痉、为痹、为类中，皆肝火震动也。”故在初起时期，概称“郁证”，以疏肝、泄肝、平肝为主，用化肝煎、解肝煎、逍遥散等。等到化火、化风，则以清肝、泻肝、柔肝为主，用火郁汤、泻青丸、一贯煎、三甲复脉汤等。

加味生铁落饮 生铁落 玄参 丹参 麦冬 朱砂 钩藤 天花粉 贝母 胆星 连翘 远志 菖蒲 茯苓 茯神

虎睛丸 犀角、大黄各一两，生山栀、生远志各五钱，虎睛一对，研末，白蜜为丸，朱砂为衣。

越鞠丸 香附 苍术 川芎 山栀 神曲

化肝煎 白芍 青皮 陈皮 贝母 丹皮 山栀 泽泻

解肝煎 苏叶 白芍 陈皮 半夏 茯苓 厚朴 砂仁

逍遥散　当归　白芍　柴胡　白术　茯苓　甘草　薄荷　姜

火郁汤　黄芩　连翘　郁金　麦冬　薄荷　瓜蒌　桃仁　竹叶　甘草

泻青丸　龙胆草　山栀　大黄　当归　川芎　羌活　防风

一贯煎　沙参　麦冬　生地　归身　枸杞子　川楝子

三甲复脉汤　牡蛎　鳖甲　龟板　生地　白芍　阿胶　麦冬　麻仁　甘草

十九、呃逆

呃呃连声，声短而频，称为“呃逆”。偶然发作者，常因饮冷或吸受凉气引起，用刺鼻取嚏，或闭息不令出入，或集中思想，转移注意力，均能停止。如果持续不已，可用生姜少许嚼烂，开水送服。但在病中出现，尤其是老年和虚弱久病，往往成为严重证候。因此本证应分虚实，实证呃声响亮，脉象滑大；虚证呃声低微，形气怯弱。一般治法用和胃降逆，以丁香柿蒂汤为主方，并以丁香、柿蒂为本证主药。但丁香、柿蒂性味不同，因呃逆皆是寒热错杂，二气相搏，故治之亦多寒热相兼。凡实证当去人参，寒重可用肉桂，痰湿重者加半夏、陈皮、厚朴，挟热者酌去丁香，加竹茹、枇杷叶，虚证可结合旋覆代赭石汤。

丁香柿蒂汤　丁香　柿蒂　人参　姜

旋覆代赭石汤　旋覆花　代赭石　人参　甘草　半夏　姜　枣

二十、噎膈

饮食吞咽困难，常觉喉头、胸膈有物堵塞，尤其对于干燥之品，更难顺下，称做“噎膈”。前人根据病因分为“气膈”、“血膈”、“痰膈”、“火膈”、“食膈”五种。但主要原因不外忧思气结，酒色伤阴。张景岳所谓：“噎膈一证，必忧愁思虑，积劳积郁，或酒色过度伤阴，阴伤则精血枯涸，气不行则噎膈病于上，精血枯涸则燥结病于下。”故本病初起偏于气结，先觉食道梗塞，然后发生气噎，常随精神抑郁加甚，心情舒畅减轻。逐渐增重，出现血结现象，水饮可入，谷食难下，下亦转出，胸脘时痛，或吐血便血，或吐出如赤豆汁，或大便艰难坚如羊矢。此时津液枯槁已极，形体消瘦，终至水饮点滴不下，胃气告竭。此病预后多不良，特别见于老年体弱，更不易治。初起宜解郁润燥，用启膈散，日久血结用通幽汤去升麻加郁金，开用五汁安中饮调养。按风、痨、臌、膈，称

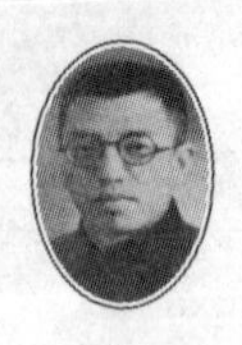

为四大证，总的治法，有理气、化痰、祛瘀、生津、健脾、润肠等。但香燥消克之剂，必须防止损伤气阴，柔润滋阴之剂，又当注意影响健运。

启膈散　沙参　丹参　茯苓　川贝　郁金　砂仁壳　荷蒂　米糠

通幽汤　生地　熟地　桃仁　红花　当归　甘草　升麻

五汁安中饮　韭菜汁　牛乳　生姜汁　梨汁　藕汁

二十一、嗳气

嗳气常见于胃病及脾胃薄弱的患者，中焦气滞，胸膈胀满，嗳出始舒。一般不作主症治疗，可于处方内酌加厚朴、陈皮、丁香、檀香、砂仁、藿香之类。如因脾阳虚弱，消化不良，食后嗳气频作，用健脾散。

嗳气多与矢气并见，大概气滞于胃则多上出，气滞于肠则多下泄，用药当加分别。

健脾散　人参　白术　丁香　藿香　砂仁　肉果　神曲　炙甘草　姜　枣

二十二、吞酸

胃中泛酸，嘈杂有烧灼感，多因肝气犯胃。一般用左金丸，亦可用乌贼骨、煅瓦楞制止。左金丸以黄连为主，与吴萸的比例为六比一。但吞酸有偏热偏寒之分，偏热者可于本方加竹茹、焦山栀；偏寒者可将黄连、吴萸用量适当调整，并加丁香、生姜。

左金丸　黄连　吴萸

二十三、恶心

为痰湿症状之一。胸中泛漾，欲吐不吐，可于处方内酌加半夏、茯苓、生姜及枳壳、竹茹之类。

肝阳眩晕亦能引起恶心，不作为主症，肝阳潜降，则胃气自和，亦可于方内加枳壳、竹茹治标。

妇人怀孕，见物厌恶作恶，称为“恶阻”。参阅妇科症状“怀孕呕恶”条。

二十四、呕吐

呕吐由于胃失和降，反而上逆。前人以有声无物为呕，有声有物为吐，实际上往往同时出现，很难区分，一般从兼证和吐出物作为诊断和治疗的依据。吐时先觉酸味，清水较多，喜热恶寒，舌苔白腻，吐后口内多涎，仍欲泛吐，属胃寒，用半夏干姜汤、吴茱萸汤。吐出酸苦夹杂，口有秽气，喜寒恶热，常在食后即吐，舌苔黄腻，属胃热，用竹茹汤。吐前胸脘胀满，嗳气吞酸，吐下多酸腐宿食。吐后即觉舒畅，为胃有积滞，用生姜橘皮汤加神曲、谷芽、麦芽。素多痰浊，胸闷、头眩、心悸，吐出黏痰，为胃有痰饮，用小半夏汤加茯苓。也有寒热夹杂，胸膈痞满，时呕时止，脉滑，舌苔黄腻，用半夏泻心汤，此法辛开苦降，在呕吐证比较常用，但方内人参、红枣可以斟酌。又有湿热痰浊极重，舌苔厚腻，呕恶频作，饮水即吐，一时难以制止，可用玉枢丹二三分开水送服。

饮食入胃，经过一天半日后吐出，吐出物又多不消化，由于胃寒脾弱，称为“反胃”。《金匮要略》上说：“脾伤则不磨，朝食暮吐，暮食朝吐，名曰胃反”，王冰亦说：“食入反出，是无火也。”治宜温中健中，用丁香透膈散。日久营血衰弱，神疲脉细，大便秘结，用大半夏汤。

小儿吃奶后，乳汁随溢吐，称为“哯乳”，俗称“转奶”。多因哺乳过多，偶发者不必治，常发而带有酸腐乳汁，或大便亦酸臭者，用消乳丸。

半夏干姜汤　半夏　干姜

吴茱萸汤　吴萸　人参　姜　枣

竹茹汤　竹茹　甘草　半夏　陈皮　山栀　枇杷叶　姜　枣

生姜橘皮汤　生姜　陈皮

小半夏汤　半夏　生姜

半夏泻心汤　半夏　黄芩　干姜　人参　炙甘草　黄连　枣

玉枢丹　略（成药）

丁香透膈散　丁香　人参　白术　香附　砂仁　蔻仁　麦芽　木香　沉香　青皮　陈皮　厚朴　藿香　半夏　炙甘草

大半夏汤　半夏　人参　白蜜

消乳丸　香附　神曲　麦芽　陈皮　砂仁　炙草

二十五、上吐下泻

胸脘痞闷，腹痛，先吐后泻，气带臭秽，继发寒热，舌腻，脉象滑数。多因食滞伤中或兼感外邪，治宜疏化导滞，用藿香正气散。此证在小儿较为多见，来势虽急，痊愈亦速。

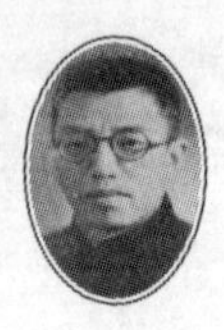

突然腹内雷鸣或疼痛如绞，吐泻交作不止，泻下稀水，随即形脱、目陷、螺瘪，两腿转筋，脉微沉伏。为严重的“霍乱”证，俗呼“发痧”或“痧气”，数小时内能致死亡，故又有“瘪螺痧”、“吊脚痧”和“子午痧”等俗称。本病常发于夏秋季节，能互相传染，主要由于饮食不洁，感受寒凉，肠胃不和，清浊不分，《内经》所谓：“清浊相干，乱于肠胃，则为霍乱。”因病势危急，迫使阳气、津液暴亡，必须及时治疗。先用蟾酥丸吞服，以食盐填满脐内艾灸，并针灸中脘、天枢、关元、足三里等穴，内服四逆汤、大顺散等回阳。

吐泻交作，吐下物有腐臭，伴见发热烦躁，四肢疼痛，口渴引饮，小便短赤，舌苔黄腻，脉象濡滑或濡数。系暑湿内蕴肠胃，与霍乱相似而性质各异，因此前人以霍乱分为真假，称真霍乱为“寒霍乱”，假霍乱为“热霍乱”。治宜苦寒清化，用燃照汤或蚕矢汤，针刺曲泽、委中、曲池、内关、承山等穴。

民间对于霍乱有刮痧方法，用铜钱或磁质汤匙蘸香油或菜油，在肩胛、颈项、背脊、胸胁和臂湾、膝湾等处，自上向下顺刮，以皮肤出现红紫色为度。张景岳曾说：“毒深者非刮背不可。”认为这种方法能使气血和畅，症状因而好转，是良好的急救方法之一。

藿香正气散 藿香 紫苏 厚朴 陈皮 白芷 大腹皮 白术 茯苓 半夏曲 桔梗 甘草 姜 枣

蟾酥丸 蟾酥 朱砂 雄黄 苍术 丁香 牙皂 麝香（成药）

四逆汤 附子 干姜 甘草

大顺散 附子 肉桂 杏仁 甘草

燃照汤 滑石 山栀 香豉 黄芩 佩兰 厚朴 半夏 豆蔻

蚕矢汤 蚕沙 木瓜 薏苡仁 豆卷 黄连 半夏 黄芩 吴萸 山栀 通草

二十六、上逆下闭

上为吐逆，食不得入，下为溺闭，或二便不通，称为“关格”。《伤寒论》上说：“寸口脉浮而大，浮为虚，大为实，在尺为关，在寸为格，关则不得小便，格则吐逆。”先用辛香通窍下降以治其上，如沉香、丁香、藿香、苏合香、蔻仁、生姜，次用苦寒利气下泄以通其下，如大黄、黄柏、木通、滑石、车前子等。也有寒在上热在下者，用黄连汤，桂枝改肉桂。

黄连汤　黄连　干姜　桂枝　人参　甘草　半夏　枣

二十七、食欲差

胃主受纳，脾司健运，同为后天生化之本，中气之源。故食欲差包括不思饮食，饥不能食，食易饱，食后难化，以及纳食无味，厌恶油腻等，皆属脾胃不和的反映。大概病在胃而不在脾，则知饥不能食，食亦易饱，无味，并恶油腻；病在脾而不在胃，则不知饥饿，食后难化；脾胃俱病，则不饥不思饮食。致成本病的主要因素，一为湿浊，二为中气虚。湿浊内阻则运化功能障碍，伴见舌苔白腻、厚腻，治宜芳香和中，用和胃二陈煎、大和中饮。中气虚则消化能力薄弱，舌苔多净，治宜补气健中，用异功散、参苓白术散。也有因停湿而中气受困，或因中气不足而湿浊不化，当双方兼顾。此外因气因寒因痰因食和湿热内蕴等，均能影响食欲不振，各随证治之。本证在一般疾病中都能出现，很少作为主症治疗，但因脾胃为后天，临床上应极其注意，并在处方中经常照顾到这一点。

大病或久病饮食减少，渐至不思饮食，为后天生气败坏，即《内经》所谓“纳谷者昌，绝谷者亡”，预后多不良。

和胃二陈煎　半夏　陈皮　茯苓　甘草　砂仁　姜　枣

大和中饮　木香　厚朴　枳壳　半夏　陈皮　干姜　泽泻　山楂　麦芽　砂仁

异功散　人参　白术　茯苓　陈皮　甘草

参苓白术散　人参　白术　茯苓　山药　扁豆　薏苡仁　砂仁　陈皮　莲肉　桔梗

二十八、善食易饥

能食善饥作渴，不生肌肉，大便坚实，为胃中燥热，消渴证内“中消”的特征。宜清热生津，用太清饮，消渴方。消渴的主症为多饮、多食、多尿，即口渴引饮，善食而瘦，小便频数量多，在表现上常有轻重的不同。或有明显的多饮而其他二者不甚显著，或以多食为主而另二者为次，或以多尿为重而另二者为轻。前人根据这三者的出入，分为上、中、下三消，但在治疗上不宜绝对划分。

热性病中忽然思食能食，未必是正常状态，须防“除中”。《伤寒论》

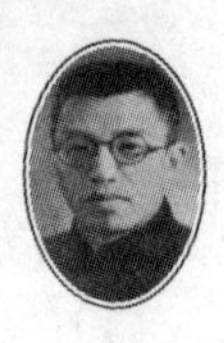

上说："凡厥利者当不能食，今反能食者，恐为除中，食以索饼，不发热者知胃气尚在，必愈。"又说："腹中应冷，当不能食，今反能食，此名除中，必死。"除中是中气消除的意思，可以理解为胃气败坏，故主不治。

小儿善饥，并喜食茶叶、泥土等物，为"虫积"证，参阅腹脐症状"腹痛"条。

太清饮　知母　石斛　麦冬　木通　石膏

消渴方　黄连　天花粉　生地　藕汁　牛乳

二十九、大便溏薄

大便不实，泻下溏薄如酱，或如鸭屎，称为"溏泄"，亦称"鹜泄"。多因脾虚不能运化，《金匮翼》上说："脾主为胃行其津液者也，脾气衰弱，不能分布，则津液糟粕并趋一窍而下。"《金匮要略》所谓"脾气衰则鹜溏也。"泻时肠鸣腹内隐痛，往往食后即欲大便，经久不止，中气愈虚，神疲倦息，饮食减少，面色萎黄，脉象濡弱，用香砂六君子汤加肉果。凡患者平常大便偏溏，或饮食不慎即大便不成形，均属脾虚之征。

湿热下注，亦使大便溏薄，泻时腹痛不畅，肛门觉热，粪色深黄，小便短赤，舌苔黄腻，多见于夏秋之间，初起伴有寒热，用薷苓汤。

肝火偏旺，脾虚积湿，腹内胀痛不舒，大便溏薄，并多矢气，性情急躁，脉象弦滑，舌苔黄腻，舌质较红，用痛泻要方。方内防风与白术结合，入脾胃二经，祛风除湿，消散滞气，不同于疏表。

大便溏而色黑，属出血现象，参阅本门"便血"条。

香砂六君子汤　木香　砂仁　党参　白术　茯苓　甘草

薷苓汤　香薷　猪苓　赤苓　泽泻　白术　黄连　扁豆　厚朴　甘草

痛泻要方　白术　防风　白芍　陈皮

三十、大便水泻

泻下稀水，完谷不化，称为"水泻"，也称"濡泄"、"飧泄"。多因感寒停湿引起，来势甚急，腹痛肠鸣，难于忍耐，且能引起寒热，兼见头痛身疼，舌苔白滑，用藿香正气散。单由寒邪伤里致泻者，宜温中祛寒，用苓姜术桂汤，或湿胜作泻者，宜化湿分利，用胃苓汤。

饮食不慎，亦易腹泻，其特征为腹痛即泻，秽气极重，泻后痛减，兼见胸闷、嗳腐、厌食等，用枳实导滞丸去大黄加莱菔子。

腹痛肠鸣，痛一阵，泻一阵，肛门觉热，小便赤涩，似痢疾而无里急后重现象，称为“火泻”，用大分清饮。

内伤引起的水泻，以脾肾阳虚为常见。饮食入胃，即欲下注，完谷不化，腹痛绵绵隐隐，轻者属脾，重者属肾，统称“虚泄”。也有仅在天明时作泻一次，称为“晨泄”，俗呼“五更泻”，亦为肾阳不足使然。治脾泄用理中汤、参苓白术散、治肾泄用四神丸、椒附丸等。

腹泻证比较复杂，须分虚实、寒热和轻重，并宜分辨病邪和内脏。《医宗必读》里曾经提出九个大法：①淡渗，使湿从小便而去，如四苓散；②升提，鼓舞胃气上腾，如升阳除湿汤；③清凉，用苦寒涤热，如葛根芩连汤；④疏利，袪除痰凝、气滞、食积、水停，如藿香正气散；⑤甘缓，用于泻利不止，如参苓白术散；⑥酸收，治久泻气散，如乌梅丸；⑦燥脾，脾虚水谷不分，如理中汤；⑧温肾，火虚不能生土，如四神丸；⑨固涩，大肠滑脱，如赤石脂禹余粮汤。《类证治裁》里也提出泄泻通治方，用白术、茯苓、陈皮、甘草、泽泻、砂仁、神曲、麦芽，寒加木香、煨姜，热加黄芩、白芍，湿加苍术、半夏，滑泄不禁加肉果、诃子，久不止加人参、黄芪、升麻。

藿香正气散 藿香 紫苏 厚朴 陈皮 大腹皮 白芷 茯苓 白术 半夏曲 桔梗 甘草 姜 枣

苓姜术桂汤 茯苓 生姜 白术 桂枝

胃苓汤 苍术 白术 厚朴 陈皮 泽泻 猪苓 茯苓 甘草

枳实导滞丸 枳实 白术 茯苓 黄芩 黄连 大黄 泽泻 神曲

大分清饮 茯苓 猪苓 泽泻 木通 山栀 枳壳 车前子

理中汤 人参 白术 茯苓 炮姜

参苓白术散 人参 茯苓 白术 陈皮 山药 甘草 扁豆 莲肉 砂仁 薏苡仁 桔梗

四神丸 肉豆蔻 补骨脂 五味子 吴萸

椒附丸 川椒 附子 山萸 桑螵蛸 鹿茸 龙骨

四苓散 白术 泽泻 赤苓 猪苓

升阳除湿汤 苍术 羌活 防风 升麻 柴胡 甘草 神曲 猪苓 泽泻 陈皮 麦芽

葛根芩连汤 葛根 黄芩 黄连 甘草

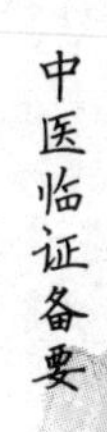

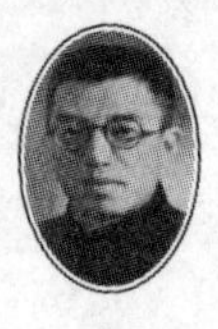

乌梅丸　乌梅　细辛　桂枝　附子　人参　黄连　干姜　黄柏　川椒　当归

赤石脂禹余粮汤　赤石脂　禹余粮

三十一、大便频

大便一天两次或三次，便下正常，亦无不适感觉，为中气不足的表现。如果习惯如此，不作病征。

三十二、大便不禁

常见于久泻不愈，大肠滑脱，应予固涩，参阅本门“大便水泻”条。

肾阳虚不能约束二便，大便失禁和遗尿并见，均不自觉，即有感觉亦难控制。治宜温养肾命，非固涩所能见效。相反地肾虚气化不及，能使大小便不通，亦以温养肾命为主，不用通利法。所以一般治法，二便不利用通，二便不禁用止，同时应根据《内经》上“中气不足，溲便为之变”，考虑到脾，进一步根据“肾司二便”，考虑到气化方面。

三十三、大便秘结

简称“便秘”。在伤寒、温热病等过程中出现者，多为热证，由于内热肠燥，大便不能润下。同时因大便秘结而邪热不得下达，在下则腹满胀痛，在上则烦躁不安，甚至神昏谵语。伴见壮热、自汗、口渴，脉象滑数，舌苔黄腻或干糙少液，治法采取急下，用大、小承气汤。凡热盛便秘最易伤阴，引起咽喉肿痛等症，故亦称急下存阴。但在津液素虚或已经伤阴之后，不宜单用下法，可选脾约麻仁丸和增液承气汤，有时只用增液汤，吴鞠通所谓“以补药之体，作泻药之用。”热证便秘用泻剂是一种常法，但不必要时并不以攻下为主治，仅在处方内加入麻仁、蒌仁、郁李仁等润肠药即可。表里证并见的，还可用凉膈散表里双解。比较复杂的，《温病条辨》指出：“应下失下，正气不能运药，不运药者死，新加黄龙汤主之；喘促不宁，痰涎壅滞，右寸实大，肺气不降者，宣白承气汤主之，左尺牢坚，小便赤痛，时烦渴甚，导赤承气汤主之。”说明治疗热性病便秘，应与具体病情结合，才能收到更好效果。

杂证上出现或单纯的经常性便秘，有“热秘”、“气秘”、“虚秘”、“冷秘”四种。一般均三四日或五六日大便一次，排出困难，并因原因的不同，可以伴现不同的兼证。如：热秘为口臭溲赤；气秘为胸胁满闷；虚秘为头晕咽干，便后乏力，气短汗出；冷秘则多见于老人，伴有轻微腹痛，得温轻减，脉象沉迟。治法：热秘宜清润苦泄，用脾约麻仁丸、更衣丸；气秘宜顺气行滞，用六磨汤；虚秘宜养阴润燥或益气润肠，用五仁丸、黄芪汤；冷秘宜温通破阴，用半硫丸、苁蓉润肠丸。

患有经常性便秘者，常因粪便燥结，引起痔核和肛门燥裂，便时挟血，当与“便血”区别。

产后多大便难，参阅妇科症状“产后便秘”条。

初生婴儿大便不通，伴见面赤腹胀，不乳多啼，多因热毒蕴结，用三黄丸三四分蜜糖调服。

大承气汤　大黄　枳实　厚朴　玄明粉

小承气汤　大黄　枳实　厚朴

脾约麻仁丸　麻仁　杏仁　白芍　大黄　枳实　厚朴

增液承气汤　玄参　麦冬　生地　大黄　玄明粉

增液汤　玄参　麦冬　生地

凉膈散　大黄　玄明粉　山栀　连翘　黄芩　薄荷　竹叶　甘草

新加黄龙汤　生地　甘草　人参　玄参　当归　麦冬　海参　大黄　玄明粉　姜

宣白承气汤　石膏　大黄　杏仁　蒌皮

导赤承气汤　生地　赤芍　黄连　黄柏　大黄　玄明粉

更衣丸　芦荟　朱砂

六磨汤　沉香　木香　槟榔　乌药　枳实　大黄

五仁丸　桃仁　杏仁　松子仁、柏子仁、郁李仁

黄芪汤　黄芪　陈皮　麻仁

半硫丸　半夏　硫黄（成药）

苁蓉润肠丸　苁蓉　沉香　麻仁

三黄丸　大黄　黄连　黄芩

三十四、便下成粒

便下颗粒，如栗如枣，由于肠内燥热，称为“燥矢”。辨燥矢之法，《伤寒论》曾指出：“病人不大便五六日，绕脐痛，烦躁，发作有时者，此有燥矢也，故使不大便。”又说：“大下后，六七日不大便，烦不解，

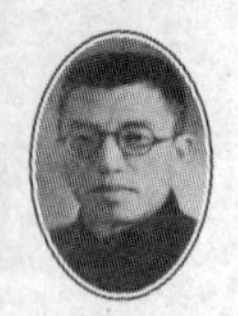

腹满痛者，此有燥矢也，所以然者，本有宿食故也。”大概腹有燥矢当下，已下燥矢不宜再下。

“噎膈”后期，口吐白沫，粪下如羊矢，成粒，系胃肠枯槁，难治，前人曾用益智仁、韭子、半夏煎汤，冲服姜汁、杏酪、白蜜、牛乳。

三十五、排气

肛门排气，称为“矢气”，亦作“失气”，俗呼“虚弓”。多因消化不良，或肝胃气胀滞，气出后反觉松快，不必治疗。但频频排气或欲排不出，腹胀不舒，应以木香、香附、青皮等疏利。此证常与嗳气同见，但此在于肠，彼在于胃，参阅本门“嗳气”条。

《伤寒论》指出：“若不大便六七日，恐有燥矢，欲知之法，少与小承气汤，汤入腹中转矢气者，此有燥矢也，乃可攻之；若不转失气者，此但初头硬，后必溏，不可攻之。”则以矢气作为诊断的一法。

三十六、便下黏冻

便下黏冻，或赤或白，或赤白相杂，伴见腹痛，里急后重，一日七八次，以至数十次，为“痢疾”的主要症状。因为所下黏冻，下时不爽，亦称“肠澼”和“滞下”，并以黏冻颜色分为“白痢”和“赤痢”。本病的发生，多在夏秋之间，由外受暑湿，内伤生冷饮食，积滞内蕴，传化失职；也有兼挟时行疫毒的，证情更为严重。一般分湿热痢和寒湿痢两种。寒湿痢初起挟有粪便，后来均下白冻白沫，腹内绵痛，舌苔白腻，脉象濡缓，用不换金正气散，重者加木香、肉桂之类。湿热痢多为赤白脓冻，兼恶寒身热，舌苔黄腻，脉象滑数，用木香槟榔丸，枳实导滞丸、芍药汤。痢下渐爽，宜和中泄热，用香连丸；腹痛不止者用戊己丸。治痢不宜止涩太早，亦忌大下、分利，除清化湿热，消导积滞外，必须佐以调气和血，易老所谓“调气而后重除，和血则便脓愈也。”

痢疾兼见干呕欲吐，饮食不纳，称为“噤口痢”。症见舌质转红，舌苔黄糙，脉象细数，用开噤散。时发时止，经久不愈，为“休息痢”，用大断下汤。便下黄赤黑白相杂，为“五色痢”，用真人养脏汤。也有偏于热重，便下脓血，身热不解，用白头翁汤；或痢久气血虚寒，滑脱不禁，用桃花汤。均属严重证候。

倪涵初有痢疾三方，治一般下痢。①初起方：黄连、黄芩、白芍、山楂各一钱五分，枳壳、厚朴、槟榔、青皮各八分，当归、地榆、炙甘草各五分，红花三分，木香二分，桃仁一钱。如痢纯白，去地榆、桃仁，加橘红四分，木香三分；如滞涩甚者，加酒炒大黄二钱，年幼减半。煎汤空腹服，治赤白痢里急后重，身热腹痛皆宜。在三五日内最效，旬日亦效，半月后的则用加减方。②加减方：酒炒黄连、酒炒黄芩、酒炒白芍、桃仁各六分，山楂一钱，橘红、青皮、槟榔、地榆各四分，炙甘草、红花各三分，当归五分，木香二分，煎服。延至月余，脾胃虚弱滑泄，当补理。③补理方：酒炒黄连、当归、人参、白术、炙甘草各五分，酒炒黄芩、橘红各六分，酒炒白芍四分，煎服。以上三方，如妇人有孕，去桃仁、红花、槟榔。此外，民间验方用新鲜马齿苋一两，赤白砂糖煎服；又鸦胆子去壳十五粒，龙眼肉包，开水送服，一日三次。

不换金正气散 藿香 厚朴 陈皮 半夏 苍术 甘草 姜 枣

木香槟榔丸 木香 槟榔 青皮 陈皮 香附 枳壳 黑丑 黄连 黄柏 三棱 莪术 木黄 玄明粉

枳实导滞丸 枳实 大黄 白术 茯苓 黄连 黄芩 泽泻 神曲

芍药汤 白芍 黄芩 黄连 当归 肉桂 甘草 槟榔 木香 大黄

香连丸 木香 黄连

戊己丸 白芍 吴萸 黄连

开噤散 人参 黄连 菖蒲 丹参 石莲子 茯苓 陈皮 冬瓜皮 陈米 荷蒂

大断下汤 炮姜 细辛 高良姜 附子 龙骨 牡蛎 枯矾 肉果 诃子 赤石脂 石榴皮

真人养脏汤 诃子 肉果 当归 白术 白芍 人参 木香 肉桂 罂粟壳 甘草

白头翁汤 白头翁 秦皮 黄连 黄柏

桃花汤 赤石脂 干姜 粳米

三十七、便血

大便下血，须分血色鲜、暗及血在便前、便后。先血后便，《金匮要略》称为“近血”，张景岳谓“或在广肠或在肛门”，血色鲜红，也有血下如溅者，名为“肠风”，皆属湿热下迫，用赤小豆当归散、槐花散，湿重的用苍术地榆汤。先便后血，《金匮要略》称为“远血”，张景岳谓

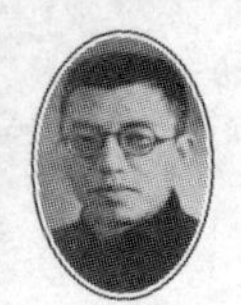

"或在小肠，或在于胃"，血色紫暗，兼见神疲，面色萎黄，舌质淡，用黄土汤。

便血往往与"痔漏"有关，须问肛门有无不适感，参阅本门"肛门生痔"条。

虚寒胃痛见大便色黑，为出血现象。参阅腹脐症状"胃脘痛"条。

赤小豆当归散　赤豆　当归

槐花散　槐花　侧柏叶　炒荆芥　枳壳

苍术地榆汤　苍术　地榆

黄土汤　白术　附子　甘草　地黄　阿胶　黄芩　灶心黄土

三十八、小便短黄

在一般病证上出现，均属内热和湿热内蕴，《内经》所谓："小便黄者，小腹中有热也。"不作主症治疗，可于处方内酌加滑石、薏苡仁、赤苓、通草之类。

小便黄色深浓，沾染衣裤，为"黄疸"症状之一，参阅全身症状"皮肤色黄"条。

三十九、小便清长

在一般病证出现，表示内无热象；在虚弱证中出现，为下元虚寒之征，《内经》所谓"诸病水液，澄澈清冷，皆属于寒。"

四十、小便频数

小便频数，伴见口干舌燥，饮不解渴，大便如常者为"上消"证；饮一溲一，甚至小便无度，尿量多于饮量，或溲下如膏油者，为"下消"证，统称"消渴"。前人分消渴为上、中、下三消，上消属肺热，用天花粉散，下消属肾阴虚，用加减地黄丸。但在本病燥热与阴虚往往互为因果，阴愈虚则热愈盛，热愈盛则阴愈虚，故《临证指南》上说："三消一证，虽有上中下之分，其实不越阴亏阳亢、津涸热淫而已。"这里说明消渴热象多生于燥，不宜苦寒直折以戕生气。同时，上消也有寒证，由于水不化气，《内经》所谓："心移寒于肺为肺消，饮一溲二，死不治。"在下消证也有因阳虚而不能滋其化源，故《金匮要略》上说："男子消渴，小便反多，饮一斗，小便一斗，肾气丸主之。"上消和下消能转变为"肺痿”、“手足偏废”和痈疽等，因而成方较多，如黄芪竹叶汤、生津饮、藕汁膏饮、元菟丸、双补丸等，可按具体病情加减选用。

一般病证和老年人出现小便频数，为肾虚证之一。

小儿夏季小溲频数，或低热不退，为感受暑气，热蕴膀胱，用鸡苏散泡代茶饮。

妇人小溲频数，量少窘急，腹部觉胀，多因肝气郁结，不能疏泄，宜疏气微利，不可止涩，用逍遥散加车前子。

天花粉散 天花粉 生地 麦冬 葛根 五味子 甘草 粳米

加减地黄丸 熟地 山药 山萸 丹皮 五味子 百药煎

肾气丸 熟地 山萸 山药 附子 肉桂 泽泻 茯苓 丹皮

黄芪竹叶汤 人参 黄芪 当归 白芍 生地 麦冬 川芎 茯苓 甘草 石膏 竹叶

生津饮 天冬 麦冬 生地 熟地 当归 五味子 瓜蒌 天花粉 甘草 麻仁

藕汁膏饮 人乳、生地、汁藕汁各一盏，黄连五钱，天花粉一两，研末同熬，再加姜汁、白蜜为膏。

元菟丸 菟丝子 五味子 茯苓 莲肉 山药

双补丸 鹿角胶 人参 茯苓 薏苡仁 熟地 苁蓉 当归 石斛 黄芪 木瓜 五味子 菟丝子 覆盆子 沉香 泽泻 麝香

鸡苏散 滑石 甘草 薄荷

逍遥散 当归 白芍 柴胡 白术 茯苓 甘草 薄荷 姜

四十一、小便余沥

排尿困难，小便后又滴沥不禁，常见于老年肾气虚弱，气化不及，膀胱不约，用大菟丝子丸。

大菟丝子丸 菟丝子 鹿茸 肉桂 附子 石斛 熟地 石龙芮 茯苓 泽泻 牛膝 山萸 川断 苁蓉 杜仲 防风 补骨脂 毕澄茄 沉香 巴戟 小茴香 川芎 五味子 桑螵蛸 覆盆子

四十二、小便刺痛

小便刺痛不利，称为“淋证”，多由肾与膀胱湿热引起。《巢氏病源》上说：“肾虚则小便数，膀胱热则水下涩，数而且涩，则淋沥不宣，

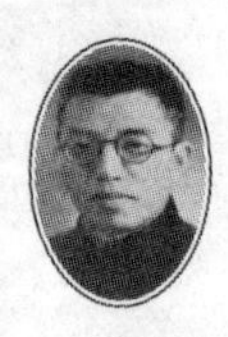

故谓之淋。”尿色多黄，小腹胀急，或兼腰痛，也能引起身热。治宜清利，用八正散。

淋证挟血者为“血淋”，初起血色红紫，脉数有力者属实热，宜清热凉血，用小蓟饮子。延久血色淡红，疼痛不甚，脉虚带数者，宜养阴止血，用茜根散。

小便困难，痛不可忍，尿色黄赤浑浊，挟有沙石，尿后稍松，称为“沙淋”，也叫“石淋”。用二神散，并可用金钱草二两至四两煎汤常服。凡淋证忌用补法，因气得补而愈胀，血得补而愈涩，热得补而愈盛，亦忌发汗，恐其动血。

一般外感发热和阴虚内热证中，也有尿时灼热微痛感觉，量少色黄，不作淋证看待。如高热时出现，可在处方内酌加滑石、通草，湿温证加茵陈、车前，阴虚证加生地、知母。

八正散 萹蓄 木通 瞿麦 山栀 甘草 车前 大黄 滑石

小蓟饮子 小蓟 炒蒲黄 藕节 滑石 木通 生地 当归 甘草 山栀 竹叶

茜根散 茜草 黄芩 阿胶 侧柏叶 生地 甘草

二神散 海金沙 滑石 木通 麦冬 车前

四十三、小便不利

小便涩滞，仅下点滴，小腹胀坠不舒。称为“小便不利”。有因上焦之气不化的，伴见咽干烦躁，呼吸短促等肺热证，用黄芩清肺饮加竹叶、通草；水源枯燥者，加天麦冬、杏仁。有因中焦之气不化的，伴见体困身倦，气短神疲等脾虚证，用春泽汤；虚甚而中气下陷者，加黄芪、升麻。有因下焦之气不化的，伴见神衰怯冷，腰背酸痛等命门阳虚证，用香茸丸；兼阴虚者，宜坚阴仕气，用滋肾通关丸。

小便点滴不通，称为“癃证”，属严重证候之一。有突然发作，也有肿胀等引起的，患者欲溺不能排出，小腹胀滞难忍，必须急治。张景岳说：“水道不通，则上侵脾胃而为胀，外侵肌肉而为肿，泛及中焦则为呕，再攻上焦则为喘，数日不通，则奔迫难堪，必致危殆。”所以《内经》有“小大不利治其标”的指示，小大即指小便和大便：前人治法虽分寒热虚实，但作急证处理时均以利尿为主，用五苓散加车前、木通、蟋蟀等。也有用探吐法，服药后取鹅翎扫喉，吐时能使气上升，气升则下焦通利。或外治法，用食盐半斤炒热，布包熨小腹；或用大蒜头一枚，生山栀三个，捣烂敷脐上。并可针刺中极、膀胱俞、三阴交等穴，皆属对证疗法。

“水肿”和“水臌”等证，均有小便不利，逐渐点滴不通，极易导致昏迷，如果脉象浮大或弦劲而数，舌红少液，更为严重。

孕妇小便不利，名为“转胞”，受胎气影响。参阅妇科症状“怀孕小便不利”条。

黄芩清肺饮 黄芩 山栀

春泽汤 茯苓 白术 猪苓 泽泻 人参 桂枝

香茸丸 鹿茸 麝香 附子 苁蓉 熟地 补骨脂 沉香 当归

滋肾通关丸 知母 黄柏 肉桂

五苓散 白术 茯苓 猪苓 泽泻 桂枝

四十四、小便不禁

小便不能控制，称为“遗溺”。由于膀胱不能约束，多属虚证。《内经》上说：“膀胱不约为遗溺。”又说：“水泉不藏者，是膀胱不藏也。”因肾与膀胱为表里，肾脏虚寒则不能制水，治疗以益肾固摄为主，用缩泉丸、巩堤丸。也有劳动后小便迫急不禁，多为气虚，用固脬汤。

妇女肝气郁结，不能疏泄，腹胀常有溺意，迫不及待，甚则自遗，所溺不多，治宜疏肝为主。参阅本门“小便频数”条。

小儿睡中遗溺，俗呼“尿床”，用闭泉丸。针灸肾俞、膀胱俞、关元、气海、中极、三阴交等穴。上证极为顽固，有至十余岁不愈者，可用小茴香一两置入猪脬内，焙干打碎，分六份，每天泡饮一份。

“中风”见遗尿为脱证之一，伤寒、热病及杂病中出现神昏、直视、遗尿，均属难治。

缩泉丸 益智仁 乌药 山药

巩堤丸 熟地 菟丝子 五味子 益智仁 补骨脂 附子 白术 茯苓 韭子 山药

固脬汤 黄芪 沙苑子 桑螵蛸 山萸 当归 茯神 益母子 白芍 升麻 羊脬

闭泉丸 益智仁 茯苓 白术 白蔹 黑山栀 白芍

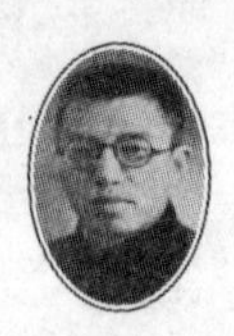

四十五、夜间多溺

昼为阳，夜为阴，夜间多尿，少则二三次，多至五六次，为肾虚证之一。又常与失眠互为因果，因失眠而思小便，再因小便而影响睡眠。主要为下元不固，应于安神方内加入桑螵蛸、覆盆子、五味子等。

四十六、小便出血

血随溺出，鲜红不痛，或痛极轻微，称为“溺血”。多由心与小肠之火迫血妄行，故《医学入门》上说：“溺血乃心移热于小肠。”常伴口干，口舌生疮，舌尖红绛，用导赤散加玄参、茅根。

溺血滴沥涩痛者为“血淋”，参阅本门“小便刺痛”条。

导赤散　生地　木通　竹叶　甘草

四十七、小便流浊

尿道流出浊物似脓，混有血液者为赤浊，不混血液者为白浊。小便前排出较多，尿时不觉疼痛，多因心气不足，相火妄动，湿热下注。初起用治浊固本丸，后用萆薢分清饮。

过去有冶游史者，常与淋证并见，尿时刺痛，用八正散加土茯苓、萆薢。

小便色黄浑浊不清，多见于热证，《内经》所谓：“水液浑浊，皆属于火。”治宜处方内酌加滑石、木通清利。如果出现在杂病中，色不甚黄，澄清后有粉样沉淀，多为中气不足，用保元汤加芡实、升麻。

治浊固本丸　黄柏　黄连　茯苓　猪苓　半夏　砂仁　益智仁　甘草　莲须

萆薢分清饮　萆薢　菖蒲　乌药　益智仁　茯苓　甘草

八正散　萹蓄　木通　瞿麦　山栀　甘草　车前　大黄　滑石

保元汤　黄芪　人参　甘草　肉桂

四十八、小便挟精

小便后流出精丝，不觉疼痛，久则腰背酸痛，由于肾不封藏固密，用菟丝子丸合聚精丸。

菟丝子丸　菟丝子　茯苓　山药　莲肉　杞子

聚精丸　鱼螵胶　沙苑子

四十九、遗精

男子遗精证，有因梦交而泄者称为“梦遗”，不因梦交而泄者称为“滑精”。一般以梦遗属君相火旺偏于实，滑精属肾不固摄偏于虚，并有“有梦为心病，无梦为肾病”之说。因此在治疗上，前者常用滋阴降火汤、龙胆泻肝汤，后者用聚精丸、桑螵蛸散等。但遗精对于心、肝、肾有相互关系，正如朱丹溪说：“主闭藏者肾也，主疏泄者肝也，二者皆有相火，而其系上属于心，心君火也，为物所感则易动，心动则相火动，动则精自走，相火翕然而起，虽不交会，亦暗流而自疏泄矣。”所以梦遗未必肾阴不虚，滑精亦能引动心肝之火，不可截然划分。尤其遗精经久可以导致阴阳两虚，如果常服滋补之剂如斑龙丸、固精丸等，也有引动相火的可能。因此治疗遗精不宜太偏，水陆二仙丹、金锁固精丸等以平淡固涩为主，有其一定意义。

遗精严重的能使精关不固，见色流泄，或小便后亦有精液流出，称为“白淫”。《医学入门》上说：“或闻淫事，或见美色，或思想无穷，所愿不得，或入房太甚，宗筋弛纵，发为筋痿而精自出者，谓之白淫。”又说：“欲心一动，精随念去，凝滞久则茎中痒痛，常如欲小便然，或从小便而出，或不从小便出而自流者，比之梦遗尤甚。”治宜固涩为主，用芡实丸，亦可用固精丸和金锁固精丸。

遗精不尽属于病理现象，在成年未婚或已婚而远离房事，偶有遗泄，不作为病。至于因自斫致成经常遗精，因而头眩，腰酸，精神疲乏，必须自爱，不能专恃药物治疗。

滋阴降火汤 生地 当归 白芍 玄参 川芎 知母 黄柏

龙胆泻肝汤 龙胆草 生地 山栀 黄芩 当归 木通 柴胡 甘草 车前子 泽泻

聚精丸 鱼螵胶 沙苑子

桑螵蛸散 人参 茯神 菖蒲 远志 桑螵蛸 龙骨 龟板 当归

斑龙丸 熟地 菟丝子 补骨脂 柏子仁 茯神 鹿角胶

固精丸 菟丝子 韭菜子 牡蛎 龙骨 五味子 桑螵蛸 白石脂 茯苓

水陆二仙丹 金樱子 芡实

金锁固精丸 沙苑子 芡实 龙骨 牡蛎 莲须 莲肉

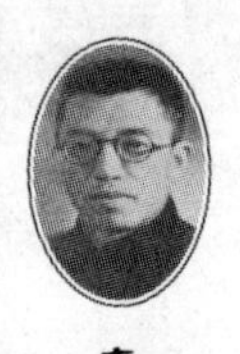

芡实丸 芡实 莲须 山药 白蒺藜 覆盆子 龙骨

五十、无子

无子亦称“无嗣”，是男女双方的事。在男子方面如无特殊病证者，前人多从精气虚冷治疗。《医学入门》上曰：“男子阳脱痿弱，精冷而薄。”《脉经》上亦说：“男子脉微弱而涩为无子，精气清冷也。”治以补肾为主，用五子衍宗丸、续嗣丹和长春广嗣丸。

近来在临床上常遇经过化验的患者，因无精子而不能生育，亦可用五子衍宗丸等长服。

五子衍宗丸 枸杞子 覆盆子 菟丝子 车前子 五味子

续嗣丹 山萸 天冬 麦冬 补骨脂 菟丝子 枸杞子 覆盆子 蛇床子 巴戟 熟地 韭菜子 黄芪 龙骨 牡蛎 山药 当归 琐阳 人参 白术 陈皮 黄狗肾 紫河车

长春广嗣丸 人参 生地 山萸 天冬 麦冬 山药 枸杞子 菟丝子 牛膝 杜仲 茯苓 五味子 柏子仁 归身 巴戟 补骨脂 莲须 苁蓉 沙苑子 覆盆子 鹿角胶 龟板 虎骨胶 鱼螵胶 猪脊髓 黄牛肉 羊肉 黑狗肉 驴鞭 狗肾 蚕蛾 紫河车

第二十节 妇科症状

本门所录症状以经、带、胎、产四项为限，乳疾和前阴疾患均散见其他部分。前人对于妇科病极其重视肝为先天，并重视冲、任、督、带奇经。主要是肝主藏血，妇女病以调经为先，而督脉起于下极；任脉起于中极之下，循腹内上关元；冲脉起于气冲，挟脐上行，带脉起于季胁，约束诸经，对于妇女生理特点有密切关系。但在治疗上仍从整体出发，与内科基本相同，乳部疮疡等外治法亦与外科一致。因此必须注意妇科的特殊性，也必须理解它的一般性，才能更好地运用理法方药。

一、月经超前

月经周期以一月为准，每月超前六七天以上甚至一月两潮，称为“月经先期”。一般由于嗜食辛辣或肝火偏旺，或感受热邪，血得热而妄行，来时量多，色深红或紫黑成块，质浓稠黏，气带腥臭，伴见心烦易怒，脉象滑数或弦数。治宜凉血清热，用芩连四物汤或清经汤。阴虚内热之体，经期亦多超前，量少色红无块，兼有头眩、失眠，五心烦热，脉象细数，傅青主所谓“主热而水不足”，用两地汤。也有气虚不能摄血，经期超前，量多色淡质薄，腰腿觉软，小腹空坠，淋沥难断，用补气固经丸。此证偶然超前，多作热治，经常超前则有虚有实，并应顾到体质。

芩连四物汤　黄芩　黄连　生地　当归　川芎　白芍

清经汤　丹皮　地骨皮　白芍　熟地　青蒿　茯苓　黄柏

两地汤　生地　地骨皮　玄参　白芍　麦冬　阿胶

补气固经丸　党参　茯苓　白术　黄芪　砂仁

二、月经延后

每月经期延后六七天以上，多至四十、五十天，称为“月经后期”。潮时量少，色淡红不浓，伴见头眩、心慌，脉象细弱者，多为冲任血虚，用人参养营汤。亦有冲任虚寒，经常延后，腹痛绵绵，形寒肢冷，经来量少色淡或带暗黑，用胶艾四物汤。

经期素准，偶然延后不至，以受寒和气滞为多。前者如恣啖生冷，或感受凉邪，冲任受寒，瘀血凝结，多见小腹疼痛，经色紫暗挟块，用延胡索散。后者因受气恼，情志郁结，气滞瘀凝，多见腹胀作痛，经色紫红挟块，用调经饮。一般治月经及其不至，常用桃仁、红花、茺蔚子、蒲黄、泽兰等通经，可以斟酌加入，但必须结合原因，不能专仗攻瘀。

假如月经正常而突然后期，有厌食、恶心、嗜眠、虚寒虚热等症状，脉象和缓滑利，须防妊娠，《内经》所谓：“何以知怀子之且生也，身有病而无邪脉也。”

人参养营汤　人参　黄芪　当归　白芍　肉桂　白术　甘草　陈皮　熟地　五味子　茯苓　远志　姜　枣

胶艾四物汤　阿胶　艾叶　熟地　当归　川芎　白芍

延胡索散　延胡索　当归　川芎　乳香　没药　蒲黄　肉桂

调经饮　当归　牛膝　香附　茯苓　青皮　焦山楂

三、月经先后无定

月经来潮，或先或后，没有定期，前后差错在七天以上的，称为“经行先后无定期”，亦叫“经期紊乱”。多因肝气郁结，影响及肾，经量或

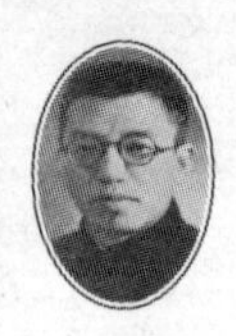

多或少，色紫挟块，腹痛腹胀，腰部酸痛，宜疏肝和血，用定经汤。

妇女经断，年龄多在四十八、九岁左右，当将断之前，亦先后无定，俗称“经乱”，且有量多如崩者，用滋血汤加减。

定经汤　熟地　当归　白芍　菟丝子　山药　茯苓　荆芥炭　柴胡

滋血汤　人参　黄芪　黄芩　山萸　川芎　熟地

四、月经不来

月经两三月不潮，称为“经阻”或“经闭”。主要为血枯和血滞，虽然引起血枯和血滞的原因甚多，在已经形成之后，治以养血和破瘀为主。因血枯而经闭者，形瘦，面色㿠白，心慌气短，头晕眼花，腰背酸软，四肢无力，饮食不香，严重的出现潮热盗汗，两颧泛赤，毛发脱落，干咳咯血，大便溏泄等劳瘵证候，故俗呼为“干血痨”。宜滋补冲任兼调五脏，选用小营煎、劫劳散、大补元煎、龟鹿二仙胶等。血滞经闭者，多腹内胀痛，按之更甚，胸膈满闷，精神抑郁，口干不欲饮，由于恶血不去，新血不生，也能出现眼花眩黑，肌肤枯燥如鱼鳞等虚象，宜活血祛瘀，用泽兰汤、牛膝散、大黄䗪虫丸等。此证虚实悬殊，必须细参脉舌及考虑正气强弱，大概血枯证，脉多虚细而涩，血虚生热，则呈虚数不静，舌质多淡，或尖部娇红，苔薄或无苔。血滞证，脉多沉弦而涩，或沉细而紧，舌质暗红或有紫点。治疗大法，血枯轻者调养肝脾，重者宜滋补肝肾，血滞轻者宜通调血脉，重者始用逐瘀。

女子初次行经后，往往隔数月再至，如无病征，不必治。

个别妇女因禀受特殊，月经经常两月一潮，或三月一潮，也有一年一潮者，称为“并月”、“居经”和“避年”，勿作经闭治疗。

小营煎　当归　熟地　白芍　杞子　山药　炙草　茯神　枣仁

劫劳散　白芍　黄芪　熟地　甘草　当归　沙参　半夏　茯苓　五味子　阿胶

大补元煎　人参　熟地　山药　杞子　山萸　当归　炙甘草　杜仲

龟鹿二仙胶　龟板胶　鹿角胶　人参　杞子（成药）

泽兰汤　泽兰　当归　白芍　甘草

牛膝散　牛膝　当归　白芍　桂枝　丹皮　桃仁　延胡索　木香

大黄䗪虫丸　大黄　黄芩　甘草　桃仁　杏仁　芍药　生地　干漆　䗪虫　水蛭　蛴螬　虻虫（成药）

五、经量过多

经量超过正常，或经来日子较多，概称“月经过多”。常见于月经先期证，亦有经净一二日又行。均由血热，可用固经丸。

行经期间，或不在行经期内，大量出血和持续出血不止，称为“崩漏”。崩是言其势急，血流如注；漏是指势较缓而淋沥不止。但漏不止可以转化为崩，崩后亦多有漏的现象，不能绝对划分。形成本证的原因甚多，大概骤然发作的多为阴虚血热，血色深红，伴见烦热虚奋不安，情绪容易激动，睡眠不宁，脉象滑数，用清热固经汤。如若本来体弱和月经量多，因而淋漓不净，多为气不摄血，血色淡红，伴见神疲气短，舌薄而润，脉大而虚，用补中益气汤。凡崩漏日久，不仅营血大亏，气亦随弱，在气虚证更易导致阳虚，故最后多成气血、阴阳并伤，不能单从一方面治疗。同时，崩漏系急证，大失血时能使晕厥虚脱，在治本时必须治标，必要时或以治标为主；本病虽愈，容易复发，血止后仍宜药物调养。《傅青主女科》里关于血崩方剂，有固本止崩汤、加减当归补血汤、清海丸等均可选用。至于本病见于年老妇女和产后体力未复更为严重，妊娠期间出现，常为流产的先兆，均须注意。

固经丸　龟板　黄柏　樗皮　香附　黄芩　白芍

清热固经汤　龟板　牡蛎　阿胶　生地　地骨皮　焦山栀　黄芩　地榆　棕榈炭　藕节　甘草

补中益气汤　黄芪　党参　白术　当归　甘草　陈皮　升麻　柴胡　姜　枣

固本止崩汤　熟地　白术　黄芪　当归　炮姜　人参

加减当归补血汤　当归　黄芪　三七　桑叶

清海丸　熟地　山萸　山药　丹皮　五味子　麦冬　白术　白芍　龙骨　地骨皮　桑叶　玄参　沙参　石斛

六、经量过少

经量少于正常，或排血时间短，称为“月经过少”。多见于月经后期证，应考虑体质、病因，不宜因少而随便攻逐。

七、经行不断

妇女年逾五十，月经当断不断，除与平日无异常者外，经来量多，须

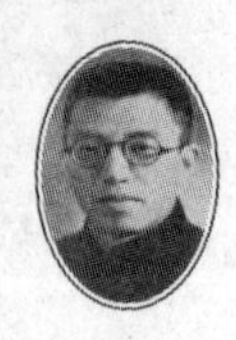

防“崩漏”之渐。

八、经断复行

年老经断复来，所下多紫血块，傅青主认为阴精亏损，龙雷火炎，肝脾不能统藏，用安老汤。

安老汤 人参 黄芪 熟地 白术 当归 山萸 阿胶 荆芥炭 甘草 香附

九、经色浅淡

经色淡红，多属血虚之征，兼质稀薄者为气血两虚，稀淡如米泔毫无血色者为真阳极虚，但须与其他症状结合。

十、经色紫暗

经色紫红而暗，须辨质黏稠挟血块者属血热，不黏者属寒，即使挟块亦属寒气凝滞，色暗量少如豆沙者为血虚有寒。

十一、经行挟块

经行挟有凝块，一般均称为“瘀”。瘀证多伴腹痛，下后较舒。因寒凝结者色暗不黏，得温轻减；因热凝结者色多紫红，腹痛拒按。常用治瘀方有芎归汤、桃仁四物汤、当归散等，或用益母膏调服。但经行挟瘀不同于瘀血内结，应以化瘀为主，并须与调经结合，不可专予搜逐。

芎归汤 川芎 当归

桃红四物汤 桃仁 红花 当归 地黄 川芎 芍药

当归散 当归 芍药 刘寄奴 枳壳 延胡索 没药

益母膏 益母草 沙糖（成药）

十二、经行腹痛

一般行经期间均有腰腹不舒或轻微酸胀疼痛感觉，这是正常现象。如果每次行经有剧烈腹痛，称为“痛经”，亦称“经痛”。痛经的原因有虚实、寒热、气滞、血瘀，大概痛而拒按为实，痛而喜按为虚；经期落后，喜按为寒，经期超前，不喜按者为热；抽痛、绞痛为寒阻，阵痛、刺痛为血瘀；绵绵作痛为虚，痛而兼坠为气虚，痛而兼胀为气滞。临床上主要分为经前痛、经行痛和经后痛三类。凡是经前三四天多至七八天先觉少腹和小腹胀痛，或牵及胁部和乳房胀满，经行后逐渐消失，属于经前痛。经将行时，小腹急痛，经来涩少不利，量渐多痛亦随减，直至经净完全痛止，属于经行痛。经前和经行时期均无腹痛，经将净时开始小腹作痛，已有下坠感，绵绵隐隐，腰酸疲困，属于经后痛。这三种经痛的部位，都以小腹为主，区别是经前痛多连少腹，痛时作胀；经行痛集中小腹，如绞如刺；经后疼痛不剧烈，感觉下坠，他的原因和治法，经前痛和经行痛均由瘀血内结，而经前痛挟有气滞，经行痛挟有寒阻，用调经饮和延胡索散加减，柴胡、乌药、红花、桃仁、炮姜、艾叶、五灵脂等理气、散寒、活血、祛瘀药均可适当采用。经后痛系气血两亏，冲任不能固摄，用胶艾四物汤加黄芪、党参益气，亦可加龙骨、牡蛎、升麻等固涩升提。本病热证较少，即使在经前痛有郁热现象，亦用《万病回春》生血清热方为佳。针灸治疗，实痛取气海、合谷、三阴交，虚痛取肾俞、关元、足三里、三阴交等穴，一般实者用针，虚者用灸。

调经饮　当归　牛膝　香附　茯苓　青皮　焦山楂

延胡索散　延胡索　当归　川芎　乳香　没药　蒲黄　肉桂

胶艾四物汤　阿胶　艾叶　熟地　当归　川芎　白芍

生血清热方　当归　川芎　白芍　生地　丹皮　桃仁　红花　木香　香附　延胡索　甘草

十三、经行腰痛

经期腰部酸痛，多由体弱肝肾不足，调经方内加杜仲、续断，予以兼顾，不作主症治疗。

十四、经行身痛

多为血虚所致，调经则痛自止。如若身痛拘急挟有风寒者，酌加桂枝、羌活。

十五、经行乳胀

为肝气郁滞，多见于“痛经”证，较重的乳房有块，乳头痛不可触，经净自愈，参阅本门“经行腹痛”条。

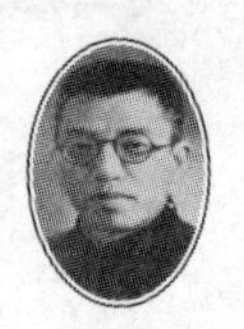

十六、经行发热

月经时期，常觉微热，由于气血不和，或气火内郁，可于调经方内少加柴胡和之。如果经闭证经久出现，为血枯劳热，参阅本门“月经不来”条。

十七、经行吐血

每在月经前一二天或正值行经时，吐血盈口，挟有紫块，同时鼻内亦出血，称为“经行吐衄”。由于口鼻出血后，常使月经最少或停止，好像倒行逆上，故俗称“倒经”、“逆经”。多因肝火偏旺，血热妄行，患者往往性情偏急，喜食椒姜辛辣食物。伴见少腹痛，胁胀，头痛，心烦，睡眠不安，脉象弦数。傅青主说“各经之吐血，由内伤而成，经逆而吐血，乃内溢而激之使然也。其证有绝异而其气逆则一也。”治宜平肝顺气，引血下行，用顺经汤加牛膝。

顺经汤　生地　当归　白芍　丹皮　沙参　荆芥炭

十八、经行便血

每月行经前一二天，大便下血，因而经量减少，称为“经前便血”，因为经血不循常道，亦称“错经”。多由肝脾肾俱虚引起，伴见面色苍白，头晕眼花，心悸恐慌，气短神倦，腰足酸软，大便溏薄，小便频数，舌质淡红，脉象虚细。用补血汤或顺经两安汤。

补血汤　生熟　黄芪　归身　白芍　白术　杜仲　荆芥炭　炮姜炭　贯众炭

顺经两安汤　当归　白芍　熟地　山萸　人参　白术　麦冬　巴戟　荆芥炭　升麻

十九、赤白带下

阴道流出白色黏液，绵绵不断如带，也有量多淋漓，如涕如唾，称为“白带”；如白带中混有血液，赤白分明，称为“赤白带”；单纯淡红稠黏，似血非血，则称“赤带”。此外，还有带青、黄、灰黑和五色杂见的，因有“青带”、“黄带”、“黑带”和“五色带”等名称，比较少见，统称“带下”。本病的发生，主要由于带脉不约，任脉失固，加上脾虚、肝郁等因素，湿浊、湿热之邪下注。辨证论治重在颜色、气味、清浊方面，凡带下色白，黏腻稀薄，秽气不重，伴见腰酸神疲，食欲不振，不耐劳动，劳动后白带更多，多属脾虚湿浊，用完带汤。带下赤色或赤白相杂，质稠黏，有腥臭，伴见口干口苦，小便色黄，在月经前后带下较多，多属肝郁湿热，用加减逍遥散和清肝止淋汤。

老年或先天不足，病后体弱的妇女，带下清稀如注，腰冷酸重，四肢不温，头晕目花，脉沉微弱，称为“白崩”，系奇经极虚，必须峻补，用内补丸。

完带汤　苍术　白术　山药　人参　白芍　陈皮　甘草　荆芥炭　柴胡　车前子

加减逍遥散　白芍　柴胡　茵陈　茯苓　甘草　陈皮　山栀

清肝止淋汤　白芍　当归　生地　阿胶　丹皮　黄柏　牛膝　香附　黑豆　枣

内补丸　鹿茸　菟丝子　沙苑子　黄芪　肉桂　紫菀　桑螵蛸　苁蓉　附子　白蒺藜

二十、怀孕流血

怀孕期阴道出血，点滴而下，称为“胎漏”。这种出血时有时无，没有规则，除稍有疲乏外，无其他病征。但流血不止，能使胎动不安，或觉胎坠，小便频数。由于气血虚弱，冲任不能约制，用助气补漏汤，并宜休养，防止增多。

助气补漏汤　人参　白术　黄芩　生地　益母草　续断　甘草

二十一、怀孕呕恶

怀孕二三月时，厌进饮食，喜择酸咸食品，恶心呕吐，称做“恶阻”，为妊娠早期症状之一。系受胎气影响，三个月后自然消失，一般不予治疗。严重者，呕吐频作，精神困乏，用橘皮竹茹汤缓缓呷饮。半夏有动胎之说，但前人于胎前病多用之，现在亦经常使用，未见不良反应。

橘皮竹茹汤　人参　陈皮　竹茹　半夏　麦冬　赤苓　枇杷叶　姜　枣

二十二、怀孕腹痛

怀孕腹痛，称为“胞阻”。《金匮要略》指出：“妇人妊娠六七月，脉弦发热，其胎愈胀，腹痛恶寒者，少腹如扇，所以然者，子脏开故

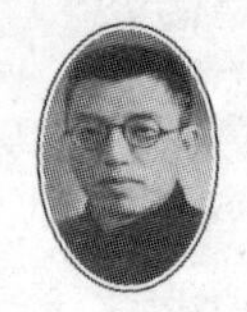

也，当以附子汤温其脏。”又说：“假令妊娠腹中痛，为胞阻，胶艾汤主之。”又：“妇人怀孕腹中疞痛，当归芍药散主之。”说明妊娠腹痛有子宫虚寒和气郁、血亏等原因，但一般均以调气安胎为主，用逍遥散加减，不宜过用辛温香燥等行血耗气之药，以免损伤胎元。

附子汤　附子　茯苓　人参　白术　白芍

胶艾汤　阿胶　艾叶　川芎　地黄　白芍　甘草

当归芍药散　当归　白芍　川芎　白术　茯苓　泽泻

逍遥散　当归　白芍　柴胡　白术　茯苓　甘草　薄荷　姜

二十三、怀孕浮肿

怀孕五至七月间，先两足肿，渐至头面遍身俱肿，称为“子肿”。以脾肺气虚为主因，气不化湿，浸渍肌肉，用全生白术散。《千金要方》有鲤鱼汤法，用白术五钱，茯苓四钱，当归、白芍各三钱，研粗末，再用鲤鱼一尾去鳞肠煮汁，每汁二盏，入药末五钱，加橘皮少许，生姜七片，煎服。

全生白术散　白术　生姜皮　大腹皮　茯苓皮　陈皮

二十四、怀孕胀闷

怀孕胸膈满闷，两胁胀滞，胎动不安，称为“子悬”。由情志忧郁，痰气壅塞，用紫苏饮。傅青主从肝脾治疗，用解郁汤，可参酌加减。

紫苏饮　苏叶　大腹皮　当归　白芍　川芎　陈皮　人参　甘草

解郁汤　人参　白术　茯苓　当归　白芍　枳壳　砂仁　山栀　薄荷

二十五、怀孕咳嗽

怀孕咳嗽，称为“子嗽”，因胎火上逆，肺失清肃，用百合散。

百合散　百合　紫菀　麦冬　桔梗　桑皮　甘草　竹茹

二十六、怀孕烦躁

怀孕后，烦躁不安，心惊胆怯，称为“子烦”。因心气不畅，胎热上扰。须分有痰无痰治疗，无痰者宜清热除烦，用加味竹叶汤；有痰者加入天竺黄、橘红。

加味竹叶汤　人参　黄芩　竹叶　麦冬　赤苓　粳米

二十七、怀孕抽搐

怀孕六七个月后，或正当分娩时，忽然四肢抽搐，牙关紧闭，目睛直视，不省人事，甚至全身痉挛，角弓反张。少时自省，反复发作，类似癫痫，称为“子痫”。主要由于阴血不足，虚风内动，宜斟酌轻重，用钩藤汤、羚羊角散。本病在妊娠疾患中相当严重，如果发病较重，经过时间较长，发作频繁的，可以引起孕妇和胎儿死亡。但在发病以前，一般都有头痛眩晕，全身疲劳，心悸气短，恶心呕吐，中脘胀满等先兆，可供诊断和预防。

钩藤汤 钩藤 当归 茯苓 人参 桔梗 桑寄生

羚羊角散 羚羊角 独活 防风 钩藤 当归 枣仁 茯神 杏仁 五加皮 薏苡仁 木香 枣

二十八、怀孕晕仆

怀孕目昏晕厥，口噤不能言，称为“子晕”。多由肝阳挟痰浊上逆，用桑菊黄芩汤加半夏、枳壳、竹茹。

桑菊黄芩汤 桑叶 菊花 黄芩 白芍 甘草 钩藤 蔓荆子 石决明

二十九、怀孕音哑

怀孕音哑无声，称为“子暗”。《内经》上说：“人有重身，九月而暗，此胞络脉绝也。胞络脉系于肾，少阴脉贯肾系舌本，当十月复。”故此证可以不治，治时宜助肺肾之气以养胎，用生脉散煎汤送服六味地黄丸，慎勿宣窍开发。

生脉散 人参 麦冬 五味子

六味地黄丸 熟地 山萸 山药 丹皮 茯苓 泽泻

三十、怀孕小便不利

怀孕小便不利有两种：一种小便频数，点滴而下，溺时涩痛，称为“子淋”，多因胎火和湿热相结，虽与一般淋证相似，但治疗时，不宜过于通利，防止损伤胎气，引起小产，宜清润利尿，用子淋汤。另一种怀孕七八个月时，饮食如常，小便不通，小腹胀急，心烦不能安卧，称为“转胞”，亦以湿热下注为多，用三补丸。也有胎气下坠，压迫膀胱，小便癃

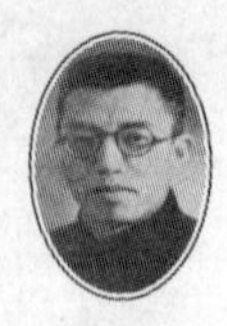

闭不通，常因饱食用力或忍尿持重引起，治宜升举，用举胎四物汤。朱丹溪尝用参术饮，服后探吐，以提其气，系急救的一法。

子淋汤 生地 阿胶 黄芩 山栀 木通 甘草

三补丸 黄连 黄芩 黄柏 滑石

举胎四物汤 当归 白芍 熟地 川芎 人参 白术 陈皮 升麻

参术饮 人参 白术 陈皮 甘草 半夏 熟地 当归 白芍 川芎 姜 枣

三十一、怀孕下痢

怀孕痢下赤白黏冻，腹痛阵作，极易引起小产，为严重证候之一，不同于一般治法，《张氏医通》指出：孕痢有三禁五审。一禁荡涤肠胃，使胎气下坠；二禁渗利膀胱，使阴液脱亡；三禁兜涩滞气，使后重转加。一审饮食之进不进；二审溲之通不通：三审腹之痛不痛；四叫审后之重不重；五审身之热不热。并认为五审既明，三禁勿犯，然后察其积之稠不稠，色之鲜不鲜，分别处理。所用方剂有举元煎、厚朴汤、朴姜参甘半夏汤、芩芍汤、香连丸、三物胶艾汤、驻车丸等，可审证选用。

举元煎 人参 黄芪 白术 甘草 升麻 姜 枣

厚朴汤 厚朴 陈皮 白术 甘草 枳实 半夏曲 姜 枣

朴姜参甘半夏汤 厚朴 人参 甘草 半夏 姜 枣

芩芍汤 黄芩 白芍 甘草

香连丸 黄连 木香

三物胶艾汤 阿胶 艾叶 石榴皮

驻车丸 黄连 阿胶 当归 干姜

三十二、胎动不安

胎动有下坠感，或轻度腰酸腹痛，以及少量阴道出血，均属胎动不安范畴。如若持续发作，出血增多，可以引起流产。一般均作胎热治，用安胎散加减。

母病胎不得养，亦能使胎动不安，但治母病，胎自安宁。

安胎散 生地 白芍 当归 川芎 阿胶 艾叶 黄芪 甘草 地榆 姜 枣

三十三、胎堕

怀孕三个月内，胎儿尚未成形而堕下，称为“堕胎”。三个月以外，已经成形而堕下者，称为“小产”，亦叫“半产”。如在堕胎或小产之后，下次受孕仍如期堕下者，称为“滑胎”。堕胎和小产的原因甚多，有因气虚不能摄胎者，伴有畏寒腹痛，用黄芪补气汤。有因血热胎不固者，伴有口渴烦躁，大便干结，用加减四物汤。也有因跌仆闪挫伤胎者，用理气散瘀汤，有因不戒房事伤胎者，用固气填精汤。凡在胎堕之前，一般均有胎动、腹痛、流血症状，必须及时安胎，若见腰酸胀坠，大多难保，应嘱早作准备。经常滑胎者，受孕后应好好休养，适当地给予药物调补。

黄芪补气汤　黄芪　当归　肉桂

加减四物汤　熟地　白芍　当归　川芎　山栀　山萸　山药　丹皮

理气散瘀汤　人参　黄芪　当归　茯苓　红花　丹皮　炮姜炭

固气填精汤　人参　黄芪　白术　熟地　当归　三七　荆芥炭

三十四、产后瘀血

生产后，胞宫内遗留的瘀血和浆水，称做“恶露”，必须排出体外。否则血停成瘀，最易遗留腹痛、癥瘕等证，民间习惯在产后用益母草和赤砂糖煎饮，有其一定的意义。恶露不下的原因，或因气滞，或因受寒，用生化汤或牛膝散加减。

产后二十天内，恶露应尽，如果逾期不断，一般称为“恶露不绝”。但也有恶露已尽，因气虚不能摄血而淋沥不止，其特征为色淡、无腥气、腰酸，时觉少腹下坠，精神倦怠，目眩眼花，舌质淡，脉缓弱或虚细，用升举大补汤。延久不止，可以致成“血崩”。

生化汤　当归　川芎　桃仁　炮姜　炙甘草　黄酒　童便

牛膝散　川牛膝　肉桂　赤芍　桃仁　当归　木香　丹皮

升举大补汤　黄芪　人参　白术　甘草　当归　熟地　麦冬　川芎　陈皮　升麻　白芷　黄连　荆芥炭

三十五、产后腹痛

产后腹痛，以恶露涩少，瘀血内积为多，俗称“儿枕痛”，用失笑散。傅青主曾说：“血活则瘀自除，血结则瘀作祟，若不补血而反败血，

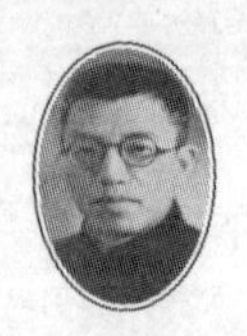

虽瘀血可消，毕竟耗损难免。不若补血之中以行逐瘀之法，则气血不耗而瘀亦尽消矣。”可用散结定疼汤。如因亡血过多，血室空虚而腹痛，多兼寒象，痛时绵绵隐隐，得温轻减，用当归生姜羊肉汤，以鹿角胶或阿胶代替羊肉亦佳。

失笑散　蒲黄　五灵脂

散结定疼汤　当归　川芎　丹皮　益母草　荆芥炭　乳香　焦山楂　桃仁

当归生姜羊肉汤　当归　生姜　羊肉

三十六、产后眩晕

产后忽然头晕，目眩眼花，不能起坐，或心中闷满，恶心呕吐，甚至口噤神昏，不省人事，称为“郁冒”。系产后严重证候之一，不及时抢救，能致暴脱。主要由于心肝血虚，神无所守，急用银针刺眉心出血，煎服当归补血汤。也有因瘀血上冲，心神迷乱者，俗称“血晕”，急用独行散二钱温酒调服。此时一虚一实，治疗大有出入，必须明辨：虚证恶露必多，先有心悸愦闷，晕时口开、手撒、肢冷、冷汗淋漓，脉大而空或微细欲绝；实证恶露必少，先有腹痛，心下急满，气粗喘促，晕时口噤，两手握拳。

当归补血汤　黄芪　当归

独行散　五灵脂，半生半炒为末

三十七、产后发热

产后血虚多汗，易受外邪，引发寒热，宜标本兼顾，用竹叶汤。此证因血虚百脉失养，再加风邪侵袭，经络拘急，极易转变四肢抽搐，项背强直，甚至口噤不开，角弓反张，《金匮要略》所谓：“新产血虚多汗出，喜中风，故令病痉。”用滋荣活络汤。

血虚生热，亦能引起发热。其证候为身微热，自汗、头晕、耳鸣、心悸，舌质淡，脉大而芤。久不愈，则形体消瘦，午后热加，兼见盗汗、颧红、干咳，成为劳损，称为“蓐劳”，用地骨皮饮加减。验方有母鸡汤和猪腰汤调养方法，法用母鸡一只熬清汁，当归、熟地、黄芪、白术、肉桂各三钱研粗末，每用母鸡汁一碗煎药末四钱，日服三次。或用当归、白芍酒炒各一两，煎汤去渣，将猪腰一对切如骰子大，粳米一合，香豉一钱，葱、姜、盐少许，同煮食。

竹叶汤　竹叶　葛根　防风　桔便　桂枝　人参　甘草　姜　枣

滋荣活络汤　川芎　当归　熟地　人参　黄芪　茯神　天麻　炙甘草　陈皮　荆芥　防风　羌活　黄连

地骨皮饮　熟地　当归　川芎　白芍　地骨皮　丹皮

三十八、产后便秘

《金匮要略》上说："新产妇人有三病，一者病痉，二者病郁冒，三者大便难。"总的原因，多由血虚。血虚津液亏损，不能濡润肠道，大便秘结，为产后常见症状。治宜润下为主，在养血方内加麻仁、柏子仁之类。

三十九、产后小便频数

产后小便次数增多，甚至日夜数十次，并有不能控制，淋漓自遗的，多因气血亏损，宜滋补固涩，用固脬汤。

固脬汤　桑螵蛸　黄芪　沙苑子　山萸　当归　茯神　益母子　白芍　升麻　羊脬一具　煎汤代水

四十、产后乳汁少

产后浮汁少或全无乳汁，乳房无胀痛感者属气血虚弱不能生化，用通乳丹。如若乳房胀痛，按之木硬，乳汁涩少，为气结乳络不畅，治宜疏利，用涌泉散。胀痛而引起低热者，应去猪蹄加柴胡、蒲公英。

通乳丹　党参　黄芪　当归　枣仁　木通　桔梗　猪蹄

涌泉散　王不留行、丁香、漏芦、天花粉、僵蚕、穿山甲、等份为末，每服四丸用猪蹄煮汁送下。

四十一、不孕

妇女结婚二年以上，男子无病而不生育，或已生育一、二胎而又数年不再生育的，均称为"不孕证"。不孕的原因，有属先天性的，有属后天病理的。后天性的又有虚寒、痰湿、郁热几种。虚寒不孕，由于月经期摄养不慎，过食生冷，当风取凉，久坐湿地，风冷乘袭胞宫，常伴腹冷时痛，经期错后，色淡量少，性欲减退，腰腿酸软，脉象沉弱或沉涩，用艾附暖宫丸、毓麟珠、温胞饮。痰湿不孕，多见于身体肥胖，嗜食厚味，白

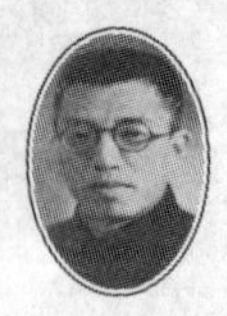

带稠黏且多，月经色淡，用启宫丸。郁热不孕的，多因肝气郁结，气郁化火，或血虚生热，伏于冲任，多见于瘦弱之体，胸胁胀满，头晕目眩，掌心发热，月经先后无定，或量少色紫，脉细弦数，用开郁种玉汤或清骨滋肾汤。

艾附暖宫丸 艾叶 香附 当归 续断 吴萸 川芎 白芍 黄芪 生地 肉桂

毓麟珠 白术 茯苓 白芍 川芎 炙甘草 当归 熟地 菟丝子 杜仲 鹿角霜 川椒

温胞饮 白术 巴戟 人参 杜仲 菟丝子 山药 芡实 肉桂 附子 补骨脂

启宫丸 半夏 苍术 香附 六神曲 茯苓 陈皮 川芎

开郁种玉汤 当归 白芍 白术 茯苓 丹皮 香附 天花粉

清骨滋肾汤 地骨皮 丹皮 麦冬 玄参 沙参 白术 石斛 五味子

附录

辨证论治浅说

辨证论治，既是中医治病的过程，也是中医治病的根本方法。概括地说，辨证沦治的内容，包括有理、法、方、药一套法则。要正确地使用这方法，应有一定的理论水平，并具备多方面的基本知识作为基础。本书对于每一常见症状提供了一些参考资料，当然是不全面的，尤其在临证上还要根据具体情况灵活运用。因此，再就辨证论治来谈谈它的精神和实质，及具体使用的初步意见。

一、先从“证”字谈起。证字的正写应作“證”，证和證本来两个字，训诂不同，习惯上多因简化借用，兹亦依照一般习惯，以证代證。也有写作“症”字，系證字的俗写，在《康熙字典》里没有这字，《辞海》注为“證，俗字”。可见目前中医所用的“證”、“证”和“症”，实际上是一个字和一个意义，正写应作“證”，简写作“证”，也能俗写作“症”。即认为证指证候，症指症状，至于证的字义，在医学上只是代表临床表现，一般对单独的证称为症状，由几个症状综合成一个病证时称为证候。比如头痛是症状，若与发热、身痛及脉浮等结合起来，便为外感证候。临床上从多种症状加以分析综合，探讨病因，确定证候，正像审理案件一样，必须搜集证件，摸清底情，然后给予适当的处理。所以辨证是如何去认识疾病，论治是怎样来确定治疗，为中医理论在临床实践中的具体运用和体现。其中有理沦，有法则，联系到方剂和药物，这四个内容，密切结合，不可缺一，缺少任何一项，便不可能正确。同时，辨证论治是根据全面症状通过四诊八纲的分析综合，以探求疾病的发生和发展规律，从而拟出治疗的方针，给以适当的治疗。如果不深入地辨别症状或将症状孤立起来，便无法看到疾病的本质作出正确的结沦，从而治法和处方用药也不可能中肯。

为了临床上便于掌握运用辨证论治这一法则，试拟如下图表，愿意提供商讨。

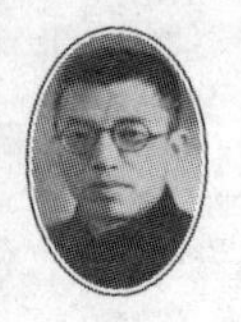

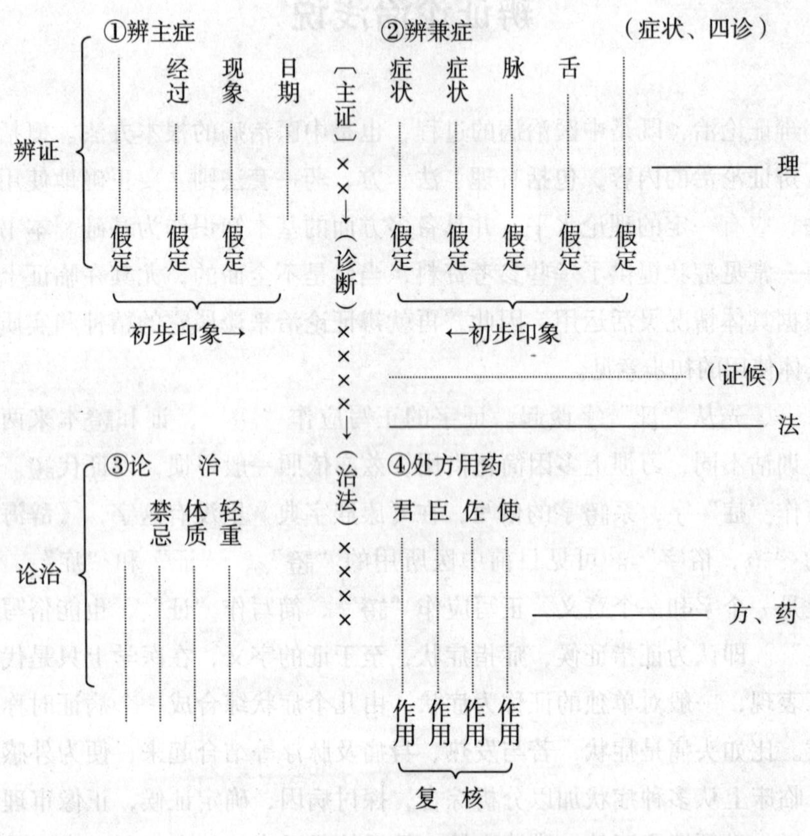

使用这图表的方法是，每一个病都有主症，在听取病人主诉和了解一般病情之后，首先抓住主症进行询问。问的时候心中要有打算，就是为什么要这样问？这样问的目的是什么？然后把得到的材料进行全面研究，作出初步印象。当然这不是肯定的，可能还会否定。其次，将病人所述和所要了解的兼症包括脉、舌、气色等进行辨别，辨别兼症应与主症同样地细致询问，作出一个初步印。然后再把两方面的初步印象结合起来，作出总的诊断，即是证候。这两方面的初步印象，可能有些是统一的，有些是不能统一的，但哪些是主，哪些是次，可以清楚的看到。这是第一步。根据诊断定出治疗方针，就是治法。这里所确定的治法，仅仅是一个原则，依据它来处方，还需要从病的轻重、禁忌和患者体质及服药经过等加以考虑，便是论治的阶段了。这是第二步。从论治的结果选方用药，分别君、臣、佐、使拟出处方，这是第三步。到此，已完成了辨证论治，也就是从诊断到治疗一个疾病的全部过程。这三个步骤，第一步是理，第二步是法，第三步是方药，所以说辨证论治是以理法方药作为基础的。

应当说明几个问题：①把主症弄清楚，可以得到一个初步印象，：但单凭主症是不够的，必须进一步观察兼症包括脉舌在内，看它和主症有没有联系，如果从主症产生的就证实了初步印象的正确性，否则需要重新考虑。比如突然发热多为外感，外感多有怕冷，如果问得病人有怕冷的症状，主症的初步印象，便为感冒风寒。再看兼症，有喉痒、鼻塞、咳嗽等，便可确诊感冒风寒在肺。假如突然怕冷发热，伴有呕吐，腹泻等兼症，便要考虑到肠胃受寒或饮食损伤等原因。如何诊断肠胃受寒？辨兼症时，应有呕吐清水，下利清谷，胃痛，腹痛，肠鸣，舌苔薄白，口不渴等现象。如何诊断为伤食？应有呕吐酸腐，泻下臭秽，胸腹胀满，呕泻后反见轻松，口腻、舌苔厚腻等现象。所以辨证是细致的，逐步深入的，主要是全面地分析归纳。②根据辨证的结果来论治，首先也是抓住主症，从发病的主要原因定出主要治法，再照顾其他兼症。照顾兼症应在主治上适当地照顾，离开了主治而随征用药。便会迷失方向，使处方散漫杂乱。③辨证是根据病情的变化随时改变，不是一个病通过第一次辨证后就作为定案。在急性病上可能今天和昨天的辨证论治结果完全两样，如发热症昨天怕冷无汗，今天汗出不怕冷，反恶热，一个是表证，一个是里证了。当然有些慢性顽固性病证没有多大变化，也就无须每天再辨再论，然而病情总是在变化的，如果经过一个时期已有好转或疗效不明显，应该反复审察，不能因为有效或平稳而强调“效不更方”。④怎样来抓主症？一般以全身症状，或特别严重的症状，或病人最感痛苦的症状为标准，例如发热、发疹、神志昏迷、大失血以及浮肿、泻痢、腹痛等都能作为主症。一个病的主症不是固定的，随着病情变化来决定，比如外感发热咳嗽，以发热为主症，热退咳嗽不止，就以咳嗽为主症。倘然误以兼症当作主症，只要辨证正确，也能得出同样的结论。如外感发热咳嗽，不以发热为主症而以咳嗽为主症，在辨咳嗽时见到喉痒、咯痰薄白，辨兼症时发现寒热、头胀、鼻塞，脉浮滑数、舌苔薄白等，其最后结论，自然会诊断是外感，治法着重解表，同时也能认识到应以发热为主症。当然这不等于说辨证时任意抓一

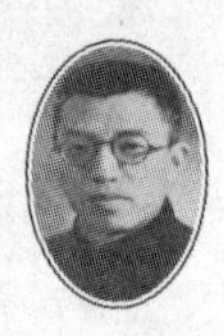

症状为主症，而是说在不同的看法上可能提出认为重要的不同主症。关键在于辨证是全面的，只要看到全面不把症状孤立起来，同样能得出一致的诊断结果。

临床上只要有症状能辨，不怕症状多，也不怕症状复杂，均能使用这方法，如果真的一无症状，那就根本谈不到辨了、没有症状能不能从四诊来辨呢？当然也可以，前人有切脉以决死生，并有舍症从脉的说法。但舍症不等于没有症状，主要是在脉症的矛盾情况下取决于脉诊，所以同样地也有舍脉从症的说法。这说明了四诊是中医的诊断方法，必须互相结合，尤其应与症状结合，片面地强调任何一方面，都是不恰当的，正因为此，必须经过这样的辨证，才能得出比较明确的诊断，还能根据病情的发展趋向作出预后的判断；当已经处方以后，再对主症和兼症复核一遍，可以更清楚地看到是否用药细腻熨贴。兹举具体运用这一力法的两个病例说明如下，这两个病例有共同的地方也有特殊的地方，可作对比。

例一　李姓，女。51岁。肾炎；

例二　田姓，女，65岁、肺炎。

同是女性，年龄都比较大，同样以发热为主症，发热日期相同，并且发热的时间同在下午，热度均在38℃~39℃之间。经过诊察，例一的肾炎病人，浮肿不明显，仅面部有些虚浮，发热前有形寒，汗出后，逐渐热降而不清，兼有恶心，甚则呕吐，口不作渴，小溲黄赤。例二的肺炎病人，炎症基本上已见好转，只有轻微咳嗽，吐黏痰，热前不觉冷，热时口渴引饮，汗出甚多，热随退清，兼有腰痛甚剧。脉舌方面，例一脉象滑数，舌质稍绛，苔白腻；例二脉细数带弦舌苔前半光剥，根薄黄。了解病情以后，使用上面的图表进行分析研究，得到的结论是：例一肾炎病人的发热，为外邪传里，成为湿遏热伏现象，与湿温证的邪蕴中焦不能透泄相似。例二肺炎病人的发热，可能也由外邪引起，但已无表证，并且津液大伤，形成阴虚内热，与肺痨后期的气阴两伤相似。总的说来，肾炎病人的发热是实证，肺炎病人的发热是虚证，治法处方完全不同。

附表一：

从兼症辨

舌质红，苔白腻……湿遏热伏
脉滑数……实热
小便黄赤……胃热
口不渴……胃湿
恶心，甚则呕吐……胃湿
曾有浮肿，现在面部微浮……脾湿

（以上）胃有湿热 ←

从主症辨

汗出热不清……外邪
先怕冷……外邪
下午……阳明热
已有半月……非表证

（以上）外邪传入阳明 →

（主证）发热→（诊断）外邪传里，湿热蕴伏在胃，不得透泄→（治法）清化中焦

处方用药

佩兰、赤苓、通草等
加减……半夏、陈皮
枳壳竹茹……和胃
滑石、苡仁……化湿淡渗
厚朴、蔻仁……清热
藿香……芳香祛邪

论治

湿在中焦，宜化不宜利
热在阳明，宜清胃
有汗不须发汗退热
邪伏于内，仍宜透达

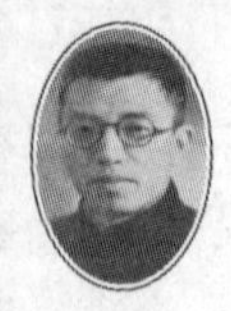

附表二：

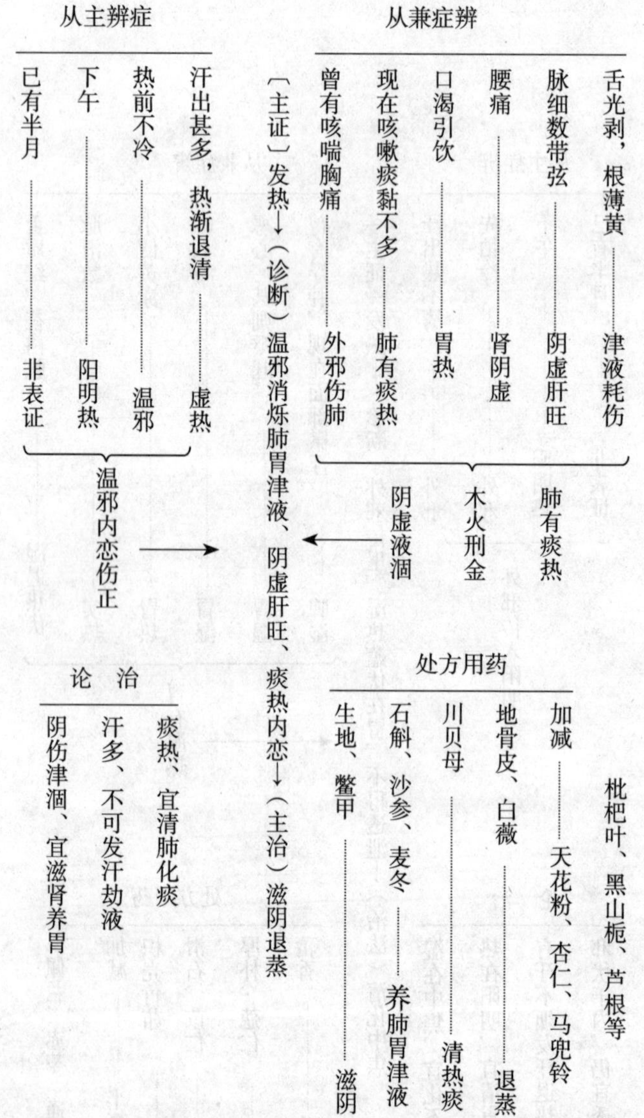

应当指出，肾炎和肺炎是西医诊断的病名，用中医的辨证论治方法，必须根据中医理法，客观地依据现实症状全面地进行分析。如果主观地先入为主，难免会感到这样的肾炎为什么能引起发热，及为什么肺炎消失后发热不退，就很难下手了。同时，使用这图表来辨证论治，主要是说明如何从主症结合兼症；如何从初步印象进一步作出确诊；如何从病因、病机定出治法；如何针对治法处方用药。有了这样一个格式，遇到复杂疑难的病证，可以作为分析研究的依据。至于简单的病证，虽然在辨证程序上不必如此复杂，但是心中盘算的方法还是一样的。因为只有通过全面地考虑，才能作出正确的处方，并能看到别人的处方是否正确。比如一个伤风病例，男孩三岁半，发热（38.5℃）无汗，已有四日，日夜作咳，声音不爽，脉象滑数，舌苔薄腻，饮食二便正常。这是常见的证候，不难诊断为风寒郁于上焦，肺气不能宣透，不曾化热传里，也没有肠胃食滞兼症，用了三拗汤加蝉蜕、牛蒡、桔梗、橘红、胖大海，一服即得微汗，热退咳稀。但以前服过中药三剂，最后的一张药方，用的是桑叶、菊花、荆芥、防风、银花、连翘、桔梗、甘草、杏仁、象贝、半夏、陈皮、紫菀、大青叶、芦根等多至十五味，便觉有些夹杂。倘要说明这问题，也可用以上方法来分析。

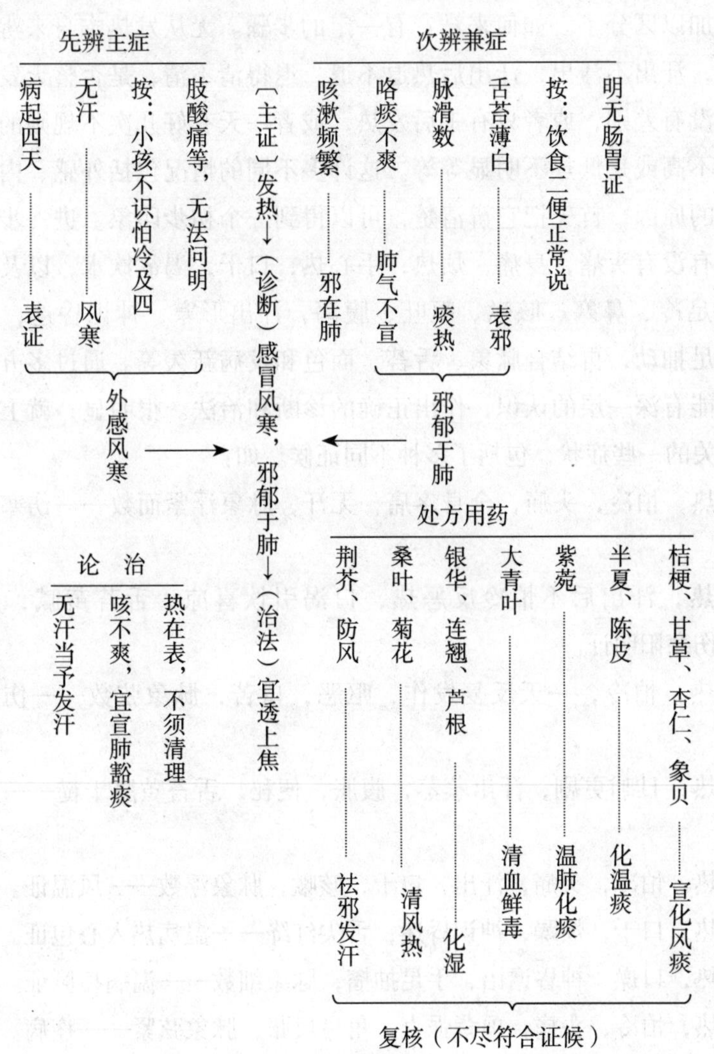

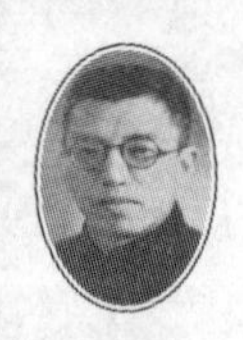

在表内可以看到辨证为了确诊，论治为了处方用药，理法方药是一贯的。也说明了辨证重要，论治也重要，证必须辨，治必须论，而处方用药仍要斟酌审慎。喻嘉言强调“先议病，后议药”，议病就是辨证，议药就是论治，不论病和药必须通过“议”，也就是“辨”和“论”始终不能偏废。

二、懂得了辨证论治方法之后，还要进一步理解为什么要辨？为什么要论？不把这个根本问题解决，不可能做得深入细致。先谈辨证。

辨证的主要依据是症状，症状是内脏病变的反映，有些症状相同而内脏的病变不同。比如发热是个常见的症状，外感有发热，内伤也有发热；外感还有伤寒、温病等发热，内伤亦有肺病和肝病等发热，这就需要仔细辨证，加以区分了。如何来辨？有一定的步骤。无从发热本身来辨，怕冷不怕冷，汗出不汗出，汗出后热退不退，退得清不清，是否整天发热，上下午有没有差别，或者只有午后发热，或者一天有好几次不规则的发热，发热高不高或是低热不明显等等。这许多不同的情况包括外感、内伤和其他发病的原因，首先把它辨清楚，可以得到一个初步印象。进一步与兼症联系，有没有头痛，身痛，烦热，手心热，口干，渴欲饮水，以及有没有颧红、足冷、鼻塞、咳嗽、呕吐、腹泻，汗出形寒，神识昏迷，项背强直，手足抽动，再结合脉象、舌苔、面色和发病新久等。通过多方面的诊察，才能有深一层的认识，作出正确的诊断和治法。很明显，就上面所举发热有关的一些症状，包括了多种不同证候。如：

发热，怕冷，头痛，全身疼痛，无汗，脉象浮紧而数——伤寒初期太阳证。

发热，汗出后不怕冷反恶热，口渴引饮喜凉，舌苔黄腻，脉大滑数——伤寒阳明证。

发热，怕冷，一天反复发作，呕恶，口苦，脉象弦数——伤寒少阳证。

发热，日晡更剧，汗出蒸蒸，腹胀，便秘，舌苔黄腻干糙——伤寒胃实证。

发热，怕冷，头痛，汗出，口干，咳嗽，脉象浮数——风温证。

发热，口干，烦躁，神识昏迷，舌尖红绛——温病热入心包证。

发热，口燥，神昏谵语，手足抽搐，脉象细数——温病痉厥证。

发热，怕冷，头痛，项背强直，角弓反张，脉象弦紧——痉病。

发热，足冷，口干不欲饮，胸闷呕恶，小便短黄，面色晦滞，舌苔黄腻——湿温证。

发热，怕冷，头痛，鼻塞，咳嗽，舌苔薄白——伤风感冒证。

发热，脘腹胀痛，呕吐酸腐，泄泻，舌苔厚腻——伤食证。

发热，多在午后，气短，干咳，痰黏带血，多汗，脉象虚细而数——肺脏气阴两虚证。

发热，多在午后，热不甚，手足心热，盗汗，颧红，脉象细数——肝肾阴虚证。

发热，大汗出，热退反恶寒，四肢急，脉浮无力——亡阳证。

从上面所举的证候来看，有些证候本属表证或寒证，但因一二症状的出入，便转变为里证或热证。由此可见辨证的意义和辨证必须细致的重要性了。

辨证明确，然后论治，论治仍然是复杂而又细致的。也可分两个步骤：先定大法，如表证用汗法。热证用清法；再结合具体情况，表证属风寒的，用辛温发汗，属风热的，用辛凉发汗；热证在胃，热而不实用清胃，热而且实用泻下。依照这方法来处理上列发热证候，就有：

辛温发汗法（太阳证）

辛寒清胃法（阳明证）

和解枢机法（少阳证）

清热攻下法（胃实证）

辛凉解表法（风温证）

清营开窍法（热入心包证）

凉血熄风法（痉厥证）

生津解肌法（痉病）

清化湿热法（湿温证）

宣肺祛风法（伤风证）

消导和中法（伤食证）

清养肺阴法（肺脏气阴两虚证）

滋阴退蒸法（肝肾阴虚证）

回阳固表法（亡阳证）

有了明确的治疗原则，选方用药便有方向。但是处方有轻有重，还须视病情的程度和患者年龄、体质等来决定，所以同一病证的处方，往往

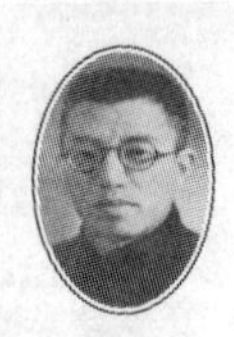

因人而异。不过应该指出，治疗方针是一致的。中医有那么多的药物和方剂，很难对同一病证限制用哪些方药，只要治疗方针一致，基本上没有什么分歧。从处方用药本身来说，有七方、十剂和君臣佐使等一套法则，主要是针对病因、病位和症状。病因和病位是发病的根源，症状是病变的现象，根源消除后，症状自然消失。所以诊断时重视全面症状，处方时又重视治法而不从症状一一用药，《内经》所谓“治病必求其本”。但是病人的痛苦和精神威胁，往往随着症状的轻重和增减而转移，因此，对某些症状亦有适当照顾的必要。如大失血或剧烈腹痛时，有时以止血、镇痛为急务。不过无论一般的或以急救为目的的，使用方药时仍从部位和原因考虑。所以总的说来，从病位、病因结合症状，是一般处方用药的根据。例如感冒是肺受风邪，那么病位在肺，病因为风，治疗的方针便是宣肺祛风。感冒的症状，可以出现恶风，发热，有汗或无汗，头痛，全身疼痛，音嗄，喉痒，咳嗽，痰多或痰少，痰爽或不爽，鼻塞流涕，口干或不干，舌苔或薄或厚等等。处方用药时在宣肺祛风的原则下，可以适当照顾症状。常用的宣肺祛风药有荆芥、防风、薄荷、麻黄、紫苏、豆豉、桑叶一类，这些药的性质，有偏温偏凉，要根据不同病因（如风寒、风温等）使用，总之是从肺脏来疏邪解表。故用了这些药后，对于恶风、无汗症状不再考虑，相反地对有汗的应适当控制。也由于一般汗多后恶风消失，发热随解，对低热亦少考虑，只在热势较重或有化热内传倾向时，才用焦山栀、连翘、银花、黄芩、青蒿等清热。其他对个别症状的有效药，如菊花、蔓荆子治头痛，秦艽、羌活、桑枝、丝瓜络治身痛，蝉蜕、胖大海治音嗄喉痒，杏仁、象贝、半夏、陈皮治咳，牛蒡、桔梗治痰不爽，苍耳子、辛夷治鼻塞流涕，瓜蒌皮、芦根治口干等，并不都用，用时亦看程度酌加，尤其一种药能照顾几个方面时，也不要迭床架屋地见一症用一药。正因为治疗感冒的基本法则为宣肺祛风，随着症状加入的药物必须符合这一原则，这样，就还有很多退热、止咳、化痰、止渴和治疗头痛、身痛的药物，不在选用之例。不难理解，治疗感冒的成方，如葱豉汤只用葱白、豆豉，三拗汤只用麻黄、杏仁、甘草，银翘散和杏苏散比较复杂，二陈汤和苍耳子散等本来不治感冒，也经常引用，这些方剂的所以繁简及结合，便是这个道理。如果弱不禁风，经常容易感冒，或者感冒后纠缠不清，较长时期不愈，就须考虑到体力衰弱的一面。前人对外感也用过人参（如参苏饮）和黄芪、白术（如玉屏风散），但毕竟不是一种常法。

处方用药必须分清主次，主要是将直接发病的主因作为原始病因。在疾病过程中原始病因不是一成不变的，并且往往因其他关系而改变其地位，这就不能机械地以原始病因为主因。中医所说的病因，与病机有密切关系，一方面从主因来观察病机，另一方面又从病机来确定病因。倘然强调主因不顾其他，不仅处方用药呆板，有时还会造成过失。例如痰饮的形成，轻的由于脾阳虚，严重的由于肾阳虚，因有外饮治脾、内饮治肾的说法。但是其主因究竟是痰饮呢？还是脾肾阳虚？怎样来确定治疗原则呢？了解了病因和病机的关系，便不难理解痰饮从脾肾阳虚而来，是病理过程中产生的，当然不是原始病因，但已经成为痰饮，转而为致病的因素，引起咳嗽气喘，便应以痰饮为主因。很明显，如果单是脾肾阳虚，不会有痰多咳喘的证候。但在治疗上因为痰饮的产生根本由于脾肾阳虚，不同于一般咳喘，故常用温化药如干姜、五味子、细辛、半夏、茯苓等药。又因痰饮常因风寒引发，伴见形寒发热，也用小青龙汤治疗。小青龙汤的处方，实际即在麻桂基础上加入姜、夏、辛、味。如果没有风寒，咳喘不严重，一般又用苓桂甘术汤和肾气丸从本调养。当然，痰饮中如悬饮、支饮等，也用泻法，则因这些证候都从痰饮形成，必须以痰饮为主，针对不同情况进行不同处理，基本上不越此法度。这是张仲景治疗痰饮的法则，他在辨病位和病因方面何等明确，因而在处方用药上提出了一个规律。同是痰饮病，或用温化，或用疏化，或用温养，或用泻下，不但手段不一样，目的也不一样，说明处方用药都有理论指导。所说灵活运用，是在原则之下根据具体情况作出具体治法，不是主观臆断的。

三、正确地使用辨证论治方法，首先要练好基本功，其次是通过临床不断地熟练。如果基本功差，容易浮飘不实，而不经过临床实践，则又很难随机应变，深入细致。同时多看前人医案，有很大的帮助和启发作用。医案是中医的临证记录，也是辨证论治的具体表现，有的写得详细，有的写得较为简单，但一般都包括症状、病因、脉舌、治法四个方面，理论与实际密切结合，处方用药或多或少，一增一减，也可看到运用成方的法则。华岫云在《临证指南医案》凡例中说："医道在乎识证、立法、用方，此为三大关键，一有草率，不堪司命。往往有证既识矣，却立不出好法者，或法既立矣，却用不出至当不易好方者，此谓学业不全。然三者之中，识证尤为紧要。若法与方，只在平日看书多记，至于识证须多参古圣先贤之精义，由博反约，临证方能有卓然定见。若识证不明，开门动手便

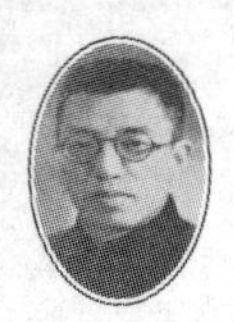

错矣。”这里说明了医案的特点，及与辨证论治的关系。他又说：“此案须知看法。就一门而论，当察其病情、病状、脉象各异处，则知病名虽同而源不同矣。此案用何法，彼案另用何法，此法用何方，彼案另用何方，从其错综变化处细心参玩。更将方中君臣佐使之药，合病源上细细体贴，其古方加减一二味处尤宜理会。其辨证立法处，用标记志出，则了如指掌矣。切勿草率看过，若但得其皮毛而不得其神髓，终无益也。然看此案，须文理清通之士，具虚心活泼灵机，曾将灵素及前贤诸书参究过一番者，方能领会此中意趣。”这是指医案的读法，也说明了从医案中学习辨证论治和练好基本功的重要性。

前人医案的写法和现在的病历记载有所不同，主要是根据现实症状出发，抓住重点，所以不及病历的全面，但指标是十分明确的。并因辨证时候有其一定的理论根据，对某些地方只提证候不叙症状，比如写“阳黄”，便是指目黄、小便黄、皮肤色黄鲜明等一系列的湿热发黄证。而有时也提到未曾表现的症状，则与辨证上有重要意义，如指出“小便不黄”或“大便不溏”，用来说明没有内热和脾虚现象，作为用药的依据。还有，用一般治法治疗常见病已经成为大法的，在医案里就比较少见了，而所记录的大多是疑难的、复杂的、严重的和一般中有特殊性的病证。因此在案语中往往提醒一句，或反复阐明，或引征论据。这些简不等于疏漏，详不等于噜苏，相反地都是说明问题，值得注意的关键。兹就《临证指南医案》选录若干则，并附初步体会为例。

案一 偏枯在左，血虚不荣筋骨，内风袭络，脉左缓大。

制首乌四两，枸杞子二两，归身二两，淮牛膝蒸二两，煨天麻二两，三角胡麻二两，研末，用黄甘菊三两，川石斛四两，小黑豆皮四两煎汁，加蜜，丸极细，早服四钱，滚水送。（中风门）

按：此案在症状方面只提“偏枯在左”。偏枯即半身不遂，因半身有左血右气之分，故特别指出在左半身不遂，属于中风病，可以伴见昏厥和口眼㖞斜等，案中并不叙列，说明是中风的后遗症，其他症状已不存在。所以单从偏枯在左考虑，结合脉象缓大，系肝肾阴血不足，内风不静，诊为“血虚不荣筋骨，内风袭络”。虽未指出治法，而养血熄风已在言外，并因肝主筋，肾主骨，应着重在滋养下焦。为此，方用首乌、杞子、归身、胡麻、黑豆并补肝肾而侧重养血，石斛亦能滋肾除虚热，所谓治风先治血，血行风自灭。佐以天麻、菊花熄风，牛膝壮筋骨，而胡麻、石斛也能疗风痹脚弱，合成标本兼顾调养方剂。故徐灵胎分析此方的血药和风药，评为“此方平补，并无用补生热之弊”。

案二　失血有年，阴气久伤，复遭忧悲悒郁，阳挟内风大冒。血舍自空，气乘于左，口㖞、肢麻，舌喑无声，足痿不耐行走。明明肝肾虚馁，阴气不主上承，重培其下，冀得风熄，议以河间法。

熟地四两，牛膝一两半，萸肉二两，炒黑远志一两半，杞子二两，炒菊花二两，五味子一两半，川斛二两四钱，茯神二两，淡苁蓉一两二钱，加蜜丸，服四钱。（中风门）

【按】此亦血虚不荣筋骨，内风袭络的中风证，但偏左肢麻，未至偏枯程度。其主症为风扰于上而口㖞舌喑，阴亏于下而足痿无力。故从发病的根源失血和悒郁等，诊断为肝肾阴虚不主上承，主张重培其下以冀风熄。证属喑厥风痱，采取了刘河间的地黄饮子，因没有阳虚现象，除附子、肉桂、巴戟，并因阴虚风动，去菖蒲的香窜，加杞、菊以养血熄风，牛膝下行以治足痿。

案三　脉细而数，细为脏阴之亏，数为营液之耗。上年夏秋病伤，更因冬暖失藏，入春地气升，肝木风动，遂令右肢偏痿，舌本络强言謇，都因根蒂有亏之证。庸俗泄气降痰，发散攻风，再劫真阴，渐渐神愦如寐，倘加昏厥，将何疗治。议用仲景复脉法。

复脉汤去姜、桂。（中风门）

【按】此案亦为中风。从病因结合症状，系气血两虚，但经误治，真阴再劫，特别表现在神愦如寐，脉象细数，说明心脏极虚。心生血而藏神主脉，经脉流行不利，势必偏痿加剧，并应防止昏厥，故取复脉汤先治其心。复脉汤本养心液，益心气，通心阳，因脉细而数，除去姜、桂的辛热，变为柔润之剂。后来吴鞠通根据这个方法，在《温病条辨》里定立加减复脉汤，作为温邪传入下焦，挽救阴液的主方。前人对于成方的运用，如本方和前案的地黄饮子虽然有失原意，但也有心灵手敏的一面，值得学习。

案四　温邪外袭，咳嗽、头胀，当清上焦。

杏仁、桑皮、桔梗、象贝、通草、芦根。（咳嗽门）

【按】此案仅凭咳嗽和头胀两个症状，很难作出确诊。然已诊断为“温邪外袭”，必有风温的症状。从叶天士《外感温热》篇来引证：“温邪外袭，首先犯肺”，及“肺主气，其合皮毛，故云在表。在表初用辛凉轻剂，挟风则加入薄荷、牛蒡之属，挟湿加芦根、滑石之流，或透风于热

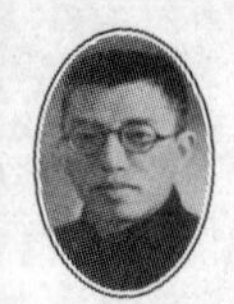

外，或渗湿于热下，不与热相搏，势必孤矣。”可见本案以咳嗽为主症，应有头痛和痰不爽、口干、小便短黄等兼症，没有指出脉舌，当为一般的滑数和黄腻。所以方内用杏仁、象贝、桔梗祛风痰，桑皮清热，均集中于肺，再加通草、芦根清热淡渗，兼祛其湿。

案五 阴亏挟受温邪，咳嗽、头胀，当以轻药。

桑叫、杏仁、川贝、白沙参、生甘草、甜水梨皮。（咳嗽门）

【按】此与上案症状相同，病因亦同。因素体阴亏，且无挟风挟湿现象，故用桑叶、杏仁、川贝清化上焦痰热，兼以沙参、甘草、梨皮清润。这里所说轻药，系“上焦如羽，非轻不举”的意思，不是指剂量的轻重。

案六 嗽缓，潮热，稚年阴亏，气热所致。

地骨皮三钱，青蒿一钱，知母一钱，生甘草三分，南沙参一钱，川斛三钱。（咳嗽门）

【按】 此案亦咳嗽肺热阴亏，但有潮热则比一般阴亏更进一步，热不止，势必气阴愈受消耗，所以特别提出。并用沙参、甘草、石斛润肺外，加入地骨皮、青蒿、知母清热退蒸。咳缓的缓字，说明病已经久，咳已不繁，故不用杏仁、川贝之属。

以上略举数例，当然是不全面的，不够深入的，而且这些例子也不是有代表性的。主要是说明前人医案的写法不同及学习方法的一斑，通过认真的学习，在辨证论治上有一定的帮助。事实证明，徐灵胎系一代名医，对叶天士医案作出恰当的评语，华岫云、邵新甫等并将叶天士的经验摸索出一套规律，都是下了一番功夫的。总之，医案是中医的优良传统，前人流传很多，各有特长，应当像蜜蜂酿蜜般的吸取百花精华，丰富自己的知识，以提高医疗水平。

最后，必须说明，治病重在辨证，所有治法、处方和用药等一系列的措施，都是根据辨证来的。所以有了正确的辨证，就能进行合理的治疗，一般对辨证论治也作辨证“施”治，事实上辨证的目的也就是为了施治。但是应当理解，施治不等于说不再考虑，在正确的辨证下，求得处方用药与具体病情丝丝入扣，药量的轻重恰当，仍然需要通过一个讨论的过程。如果误解辨证施治为只要辨证，不必论治，很容易生硬地引用成方，药量也少斟酌，因而减低疗效。为此，本文和本书内关于辨证施治均作辨证论治，主要是说明施治的时候必须考虑，其意义基本上是一致的。

治疗新律

引　言

早在30年代，秦伯未老师受《医学心悟》“人身之病，不离乎内伤外感，风寒暑湿燥火外感也；喜怒忧思悲恐惊与阴虚伤食内伤也。总计之共一十九字，而千变万化之病，于以出焉”。和莫枚士《研经言》“百病之因有八，一邪气，二水湿，三鬼神，四虫兽，五器物，六饮食，七药石，八人事”之启迪，认为中医治疗规律繁复漫散，有必要予以总结钩玄。在程、莫二氏之基础上，结合临床实用，增损为风、寒、暑、湿、燥、火、气、血、痰、虚、食、虫、疫十三纲治律。

律者，格律也，规律也。以此统法，以此用方，以此遣药，以此加减，适证而变，圆机活法，化生千方万法，以应诸疾。律凡五十六，隶于十三纲。无分经方时方，纵揽伤寒温病，包涵外感内伤，不拘脏腑经络，治诸家治律于一炉，名为《治疗新律》。

CONTENTS

目录

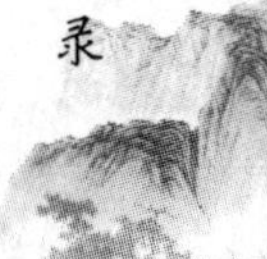

第一节　风

风性轻善行，无微不入，中人也易，发病也速。风中于表，轻则鼻塞声重，喷嚏清涕，咳嗽自汗，头痛身热，甚则痰壅气喘，声哑咽干。风中于里，层次不一。入于肌腠则手指麻木、肌肉不仁、口眼㖞斜，名曰中络；营血空虚，风入经络，身体重着，步履维艰，名曰中经；再由此深入，痰涎上壅，阻塞清窍，昏不知人为中腑；神明散乱，口流涎沫，二便失制为中脏。

风之论治，当分内外。外风宜疏散宣解，内风宜熄风潜阳。类风非风，知犯何逆，随证治之，痰中者涤痰，火中者降火，气中者顺气，血瘀者破血，食积者通腑。

风之治疗律归为下列三种。

一、疏风解表律

〔律征〕适用于伤风轻症。风从外来，首先犯表，病在肺卫，微有畏风，微热，头目不清，周身不适，喷嚏，喉痒或微有咳嗽。

〔遣药〕荆芥穗　青防风　薄荷叶　冬桑叶　淡豆豉　杭菊花　葱白头

〔疏注〕风邪性平，若未与寒或温邪结合时，只可辛平疏风解表，小病小治，无须小题大作，上药平妥轻灵，引风邪从卫分而出。

若鼻塞，加苍耳子、辛夷花；咳嗽，加苦杏仁、浙贝母；头胀，重杭菊花，加蔓荆子。不用藁本、羌活、独活过于辛温之品。

二、调和营卫律

〔律征〕适用于营卫不和，易感风邪或风中血络。邪之所凑，其气必虚，营卫不和，是本身功能欠佳，与上律祛邪不同。风中络道，肌肤不仁，口眼㖞斜，亦宜调和营卫，以祛络道风邪。

〔遣药〕川桂枝　大白芍　当归尾　青防风　嫩桑枝　生姜片　大红枣

〔疏注〕药分三组。一是桂枝、白芍，乃调和营卫之基本药组。二

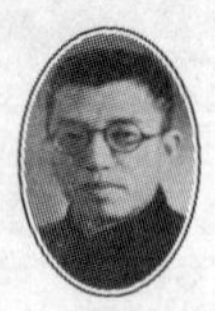

是当归尾、防风、桑枝祛风、活血通络。三是生姜、大枣扶助正气以调和之。

三、追风达邪律

〔律征〕适用于真中风。风邪入于脏腑，中腑则不识人，肢节废；中脏则舌难言，口吐涎沫。

〔遣药〕炙麻黄　川桂枝　羌活　独活　川细辛　炙僵蚕　煨天麻　石菖蒲

〔疏注〕风邪深入于脏腑，故方药以透达为主。麻黄透肌腠之邪；桂枝达血络之邪。羌活疏太阳之风；独活祛少阴之风。细辛兼入太阳少阴，僵蚕祛风痰，天麻祛痰熄风，菖蒲醒脾开窍。

〔诠释〕风邪致病，唯祛风而已。邪入有层次，传变有深浅，故治风当辨部位，风在肌表，疏解之：风中营卫，部位略深，肌腠经络受病，调营卫疏经邪；风入脏腑，多见于肾亏之人，治当兼少阳、少阴。

第二节　寒

寒性阴冷，但一着人体，每易从阳化热。表为阳，寒中于表则发热、恶寒、无汗，头痛，项强，周身骨节疼痛，脉象浮紧；里为阴，寒中于里则身体强痉，口噤不语，四肢战掉，洒淅畏寒，肤冷无汗，洞泄不禁，脉象沉紧。

治寒当以温药，即《内经》“寒者热之”之常理。寒之中人，病位不同，温法有别。寒在表治以温解。寒在脾，治以温运。寒在肾，治以温补。寒在肝，治以温降。表里俱寒，则分治之。

一、疏解表寒律

〔律征〕适用于外感寒邪初起。寒邪发病，四时均有，以冬季为多见。浅者伤表，见症形寒，身热，得汗则热可散。所谓“体若燔炭，汗出而散”。

〔遣药〕淡豆豉　葱白头　香紫苏　川羌活　炙麻黄　川桂枝　苦桔梗

〔疏注〕因寒性属阴，治用辛温。与风邪用辛平，风温用辛凉有别。其所受寒邪盛衰有异，用药有轻、中、重之别。轻者用豆豉、葱白，即葱豉汤。中者用紫苏、羌活。重者用麻黄、桂枝，即麻黄汤之意。

若咳，加牛蒡子、苦杏仁、浙贝母。若痰多，用辛温化痰药，如橘红、半夏。

二、温运中宫律

〔律征〕适用于寒中脾胃，中焦虚寒。症见腹痛，自利，神疲，食少，四肢不温，最恶隙风，不渴，脉象沉微。

〔遣药〕淡干姜　上党参　生白术　煨木香　大砂仁　广陈皮　仙半夏

〔疏注〕寒邪中里影响脾胃最多，郁遏阳气，治以温中逐寒。干姜温中，守而不走。党参、白术温补脾阳。木香、砂仁温运气机，醒脾调胃。

若寒邪外侵所致，加紫苏、防风辛温散寒，温中化浊。若内伤生冷所致，加生姜。

三、温暖下焦律

〔律征〕适用于寒中少阴。症见身凉畏寒，四肢厥冷，腹痛喜按，肠鸣泄泻，脉沉。

〔遣药〕原附块　淡干姜　炙甘草　葱白头　肉桂心　胡芦巴　云茯苓

〔疏注〕寒邪深入，治宜辛热，附子、干姜、炙甘草，即四逆汤。倘寒邪充斥，阳气欲绝，则逐寒兼通阳，附子、干姜之外，再加葱白，即白通汤。附子温逐气分寒邪，肉桂温通血分寒邪。若影响肾阳，命火者，当用胡芦巴、煨肉果之属温补下焦之火。白术、茯苓健脾温中，皆可选遣。

四、温降厥阴律

〔律征〕适用于肝胃虚寒，浊阴上逆。厥阴之脉挟胃属肝，肝胃虚寒，脘痛，腹痛，喜温喜按。胃失和降，浊阴之气上逆，则食谷欲呕，吞酸嘈杂，泛吐冷涎。寒邪干犯中土，清阳不升则下利。阳气虚而不得布达于四肢则手足厥冷。阴寒犯厥阴之络，少腹寒冷、睾丸拘痛。

〔遣药〕吴茱萸　生姜片　炒川椒　小茴香　台乌药　肉桂心　延胡索

〔疏注〕吴萸辛热，入肝胃二经，下气降逆。呕恶泛酸，乃因胃寒浊阴之气上逆，生姜气重于味，辛散温胃止呕。不用干姜，因其降逆力弱。不用炮姜，因其已乏提升之功，花椒、小茴香、乌药、肉桂，皆温暖肝胃，降逆平冲之品。延胡索、川楝、荔核、橘核止痛缓急，皆可用之。

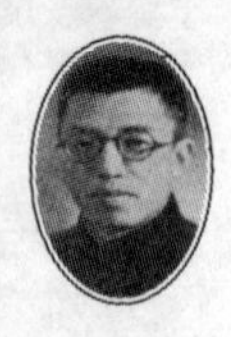

五、温散表里律

〔律征〕适用于素体阳虚，寒邪侵于太阳少阴二经，既有阳虚之本，又有感寒之标，故见恶寒甚，发热轻，而脉沉。

〔遣药〕熟附块　川桂枝　淡干姜　炙麻黄　香紫苏　青防风　北细辛

〔疏注〕标本并治，一是扶助阳气之虚，附子、桂枝、干姜或生姜。附子在里，振奋阳气，鼓邪外出，且可固卫，防麻、桂发汗亡阳之虑。一是散在表之寒，麻黄、紫苏、防风。麻黄在外，发越阳气，开泄散寒，又用肾经表药细辛，通彻表里。

〔诠释〕仲景《伤寒论》为后世治寒之圭臬。伤寒六经中阳明为寒邪化热，少阳为往来寒热，俱非纯寒证。故寒证在表，唯太阳尔。重则麻、桂，轻则荆、防、羌、独。寒证在里，辨三阴经而论治。

第三节　暑

六淫之邪，虽言四季各有所主，春主风，冬主寒，秋主燥，长夏主湿，但实际全年皆可得之。唯暑邪仅夏日方得。暑必兼湿，故不同于温热；暑邪直中，亦有异于湿热。暑邪中人，头昏身热，汗出而喘、烦渴多言、倦怠少气，胸闷呕恶，甚则下血发黄、斑疹隐现。逆传心包，晕厥搐搦，不省人事，谓之暑厥，如不急救，危在顷刻。治暑大要，清利为先。脉来洪盛数疾者为阴暑，宜宣暑清利；脉来虚大无力或濡软细小者为阴暑，宜益气养阳兼施清利。治暑有二律，分治轻重。

一、宣热祛暑律

〔律征〕适用于夏令受暑即发之证。夏令天地郁蒸，故暑必挟湿。身热无汗，烦渴面垢，倦怠无神，头昏头胀，恶心呕吐，脉呈虚濡。

〔遣药〕鲜藿香　鲜佩兰　鲜荷叶　淡竹茹　六一散　淡通草　连翘壳

〔疏注〕藿香、佩兰、荷叶、竹茹芳香醒脾，祛暑清热，乃治暑之主药，以鲜者为佳。以六一散、通草清热利湿，能使表里三焦暑湿之邪从下焦渗泄。连翘壳清透在卫之暑，其他如枳壳、砂仁、蔻仁理气开胃亦可酌选。

二、清心涤暑律

〔律征〕适用于中暑重症。症见猝热仆倒，昏闷不省人事，汗大泄，面赤，身热，妄言谵语。

〔遣药〕净连翘　川黄连　黑山栀　青蒿梗　飞滑石　淡通草　紫雪丹

〔疏注〕连翘、黄连、栀子清热涤暑。青蒿辛香涤暑，且清虚热。滑石、通草清热利湿。高热神昏窍闭时，以紫雪丹、至宝丹清热开窍醒神。

虚弱之体，中暑者多，或禀体不虚，因感暑邪，大汗虚脱，气津两伤，用人参（或西洋参）、麦冬、五味子，即生脉散益气生津，敛阴止汗。

〔诠释〕暑乃热邪，忌用温热；暑必兼湿宜用芳香透泄、空灵清利之品，如藿、佩、竹叶、滑石之属。夏月外感，擅用香薷饮者众。细究香薷为辛温发汗之品，如何擅治暑热？方出《和剂局方》治夏月贪凉饮冷，阳气为阴寒所遏，凛凛畏寒，皮肤蒸热，头重无汗，腹痛吐泻者，显治夏日之伤寒证，暑无涉，学者务须明辨。

第四节　湿

湿邪重浊黏滞。其为患也，沉重、停聚、缠绵、阴霾。其所来，有得自外，诸如山岚瘴雾，天雨湿蒸，远行涉水，久居湿地，汗衣湿衫；得自内，诸如膏粱厚味，炙烤煎炒，生冷甜腻。湿证之所成，多由脾阳虚弱或抑郁困顿，治当首理脾阳。漫延渗流，患及百骸五脏，在上则现头重目黄、鼻塞声重；在中则现痞闷不舒；在下则现足胫跗肿；在经络则现日晡发热，筋骨酸痛，腰疼不能转侧，四肢痿弱酸痛；在肌肉则现肿满，按之如泥；在肢节则现屈伸强硬；在络道则现重着不移；在皮肤则现顽麻不仁；在气血则倦怠乏力；在肺则喘满咳嗽；在脾则痰涎肿胀；在肝则胁满㿗疝；在肾则腰疼阴汗；入腑则肠鸣呕吐淋浊，大便泄泻后重，小便淋涩黄赤；入脏则昏迷不醒，直视无声。

湿之治，在上宜发汗，在下宜渗泄，里虚宜实脾，挟风宜解肌，阳虚宜补火，阴虚宜壮水，湿而有热宜苦寒燥之，湿而有寒宜辛热除之。祛湿诸途，不外以风药胜湿，利小溲行湿，泄大便逐湿，吐痰涎祛湿。

治湿证具体格律为六律。

一、芳香化湿律

〔律征〕适用于湿浊侵袭、脾胃不和者。脾主湿，故湿证以治脾为先。外湿侵袭，多因雨淋水浸；内湿氤氲多由于过啖生冷瓜果，膏粱厚

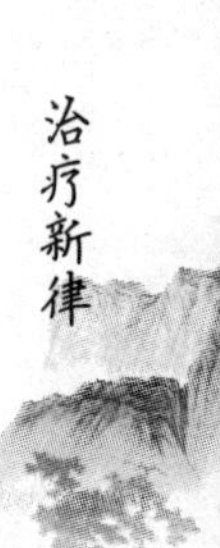

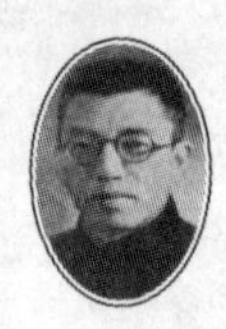

味，饮食不节。胃为脾之表，湿邪初恋，当先犯胃，症见胸闷脘痞，饮食呆减，口内黏淡，泛漾欲恶，甚或呕吐等，治以芳化透湿，调和胃气为主。湿邪留滞，气机停郁，更使湿邪停留，芳香理气化湿为治湿初阶。

〔遣药〕藿香梗　佩兰叶　白蔻仁　砂仁壳　佛手柑　仙半夏　炒薏苡仁

〔疏注〕藿香、佩兰作用在上、在表、在外，以芳香宣透湿邪；砂仁、蔻仁、陈皮、佛手、半夏作用在中，芳香理气化湿；薏苡仁作用在下，甘淡渗湿，而不致引邪入胃。藿香用梗不用叶，因藿香梗芳香偏于理气、宽胸化湿；藿香叶则偏于解表。砂蔻仁用壳不用仁，着眼于透达。陈皮、佛手、半夏乃治湿要药毋用赘言。薏苡仁尚通经络、治痹痿，用于排脓消肿宜生用，配合芳香化湿药时应炒用。

二、温燥湿浊律

〔律征〕适用于湿浊盘踞中焦，脾失健运。胃湿和脾湿原是一种，由于脾与胃的性质不同，胃湿多由湿浊初遏，芳化宣通，郁滞即解；脾湿是湿浊盘踞，由表及里，由胃及脾。湿邪困脾，可见中脘痞满，不思饮食、消化迟钝、腹胀便溏，舌苔多见白腻。总之，湿浊轻证，偏于胃时，宜芳香化湿；湿浊较重，偏于脾时，宜温燥湿浊。

〔遣药〕苍术　白术　川厚朴　青皮　陈皮　炒枳壳　白蔻仁　干菖蒲　六神曲

〔疏注〕苍术苦温，燥湿猛将，湿邪踞脾时用之。与白术比较，白术健脾为主，兼以燥湿，中阳虚弱，不能健运时用之，厚朴香燥理气，除胸脘满闷，燥湿之力次于苍术，但除满之功胜之。陈皮芳香理气，以助化湿，青皮疏理肝气，见有胁肋胀满等肝经症状时用之。菖蒲辛香醒脾，湿浊困脾，脾不健运，饮食呆滞，口中黏腻，中脘痞闷时用之。神曲健脾胃消食之良药，随证辅之。

湿郁久蕴，每易化热，譬如粮食堆积，郁久生热，可加黄连、黄柏清热燥湿。

三、下引利湿律

〔律征〕适用于水湿停于下焦，腰以下困重，下肢浮肿，小便不利，小便赤涩等症。以上两律适应于湿浊停于中焦，一偏于胃，一偏于脾；本法通过利尿使下焦之水湿决渎而出。《内经》所谓“其下者，引而竭之”以及“洁净府”等治则，即指此而言。李东垣说：“治湿不利小便，非其治也。”更确切的应该是：治湿停下焦，不利小便非其治也。为治湿之常法。

〔遣药〕车前子　建泽泻　汉防己　赤小豆　茯苓皮　冬瓜皮　大腹皮

〔疏注〕药分二组，一为车前子、泽泻、汉防己、冬瓜皮淡渗利湿，通利小便。一为茯苓皮、赤小豆、大腹皮健脾行气，助祛湿之力。

四、逐湿利水律

〔律征〕适用于水湿蓄积不去，体实证实，既积成水，非攻逐不去。“逐”比“利”更进一步，证不仅见下肢水肿，且头面四肢皆肿，肚腹膨隆。不仅小便不利，而且二便癃闭。凡治水湿当利小便；肿势严重，利水不应时才用攻逐之法，此法猛峻，水邪自前后二阴出。逐水乃权宜之计，不是常法，用亦宜慎。费伯雄说：“逐水自前阴出者得生，自后阴出者必死。”更点出其严重程度。

〔遣药〕黑白丑　甜葶苈　制甘遂　商陆根　蟋蟀　蝼蛄　花槟榔

〔疏注〕黑白丑、甜葶苈利水之猛将，二丑兼有行气之功，破气而行水；葶苈子开肺以行水。甘遂、商陆逐水猛药，但均有毒，在使用剂量、服用方法等方面应周密审慎。蟋蟀、蝼蛄等虫类药，搜剔络道，可通行深部络道之水湿。槟榔行气利水消肿以辅之。

五、发汗祛湿律

〔律征〕适用于湿淫肌肤，类似《金匮》的风水、皮水、溢饮等证。为湿邪侵袭太阳，虽属外感，与伤风感冒不同。微有表证，寒热无汗，或有头疼，但觉重胀而不剧痛，或有咳嗽、但咳声不扬，全身沉重倦怠，关节烦重，浮肿，舌苔薄白而腻，脉象浮且濡。治宜宣透太阳经之湿邪，亦即《内经》所谓“开鬼门”也。

〔遣药〕炙麻黄　紫浮萍　青防风　羌活　独活　生姜皮　苍术皮　黄芪皮

〔疏注〕麻黄、浮萍、生姜辛温发汗，宣湿利水消肿；防风、羌活祛风胜湿，若全身肿，羌独二活并用。因水湿在皮，以皮行皮选生姜皮、苍术皮、黄芪皮。黄芪扶卫气、达湿邪、发汗祛湿而不伤正；水湿在内，泽泻、车前子、防己均利水随证可用。

六、清化湿热律

〔律征〕湿为阴邪，热为阳邪，湿热交结出现种种特有症状，除一般温热症外，兼见胸闷、恶心、身重疼痛，身热不扬，手脚不温，小溲短少、便溏，舌苔厚腻等。吴鞠通曾说："湿为阴邪，自长夏而来，其来有渐，且其性氤氲黏腻，非若寒邪之一汗而解，温热之一凉则退，故难速已。"所以湿温证只宜轻清透化，即清热透湿并举，更要注重气机，气化则湿亦化。但因湿热轻重有偏，治法或侧重于清，或侧重于化。本律亦是治疗湿温证的方法。

〔遣药〕光杏仁　白蔻仁　生薏苡仁　仙半夏　飞滑石　淡通草　鲜竹茹

〔疏注〕湿温之邪，弥漫三焦，治当从三焦入手，上焦用杏仁开肺气以宣湿；中焦用白蔻仁醒脾以化湿；下焦用薏苡仁利水以利湿。即是三仁汤之意。再辅以滑石清利、通草轻宣、厚朴芳化、竹茹清透。

若湿温初起，偏于上焦时，用大豆黄卷；若病邪入里出现胸膈满闷，心烦懊侬时，用淡豆豉辛香透邪，透发中焦氤氲之气。

〔诠释〕祛湿六律曰：芳化、温燥、下利、攻逐、发汗、清化。简归之，化、燥、利、逐四字。化有芳化、清化，药以轻灵，着眼上焦；治湿多用温药，风药胜湿每归于此；利为治湿大法，使湿有去路，见效快捷；利之不行，要用攻逐、疏凿之法，药力猛峻，用之得法，能去顽水，用之不当，祸不旋踵。

第五节　燥

燥主秋之时令，然于人体，必系阴液枯耗之表现。燥证之成，一为肺受火灼，津竭于上，不能灌溉百脉，荣养百骸，毛瘁色枯于外，脏器失润于内。一为大病耗伤，补阳燥剂，醇酒炙肉，辛热厚味偏助邪火，损害真阴，日渐煎熬，阴液涸竭。燥之外象，在表则皮肤皲揭；在上则咽鼻干焦；在中则烦渴引饮；在下则津枯便难，月事不行；在肺则干咳痰结；在心脏则悲恸欲哭；在手足则痿弱无力。燥证之脉，大多细涩而微。

燥之治法，濡润当先。濡润之品，首选甘寒，以养肺胃之液；再为咸寒，以滋肝肾之精。辛热、苦寒、淡渗、芳香诸药及泻实之剂，均不入选。

燥之治分上、中、下三律。

一、润上清燥律

〔律征〕适用于心肺受燥。肺为娇脏，火热最易灼金，症见干咳，无痰，口干，烦渴，舌干红少苔，脉虚数。

〔遣药〕北沙参　大麦冬　天花粉　甜杏仁　川贝母　生梨皮　乌梅肉

〔疏注〕沙参、麦冬、花粉生津养液，清上焦津虚之热。甜杏仁润肺及大肠，止咳嗽。川贝母润肺止咳。梨皮、竹叶、白茅根甘寒清热生津。此时不用苦寒，因苦能化燥劫津，乌梅生津佳品，上、中、下三焦之燥证均宜，尤以上、中二焦为优。

二、润中清燥律

〔律征〕适用于中焦受燥，尤以胃津枯涸为主。见症以多食易饥最突出，亦见烦热，汗出，形体消瘦。

〔遣药〕鲜生地　鲜石斛　天花粉　肥玉竹　甘蔗汁　肥知母　活芦根

〔疏注〕生地养阴，清胃热以润燥，石斛、花粉、玉竹乃生津之佳品。消谷善饥甚者，重用玉竹。蔗汁有天生甘露饮之称，利大肠而泻热。知母、芦根甘寒生津。

三、润下清燥律

〔律征〕适用于下焦肝肾大肠受燥，症见大便秘结难下，形体消瘦，肌肤少泽，两足痿弱，舌红少津，脉细无力。

〔遣药〕京玄参　细生地　大天冬　淡苁蓉　生白芍　火麻仁　全瓜蒌

〔疏注〕治疗原则是“增水行舟”，以治“无水舟停”。重用玄参养阴生津，润燥清热；生地养阴清热；天冬滋液润燥；生白芍养阴敛阴；火麻仁乃含脂液之果仁以润下之；瓜蒌润肺及大肠，降肺气，通大便；苁蓉咸温润降，补肾润肠以通大便。诸药以补药之体，作泻药之用，既可攻实，又可防虚。

〔诠释〕上述治燥三律，皆为体内津液枯燥而设。至于秋燥之病，系秋季所患之风温证，虽名以燥，实为外感温病，症见寒热，头痛，咳呛，口干，唇燥，咯痰不畅。治以风温剂中加入一二味甘寒滋润轻药，如芦根、沙参、麦冬、梨皮、西瓜翠衣之属即可。另有凉燥、温燥之称，系风

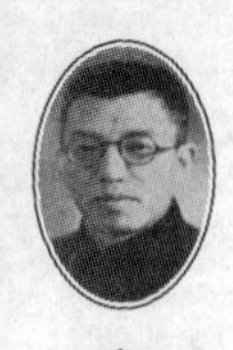

温、风寒之偏颇，可一炉以治之。

第六节　火

火、热、温、毒，性同而名异，因而往往混称。火者热之体，热者火之用。温者热渐，热者温之甚。火者毒之体，毒者火之极。生理之火潜藏柔熙，温养脏腑百骸，固人寿命；病理之火，煎熬阴液，贼伤元气，败腐机体。五脏主五志，五志太过，均能化火；饮食房劳、衣裘絮厚亦可致火。气郁则火起于肺，嗔怒则火起于肝，醇醉则火起于脾，思惮则火起于心，房劳则火起于肾。发为种种火证，牙痛龈宣、腮颊颐肿为胃火；目黄口苦，坐卧不宁为胆火；舌糜喉痛；便秘不通为大肠火；癃闭淋沥，赤白带浊为小肠火；小腹作痛、小溲涓滴为膀胱火；头昏体倦、手足心热三焦火。火证亦多兼变之证。兼挟湿浊，则咳吐结痰，甚则脓血；热遗下焦则溺淋浊，少腹疼胀；热深厥深，火从寒化，则恶寒战栗、厥道脉伏，不可不察。

火之治，依《内经》明训，实火泻之，虚火养之，郁火发之，阳火直折，阴火温导。

火性炎上，上升之热即为火，在内不发则为热，治热但用清，治火必须降。

治火五律如下。

一、宁静君火律

〔律征〕适用于心火亢盛，或心移热于小肠。心烦、失眠、掌热，糜舌重舌，小溲赤涩。

〔遣药〕细生地　淡竹叶　朱灯心　净连翘　川雅连　黑山栀　净犀角

〔疏注〕生地黄甘苦寒，入心清热凉血，入肾养阴生津，肾水足则心火得降，尤宜于心经有热而阴伤不甚者。淡竹叶、朱灯心，甘淡寒，清心除烦，引热下行，使从小便而出。心火较甚，连翘、黄连、山栀苦寒清心泻火。犀角凉心上品，唯价昂，必须时用之。

若心火亢盛，神昏谵语，加紫雪丹。若热盛动血，迫血妄行，加粉丹皮。

二、苦泄相火律

〔律征〕适用于肝胆龙雷之火亢盛，或肝经湿热下注。症见烦躁易怒，胸胁满痛，头胀头痛，目赤耳痛，口苦咽干，梦遗淋浊，阳强不倒。

〔遣药〕龙胆草　淡黄芩　夏枯草　潼木通　细生地　川黄柏　京赤芍

〔疏注〕龙胆草大苦大寒，泻火除湿，为凉肝猛将。黄芩、夏枯草清少阳于上，黄柏泻厥阴于下，三味苦寒，以泻肝胆经实火。湿热之邪壅滞下焦，故用木通、车前子、泽泻之类，从肾与膀胱以导之，使邪有出路。然肝为藏血之脏，肝经实火，易伤阴血，所用诸般药物又属苦燥渗利伤阴之品，故用生地、赤芍养血益阴，凉肝柔肝。

三、承制实火律

〔律征〕适用于有形热结壅于阳明胃肠。腹满胀痛，按之石硬，大便不通或热结旁流，发热，口舌干燥，甚或烦躁谵语。

〔遣药〕生川大黄　玄明粉　江枳实　生甘草　金银花　净连翘　焦山栀

〔疏注〕大黄大苦大寒，泻热通便，荡涤实结，活血行瘀，有“将军”斩关夺隘之功，生用其气更锐。玄明粉咸寒增液，泻热软坚润燥。枳实下气消痞，助积滞下行。生甘草清热泻火，又能和调诸药。热满三焦，银花、连翘、栀子佐之。

四、宣发郁火律

〔律征〕适用于肝胆郁火。症见头目胀痛，胸胁烦满，牙龈红肿疼痛，烦躁易恚。

〔遣药〕软柴胡　炒薄荷　冬桑叶　杭菊花　淡黄芩　嫩钩藤　苦丁茶

〔疏注〕火郁发之。郁火不能降，不能泻，只宜辛凉疏泄。柴胡辛平，薄荷辛凉，疏肝解郁。桑叶、菊花、黄芩、钩藤、苦丁茶轻清凉肝。

五、潜养虚火律

〔律征〕适用于阴虚发热、虚火上炎。病位在肝肾，尤以肾为主。症见潮热，手足心热，盗汗，甚则虚火犯上，面红目赤，咽痛，齿痛，不眠头痛，下肢反冷。

〔遣药〕鲜生地　大白芍　京玄参　生石决　生牡蛎　炙龟板　上油桂

〔疏注〕一是滋养下元，药用生地、白芍滋肝养血；玄参咸寒滋肾，以吸纳潜火。二是潜降虚火，药用生石决明、生牡蛎质重性降，龟板咸平而重，滋阴填精，壮水以降火。虚火甚时，以少量肉桂引火归元。

〔诠释〕治火五律曰宁静、苦泄、承制、宣发、潜纳，分别施之心火亢盛、肝胆火炽、胃肠火结、肝火郁滞、肾火上浮，简言之，不过实、虚两端。实火以清、降、泄，虚火以潜、养、纳。其中"火郁发之"虽称宣发，与风寒袭表之宣发迥异，切忌辛温升发之品，只需升、柴、薄荷、桑叶之类，辛平或辛凉透散，尚须石膏、黄连、连翘、黄芩、菊花等凉其火。如遇火郁之证，只知辛散之一，不知凉透之二，以致偾事。

第七节 气

气之在身，无所不注；气之为病，无处不到，故曰：百病生于气。气之治疗看似漫散无序，知其要者，井然有序。

一气化七，怒则吐血，胸满胁痛，煎厥薄厥；喜则狂笑不休，阳气不收；悲则目昏鼻酸，血崩脉痿，少气不息；恐则骨酸痿厥，破腘阴痿；惊则潮涎目寰，口呿痴癫，僵仆不省；劳则喘促，咳血腰痛，骨痿肺鸣，少精不月；思则不食嗜卧，昏瞀中痞，三焦闭塞。

证虽繁多，治疗之律不外平其逆，散其结，降其浮，疏其郁，收其散，镇其乱。简归之，为疏理，为镇降，为升举。

一、疏利气滞律

〔律征〕适用于恼怒忧郁、气分不畅。气分病变，首先影响到肝，肝属木而易于乘土，故往往影响到脾胃而致肝胃不和。症见胸胁郁闷，脘腹胀痛，大便不畅，得嗳 气或矢气较舒。治当调气，疏气，理气，利气，行气。名称不同，轻重不一，总的说来都是理气分，即《内经》所谓"疏气令调"。

〔遣药〕白蒺藜　广郁金　制香附　江枳壳　炒青皮　全当归　抚川芎

〔疏注〕白蒺藜疏肝理气，祛风通络，是疏肝的首选药，有头目症状时更宜，有下虚上实可潼白蒺藜同用。香附理三焦之气，重点在肝胃；枳壳理肠胃、肝胆之气；表皮入肝，兼理肠胃。郁金理血中之气；肝脏以血为体，以气为用，体和用有密切关系，往往配合血中之阳药，如当归、川芎、当归养血和血，川芎活血理气止痛。

偏寒时，加高良姜能入肝之血络，祛肝络之寒，与香附同用，即良附丸，理肝气，温肝络。胃不和嗳气时，加陈佛手；肝阴伤时，加玫瑰花；胃阴伤，加金橘饼。

二、镇静气浮律

〔律征〕适用于心气浮荡，心神恍惚，惊悸怔忡。心主神明，神明不安，病位在心。肝心为母子关系，心不宁，肝阳上亢；心神不安，心肾不交，心火宜下纳之，肾水宜上滋之，心神不安，心肾不交宜兼顾肝、肾。

〔遣药〕酸枣仁　柏子仁　桂圆肉　朱茯神　青龙齿　左牡蛎　灵磁石

〔疏注〕用药可分为两方面，一是补益养心，如酸枣仁、柏子仁、桂圆肉。一是镇静安神药，龙齿入心是重镇潜降主药，朱茯神是补益心脾之镇静药；又用牡蛎入肝以助之；磁石助肾以纳之。

三、升举气陷律

〔律征〕适用于中气下陷。脾主中气，中气下陷，亦即脾气下陷，症见神疲肢倦，懒怠少气，大便溏泄不止，脱肛，及崩漏、白带不止等。胃主降，脾主升，补脾则升提。

〔遣药〕炙黄芪　炒党参　炙升麻　软柴胡　生白术　清炙甘草　炒陈皮

〔疏注〕黄芪、党参益气补中，相辅相成，但前者偏于升提中气，后者偏于补益中气；若有虚火上升者，不用黄芪；若胸脘痞闷者，不用党参，以上二药是物质基础。升麻、柴胡性升而上是动力，二药苦平味薄，阴中之阳，能引黄芪、党参补益之功向上。升提中气必须以补脾胃为基础，通过升、柴达到升提之目的。白术、甘草益气、健脾、理湿。气虚则运行呆滞，加芳香醒脾之陈皮以流动之。

〔诠释〕气之为治，把握三个关键枢机。郁者、结者理之；逆者、浮者、散者、乱者镇敛之；陷者、沉者升提之。疏理主要在肝，兼顾脾胃；镇敛主要在心，兼顾肝肾；升提主要在脾，兼顾肺肾。补气之法，归入补虚之律。

第八节　血

血之来源乃水谷精微所化。诸凡起居不节、七情过度、劳倦色欲、饮

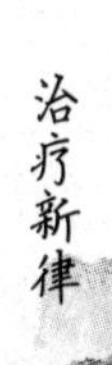

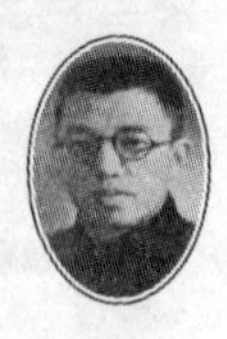

食不节，皆足以动火损气。火动则鼓动血热妄行，气损则血无所附，或出于上窍，或出于下窍，或溢于肌腠，或滞于经络脏腑。妄行于上则吐血衄血；流注于下为溺血便血；壅滞经络为痈疽；郁结肠脏则留为瘕块；或乘风热而为斑为疹；或滞阴寒为痛为痹。血证表现虽繁，辨证各有特异。热积肺胃者胸满脉实，大怒气逆者面赤脉弦；阳虚而血外走者虚冷恶寒；阴虚而火之上亢者咳喘内热；劳心不能生血者烦心躁闷；劳力不能摄血者自汗倦怠；郁结伤脾者忧恚少食；劳伤肺气者久咳无痰；气不统血者血必漫散；积瘀停蓄者血必成块；郁结在高位者血必紫色；虚火于下部者其血必鲜；感寒互凝者血必暗黑；肺脏生痈者血必兼脓；痰火炽热者先痰后血；阴虚火猖者先血后痰；食伤胃脘者饱闷吐血；饮酒过醉者呕血酸腐。

治血大要，宜行血不宜止血，宜降气不宜寒凉降火。诸脏血证，各有所用，肺脏宜清降不宜升散，心脏宜养营不宜耗散，脾脏宜温中不宜酸寒，肝脏宜疏利甘缓不宜秘滞，肾脏宜壮水滋阴不宜克伐。

血证治律可归为六种。

一、清凉血热律

〔律征〕适用于血热妄行，上窍出血。或为外邪侵袭，或为内伤五志，肝火偏亢，热在血分，与一般实热证鸱张在气分不同。血热妄行则出血，以吐、衄为多，所谓"阳络伤则血上行"，其血色鲜红。

〔遣药〕鲜生地　大白芍　粉丹皮　黑山栀　银花炭　黄芩炭　藕节炭

〔疏注〕首先养阴治其本，生地清热养阴，凉血止血；白芍养阴敛营，生用则凉血宁血。若血热且血瘀时，可用赤芍，或赤芍白芍同用。养阴是本律的基础，宜清柔轻灵，不能滋腻，故不宜用熟地、首乌等。其次是凉血，凉血首推丹皮，凉血止血且能化瘀；山栀清三焦之热，焦山栀入血分，生山栀入气分。以上为治本。银花炭、黄芩炭、藕节炭清热收敛止血以治标。温病最易动血，常兼及凉血止血，《温病条辨》中桑菊饮、银翘散等方加减中可见一斑。桑菊饮方加减："邪初入营，加玄参、犀角。在血分去薄荷、芦根，加麦冬、生地、玉竹、丹皮。"银翘散加减中指出："衄者去荆芥、豆豉，加茅根、侧柏炭、黑山栀。"

使用止血药时，还必须注意出血部位，例如鼻出血加茅花；目赤甚或出血，加青葙子；咳血多用侧柏叶、茜草。

二、温和血液律

〔律征〕适用于血分有寒，血液凝涩。寒侵血凝，多见妇人，小腹冷痛，月经后愆，经行冷痛，甚或经闭不行。

〔遣药〕炒当归　大川芎　酒白芍　肉桂心　炮姜炭　蕲艾绒　紫降香

〔疏注〕血得温则行，当予行气活血温和药。以四物汤为基础。当归、川芎乃血中之阳药，温养血液，行气止痛；白芍血中之阴药，酒制易凉性为温性，理血缓慢止痛；生地苦寒，熟地滋腻，故不列入；肉桂心温养心血，偏于心肝血分之药。不用干姜、附片，因其燥烈，不宜血分。炮姜炭已经炮黑功能入血；艾味温通血脉，降香温气机以助血行。

三、通经祛瘀律

〔律征〕适用于血瘀停滞，凝聚成形。经行色黑，经闭腹痛，少腹有块。但以瘀为主，寒热往往不显，本律血分凝滞较上律更甚。

〔遣药〕全当归　大川芎　炒赤芍　鸡血藤　茺蔚子　制香附　川楝子

〔疏注〕仍以四物汤为基础，易白芍为赤芍加强活血化瘀，鸡血藤性通行且能养血活血，通经祛瘀，养血而不凝滞，祛瘀不伤正，用量可较大。茺蔚子入血分理肝脉，通冲任，乃祛瘀通经之良药。气为血帅，活血药中的理气药又以香附为多用。前人尝用一味为末，治血凝气滞引起的杂证，称为独胜丸。叶天士曾用逍遥散去白术加香附点到机关。川楝子、延胡索（即金铃子散）活血行气止痛辅之。

四、攻破血积律

〔律征〕适用于血癥瘕块。血液凝涩、停滞、积症是一个渐进过程，治疗亦须分清层次。

〔遣药〕紫丹参　当归尾　杜红花　桃仁泥　京三棱　蓬莪术　泽兰叶

〔疏注〕一味丹参功同四物，誉其有养血之功，又有活血之能，推为主帅。今全方仍以养血为主，在养血的基础上行血，在行血的基础上逐瘀。这是一个原则。王清任善用逐瘀，亦以行血为主。用归尾养血破血。桃仁、红花活血祛瘀。因瘕积已成，三棱、莪术破血逐瘀。但务需注意用量、时机。泽兰活血通经辅之。

再从瘀阻的原因上看，寒凝者加肉桂、炮姜、陈艾；气滞者加香附、

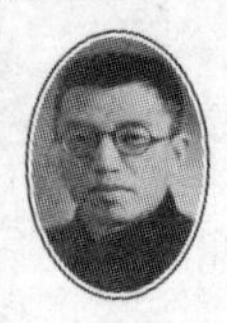

青皮；深陷者加䗪虫、虻虫等虫蚁剔透之品。

五、利气散瘀律

〔律征〕适用于上焦气滞血瘀，胸胁刺痛，或见“常欲蹈其胸上”，类似于《金匮》“肝着”，或见咯血不畅，胸痹气阻。

〔遣药〕炒赤芍　桃仁泥　炙乳没　川郁金　真新绛　丝瓜络　侧柏叶

〔疏注〕赤芍行经络之瘀，桃仁行脏腑之瘀。乳没血中气药，行气活血止痛。且郁金为气中血药，止痛效佳。枳壳理肝疏气。新绛加强通透之力，新绛无药可代以红花，以藏红花为佳，但价昂难觅。丝瓜络、橘络等可引药入络。柏叶凉血止血，出血时用之。

六、益气摄血律

〔律征〕适用于气不摄血，出血缓慢。气指中气，又称脾气，脾不统血，出血漻漻，血色暗黑，以下部出血多，如腹痛便血，妇科崩漏，甚则血崩昏晕。必伴气短、食少、行动疲乏、脉象虚细等中气虚弱证候。血脱则气脱，严重时可见气促、头汗、怔忡等虚脱现象，当以固气为急务。

〔律征〕清炙芪　炒党参　生于术　煅龙骨　煅牡蛎　阿胶珠　伏龙肝

〔疏注〕黄芪、党参、白术甘温益气健脾以摄血。卫气虚弱用黄芪，中气虚弱用白术，心气虚弱用党参，有虚脱时用人参。煅龙牡固摄止血。阿胶补血止血。伏龙肝甘温健中，以治便血不止。

若妇科出血不止，加陈棕炭；咯血、吐血严重时，用生地炭；吐血后期阴血已亏，用熟地炭，或加白及收敛止血。

〔诠释〕治血六律为凉、温、活、破、散、敛。简言之，即行、止二字。温、活、破、散均以行血以活血，凉、敛则宁血以止血，唯活血祛瘀律以通为补，以行为止，故兼行止二途。

第九节　痰

痰为中医病理及证候名词。中医除咳嗽哮喘之痰证外，还有其更广泛的涵义。从痰论治，对许多病症（包括一些疑难病症）有意想不到之效，故古人有“怪病皆因痰作祟”之说。治痰是中医有特色的一种治疗思路与方法。

诸种痰证，皆因外感风寒六淫之邪，或由内伤七情、饮食之患，致使气逆液浊，津液停滞凝结所致。痰之所驻，随气所至，无处不到。或停滞于肺，或留聚胃肠，或凝阻胸膈，或客于四肢经络、遍身上下。为嗽，为喘，为呕，为恶，为痞隔壅塞，为嘈杂怔忡，为眩晕，为心悸，为癫狂，为寒热，为痛肿。痰之见症，颇有特异之处，如胸膈漉漉有声、背心一点常觉冰冷，浑身习习如虫行，胸臆间若有二气交纽，皮里膜外结核不红不肿，颈项成块似疬非疬，塞于咽喉状如梅核，出于咯吐形若桃胶，四肢硬肿麻木，胁梢癥积成形或，骨节刺痛无常，或腰腿削酸无力，或吐冷涎绿水黑汁，或梦烟火剑戟丛生，或腹泻黏液，尿如浓汁，其他关格不通，走马喉痹，齿痛耳鸣，痨瘵瘫痪，妇人经闭带下，小儿惊风搐搦，甚则无端见鬼，神志似明似寐，或皆与痰有涉，细心辨察，均可从痰论治。

痰之形成必有其产生之根源，所以治疗痰证，必须治疗产生痰的病因病机，同时兼顾祛痰，于是产生种种治痰格律。

一、宣肺化痰律

〔律征〕适用于外感风寒，咳嗽痰多。外感咳嗽其病邪在表，病位在肺，治以祛除外邪为主。邪属风寒，用辛温宣肺解表以止咳，结合化痰就形成了宣肺化痰律。

〔遣药〕荆芥穗　闭防风　薄荷叶　紫苏叶　苦杏仁　象贝母　苦桔梗

〔疏注〕荆芥、防风、薄荷、苏叶散风解表，杏仁、象贝开肺理气以化痰，桔梗作用在上，既可协助祛风又有止咳祛痰之作用。

若风寒重，见恶心，痰白多沫加生姜，若咳嗽上气重加前胡以降逆，若胸膈满闷、恶心气逆去象贝而加紫菀，紫菀与桔梗一升一降更为协调，若咽喉痒可加胖大海、蝉蜕；若头胀或痛加菊花。

二、清热化痰律

〔律征〕适用于肺有痰热，口渴咽干。痰热大多由风温所致，所以初期治法，应以清宣为主，日久热重可用清肺泻肺，或者配合清凉化痰，便形成了清热化痰律。

〔遣药〕霜桑叶　苦杏仁　川贝母　瓜蒌皮　枇杷叶　桑白皮　地骨皮

〔疏注〕桑叶是祛风热、清热之良药；杏仁清肺化痰，痰多者必加，咳嗽后期，肺阴耗损用甜杏仁；贝母化痰，有表证时宜用象贝，热重无表时用川贝；瓜蒌皮清热化痰生津，又通大肠以利肺气；枇杷叶化痰，外感

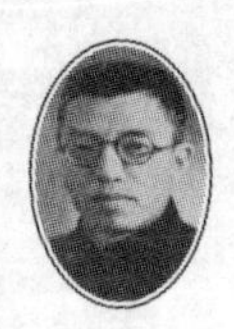

初期不用，因枇杷叶有敛邪之弊，（现在临床上无论什么性质的咳嗽都用“枇杷露”，不去辨证，恐怕是欠妥当的）；桑白皮、地骨皮二味为泻白散，有清热泻肺止咳平喘之功。

如前所述，若见头目症状加菊花；若咳嗽重者加前胡；外感已解者可用白前；咳嗽咽痛，痰咯不利者加荸荠。

三、肃气化痰律

〔律征〕适用于肺寒痰凝，痰喘上气。肺主肃降，肺寒痰凝，必致上气，急予肃气宣散，寒痰上逆应予温化，务必抓住肃气温化两端为要。

〔遣药〕旋覆花　仙半夏　紫苏子　化橘红　白芥子　莱菔子　六神曲

〔疏注〕全部方药偏温，旋覆花、苏子、白芥子、莱菔子肃气降气有良效，但兼外感重者不宜选用，或苏子改为苏叶，病本为痰，半夏、橘红最宜，但如湿重可用姜汁炒半夏和六神曲。

如痰凝者加浮石、海蛤壳；若肺寒重则加紫菀、冬花；若湿重宜利可加薏苡仁、冬瓜仁。

四、燥湿化痰律

〔律征〕适用于湿聚痰凝，咳嗽泛恶。肺寒痰凝，病因肺寒，治以温肺；湿痰凝聚，病在脾胃，治以燥湿。一般化痰药均偏重于肺，而湿痰的病位在脾胃，除咳嗽外，主要表现为恶心、呃逆、胸闷、纳呆等，故治湿痰者要兼顾，燥湿、理气、化痰等三个方面。

〔遣药〕制苍术　姜半夏　制川朴　化橘红　炒薏苡仁　淡干姜　炒枳壳

〔疏注〕苍术为燥湿良药，外湿重用苍术，内湿重治在健脾可用米制苍术；川朴温化中焦运化中气，姜半夏辛温化痰，橘红理气化痰，其燥湿理气之功大于陈皮；外湿重用生姜；薏苡仁健脾理湿，炒者益增燥湿之用，枳壳消中焦诸气，以协化湿。

若命门火衰者宜温肾，加肉桂。

五、温化痰饮律

〔律征〕适用于脾肾寒而痰饮上泛，气急咳喘。痰饮是痰证中的一个特殊证候。其病位主要在中焦，是中阳虚弱所致，其邪又为阴邪，所以治疗时应以健脾扶阳之法。仲景之“痰饮当以温药和之”即指此。

〔遣药〕云茯苓　川桂枝　炒白术　炙甘草　淡干姜　五味子　仙半夏

〔疏注〕苓桂术甘汤是治疗痰饮的基本方剂，桂枝扶阳、白术健脾、茯苓利湿、甘草补中，其主要作用为温运脾阳。干姜、五味、半夏辛温化饮，为仲景书中蠲饮之要药。

外寒重加麻黄，内饮重者加细辛，若需理气化痰加陈皮，若喉间有水鸡声加鹅管石。

六、清降痰热律

〔律征〕适用于热痰上冲，神迷气窒。一～五律，主在肺、脾，故主要表现为咳嗽、气喘、痰饮等症，本律系痰热上冲，头目神明之府受扰，应予清降痰热为治。

〔遣药〕炙桑皮　胆南星　天竺黄　淡竹沥　石菖蒲　瓜蒌仁　江枳实

〔疏注〕桑皮、胆南星灵动流利，涤清痰热，天竺黄、淡竹沥凉降痰热；枳实、瓜蒌利大肠以清痰热。枳实尚能降气，气降痰亦降；石菖蒲其性走窜，善化湿浊，有豁痰宣壅之功。

若气郁者加郁金，痰声漉漉加川贝，经络不通加丝瓜络。

七、攻逐痰积律

〔律征〕适用于痰饮停聚，悬饮支饮。对于顽痰停聚，化之不去，消之不散，用攻逐之法。轻症用礞石滚痰丸之类，重症用控涎丹之属。对于痰饮轻者用葶苈泻肺汤，重者用十枣汤。方剂虽有轻重，均为攻逐峻剂，不宜多用久用，对于体质虚弱者更应慎重。

〔遣药〕葶苈子　江枳实　冬瓜子　芫花　甘遂　建泽泻　控涎丹

〔疏注〕前六药择自上述诸方，葶苈降泻力大，非肺实者不宜；竹沥滑利大便通腑利肺；冬瓜子利肺；泽泻利尿，使饮邪从小便而出；甘遂、芫花逐饮猛将，必要时可加大戟、腹水草。控涎丹为成药，攻逐顽痰、悬饮甚效。

八、消磨痰核律

〔律征〕适用于痰气凝结，瘿瘤瘰疬。瘰疬都由痰浊郁结与肝胆气结而致，治疗主用软坚消磨，更应疏肝理气，即痰核是标，肝胆气火为本，

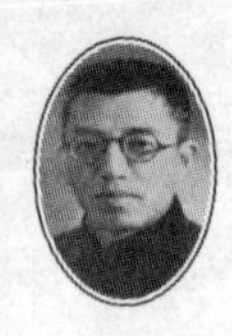

是应标本兼顾。

〔遣药〕大贝母　白僵蚕　山慈菇　海藻　昆布　仙半夏　化橘红

〔疏注〕贝母、慈菇消痰化痰，僵蚕化痰通络，海藻、昆布软坚散结，半夏、橘红主治痰凝。

若肝郁者加柴胡；肝火者加夏枯草；血虚者加当归、白芍。

〔诠释〕治痰八律，曰宣散、消化、肃降、燥湿、温化、清降、攻逐、消磨。对痰而论，不外清、降、润、消四字。对脏而言，主为保肺滋液、培脾化饮、补肾归脏。掌握此要领，诸般痰证，尽在彀中。

第十节　虚

虚之病因多种，或外伤酒色，或内伤七情，或伤于饮食劳倦，或嗜欲无度。酒伤肺，湿热熏蒸，肺阴消烁；色伤肾，精室空虚，相火无制；思虑伤心，血液耗伤，火易上炎；劳倦伤脾，火生于内，戕伤真阴；愤怒伤肝，肝火炽升，灼血吐血。

虚之辨识，把握玄机，亦非难事。颧赤唇红为阴虚于下，逼阳于上；口干燥渴为肾阴不足，引水自救；声音嘶哑，语言难出为肾气将竭；气促喘息，张口抬肩为阴虚肺槁，气无所归；喉干咽痛为真水下亏，虚火上浮；不寐恍惚为血不养心，神不潜藏；时时躁烦为阳中无阴，柔不济刚；筋急酸痛，易生嗔怒为水亏木燥，肝失所养；饮食不甘，肌肉渐消为脾元失守、化机日败；虚里跳动，怔忡心慌为气不归精；盗汗有二，有火者阴不能守，无火者阳不能密；痰多清稀有沫为脾虚不制水，水泛为痰；骨痛如折为真阴败竭；腰胁热疼为肝肾虚损；膝下寒冷为命门火衰，真阳无力；小便淋沥，黄涩痛为真阴亏竭，气不化火；足心如烙为虚火燥阴，涌泉涸竭；皮腠寒栗，咳吐涎沫为卫分虚弱；咳嗽内热，咯腥涎为营分亏损；亡血失精为肝肾戮丧；血结干咳为郁结火燔；饮食衰少、咳嗽泄泻见于久治后为药误脾胃。

虚证之治以补为先，经云“虚者补之”，但不可笼统蛮补，首明虚之病位，何脏何腑？次明虚之性质，先别阴阳，凡精、血、津、营皆属阴，凡气、卫皆属阳。以此定律，皆不远矣。

虚之治疗律归结为八律。

一、补肺养阴律

〔律征〕适用于肺之气阴两虚。肺体阴而用阳，司呼吸而主皮毛，行津液而溉百脉。久病肺脏受损，肺叶焦萎，布化无权，不能化气行津，或由阴伤及气或由气伤及阴。症见咳嗽短气，皮毛不密则多汗畏风，少痰或干咳无痰，甚则痰中带血。语声低怯，咽干少津。

〔遣药〕西洋参　北沙参　大麦冬　甜杏仁　川贝母　炙兜铃　白茅根

〔疏注〕西洋参性凉而补，适应于气阴虚而有火之症，凡欲用人参而不受人参之温补者，以此最佳，唯价昂贵，太子参亦可权代，但不及西洋参、沙参、麦冬清养肺胃之阴而润燥生津。甜杏仁润肺止咳，适用于虚劳喘咳；苦杏仁苦降温散，且具毒性，此时不宜。川贝母滋润性强，能润肺燥，浙贝母苦寒降泄，外感风邪，痰热郁肺时宜之。兜铃清肃肺及肠热，止咳平喘。白茅根偏走血分，善除血分之热以清热凉血，痰中带血者宜之。

二、补益健中律

〔律征〕适用于脾胃薄弱。由于饮食劳倦内伤，或先天禀赋不足，体素虚弱而致，症见食后脘腹胀满，口淡纳减，大便稀溏，同时兼有面色萎黄，肢倦乏力，少气懒言，脉象濡软。

〔遣药〕炒党参　云茯苓　生白术　清炙甘草　淮山药　炒扁豆　炒谷芽

〔疏注〕党参、茯苓、白术、炙甘草即四君子汤，益气补中，健脾养胃。山药甘平，既补气，又养阴，且兼涩性，用之可以补脾而止泻。扁豆补益作用不及白术、山药，但不燥不腻，为补脾除湿之良药。脾胃虚弱，运化无权，稍食则易胀满，略加谷芽等以助消导，但味不宜多，量不宜大，否则喧宾夺主，本末倒置。

三、补卫固表律

〔律征〕适用于体虚卫阳不固。症见自汗出，恶风，易患感冒。

〔遣药〕绵芪皮　人参须　炒白术　熟附片　浮小麦　糯稻根　大红枣

〔疏注〕参、芪、术补气主将，三药同用，可增强疗效。但固表带止汗之功莫如黄芪，用绵芪皮，以皮走皮。卫气出于下焦，故用大辛大热之熟附片，峻补下焦之元阳。浮小麦入心经，止汗为其所长。糯稻根固涩以

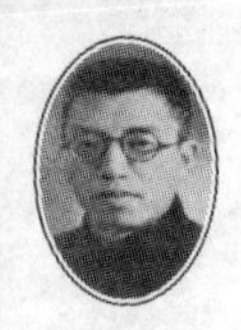

敛汗。红枣甘缓和中，令药无偏弊。

四、生津滋液律

〔律征〕适用于津液不足，内伤燥证。多因素体阴虚津亏，或老年体弱津亏，或产后津血耗损，或热病后期津液耗伤，导致胃津亏涸，肠道失调。症见食难入咽，食入难化，甚或食少噎膈，大便干结，或如羊粪，不易排出。

〔遣药〕鲜生地　鲜石斛　天花粉　大白芍　大麻仁　肥知母　活芦根

〔疏注〕鲜生地甘寒滋润，治阴液不足。鲜石斛养胃生津。二药鲜用，生津清热之力更著。花粉甘酸生津，止渴润澡。白芍补血敛阴。麻仁甘平油润，有润燥滑肠之功，兼能补虚。热重者，更配知母滋阴降火，润燥滑肠。芦根清淡不腻，生津而无敛邪之弊。

五、养营补血律

〔律征〕适用于化源不足，肝血失养，或久病耗伤精血，或因失血过多所致，症见头晕心悸，视物昏花，目眩耳鸣，虚烦失眠，面色少华，唇甲淡白，女子经少浅淡或闭经。

〔遣药〕制首乌　当归身　炒白芍　阿胶珠　龙眼肉　菟丝饼　潼沙苑

〔疏注〕首乌补肝肾，益精血，不寒，不燥、不腻。当归、白芍补血养营。阿胶为滋阴补血止血要药，对于血虚，眩晕，心悸，失眠最宜。菟丝子、潼沙苑，不燥不腻，滋养肝肾，乙癸同源，欲补肝血，需益肾精。龙眼肉补心脾益气。神不守舍，可加柏子仁、酸枣仁。

我治白血病、再生障碍性贫血、血友病等血液疾病，每用此律，即景岳大菟丝子饮之意。

六、滋阴填坎律

〔律征〕适用于肾精亏涸。本证为房劳内伤，或久病及肾，或温病后期热极伤阴，见腰膝酸软、足跟痛、遗精、头晕耳鸣等肾虚症状，并见五心烦热、盗汗、咽干等阴虚症状。

〔遣药〕大熟地　山萸肉　熟女贞　甘杞子　黑芝麻　炙龟板　厚杜仲

〔疏注〕熟地为补益肝肾之要药，不仅滋阴养血，且可生精补髓，适用于一切阴虚、血虚、精亏之症。山萸肉酸温敛纳，滋养精血。女贞子、枸杞子兼补阴阳，女贞子益阴不腻，枸杞子性平而壮肾。黑芝麻补益精血。阴虚热盛时，用龟板滋阴清热。杜仲补益肝肾，强壮筋骨，肾虚腰背疼痛最宜。

七、固摄精关律

〔律征〕适用于精关不闭，无梦遗精，滑泄阳痿，甚或见色流精，或尿后流出精液，脉象细弱。“肾主蛰，封藏之本”，病本在肾，病机为虚劳不能摄固。与下焦湿火，脉弦、舌黄之梦遗滑精，大相径庭，不可混同。

〔遣药〕大熟地　山萸肉　五味子　金樱子　桑螵蛸　煅龙牡　建莲须

〔疏注〕滋肾填精，固涩收敛并治。熟地、山萸、五味子滋固精关，以实其本。金樱子、桑螵蛸、莲须、煅龙牡一派收敛固摄治其标。

八、温补下元律

〔律征〕适用于肾阳虚寒，命火式微。命门为全身化机之源，命门火衰，症见畏寒，四肢不温，腰冷酸痛，入冬尤甚，小便频数不禁，男子阳痿、早泄等。

〔遣药〕原附块　别直参　鹿茸片　补骨脂　大熟地　益智仁　核桃肉

〔疏注〕以附子补火猛将为君，结合人参，即参附汤。鹿茸咸温，补火壮阳。肾为水火之窟，壮阳滋阴必须兼顾，否则火旺烁阴、精气更伤。张介宾曰“善补阳者，必于阴中求阳，则阳得阴助而生化无穷”。补骨脂、熟地、益智仁、核桃皆为此而用。

〔诠释〕虚证诸律皆用补，如上述别阴阳、辨脏腑，脉络已清。再简约，则为温、凉二字。温者助阳，补气、补卫、补下元命火；凉者益阴，滋肺、滋胃、滋肝肾之营精液；另有固摄，寒热不显，但药性微温，当属补阳之属。

第十一节　食

民以食为天。饮食必经脾胃之消运方可变化为精微，因此食滞之患有外因和内因两方面。外因饮食失节，内因脾胃难消，导致胸膈痞闷，吐逆吞酸，噫有卵臭气，畏食头痛。

诊断食滞，相对较易，病因明确，多在暴饮暴食之后。然其脉象，值

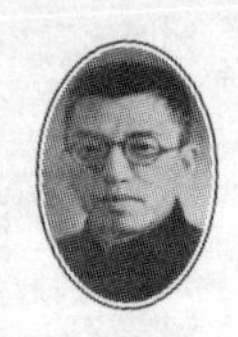

得钻研。一般食积，脉平寸关浮大，按之反涩；滑数有力或滑劲而沉为宿食；脉紧而沉为寒食夹滞；脉沉紧而细为冷食伤脾；脉来模糊不清为宿食黏滞，胃气不行；脉来涩滞为脾虚不能鼓舞精微，胃虚不能腐熟水谷。

食之治疗格律当明久暂深浅，在胃在肠，偏实偏虚，可归纳为下列三种。

一、消化食积律

〔律征〕适用于一切食滞停留、脘痞而恶食。仲景曰："水能载舟，亦能覆舟"。饮食本是人体营养的主要来源，但由于饮食不节引起积滞就成疾病。其病位在胃，治用消导，着眼于两方面，一是消导食积，一是健胃理气。二者可有侧重。

〔遣药〕焦山楂　焦神曲　炒麦芽　莱菔子　鸡内金　炒枳壳　广陈皮

〔疏注〕前数味消导食积，鸡内金消食健胃，枳壳、陈皮健胃理气。

若因寒恶心加生姜，因热恶心加竹茹；若腹胀满者加厚朴；若小儿食积可加五谷虫；若气胀两胁用青皮。

二、攻下食积律

〔律征〕适用于食滞肠胃，腹痛便闭。食积日久，出现恶心腹痛、胀满便秘等症，此时病不在胃而在肠，单纯消导已不能，治当消导攻下，佐以降气除满。

〔遣药〕锦大黄　番泻叶　江枳壳　玄明粉　炒神曲　炒麦芽　焦山楂

〔疏注〕大黄、番泻叶攻下消导；莱菔子消食降气；焦三仙消导。

若腹胀满甚加槟榔、大腹皮；若气满不欲食加木香、陈皮。

三、助脾消食律

〔律征〕适用于脾胃虚弱，食入难化。前二律均为实证，一在胃一在肠，所以治则为去实。本律脾虚是本，症见纳呆不饥、少食即滞，食入难化，其病位在脾，先当补脾，但食滞已成，佐以消导而不破气者。

〔遣药〕炒白术　炒枳壳　缩砂仁　半夏曲　大腹皮　新会皮　鸡内金

〔疏注〕以上诸药健脾消食，若胀满甚者加槟榔，恶心加半夏，寒重者可加吴萸，热重者加竹茹。

〔诠释〕食积本为有余，治疗对策曰消、曰下，凡脾弱则消补兼施。此外尚有一律，即"涌吐消积"未能列入，食邪在上脘，为时尚浅，愠愠欲呕，烦躁不宁，寒热违和，可以一吐而宣之。但此法掌握较难，如使用不当徒伤胃气而邪必不除，故未作常规，如应用得当，为驱食邪之捷径，不可不知。

第十二节　疫

《素问·刺法论》言“五疫之至，皆相染易，无问大小，病伏相似”，指有强烈传染性的疾病。有寒疫、温疫、疫疹、疫毒、疫痢等名。究其病因，皆由疫疠之气所传染，肠胃湿浊郁蒸而发。疫之潜，背微恶寒，头额晕胀，胸满痞满，手尖酸麻，疫外发，高热神昏，惊厥发斑，咽肿溃烂，走马牙疳，疫内陷，烦躁不安，泄痢无度，失血厥逆。

治疫之律，归为寒、瘟两种。

一、辟秽化浊律

〔律征〕适用于感受寒疫或山岚毒气。此证多由口鼻吸受，直犯中焦，症见胸膈满闷，头晕昏闷，烦躁，舌苔白腻。

〔遣药〕川羌活　香白芷　广藿香　煨草果　川厚朴　青皮　陈皮　花槟榔

〔疏注〕诸药性温芳香，从中透泄，表里分消，着重脾胃。温令寒湿浊邪外达。羌活辛温，祛风寒湿邪，从表而出。白芷、藿香、草果、厚朴芳香化湿醒脾，从里分消。青皮、陈皮理气，健运脾胃。槟榔理气行水，通透三焦。

二、清瘟荡涤律

〔律征〕适用于一切瘟疫。症见表里俱热，口臭，咽痛，甚则发狂，发疹，舌苔白腻或黄垢。

〔遣药〕板蓝根　生石膏　鲜竹叶　淡黄芩　川黄连　乌犀角　小生地

〔疏注〕板蓝根清瘟解毒，清利咽喉。石膏直入肺胃，退其淫热。竹叶清热利尿。黄芩、黄连泄心肺火于上焦。若发狂、发疹，用犀角咸寒，入营入血，善清心肝胃三经之火热，清灵透发，寒而不遏，内透包络之邪热，营分之热毒。生地黄专于凉血清热而不恋邪。

〔诠释〕疫名繁纷，治约两类，寒疫者，湿温之重症，治以芳化、辟

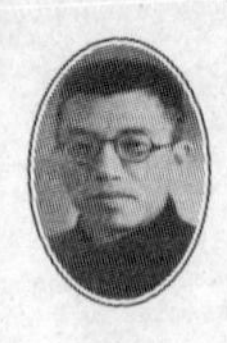

浊；瘟疫者，温热之重症，治以清透、开窍、化斑、凉血。

第十三节 虫

虫证之因，皆由饥饱失宜，脾运困顿，湿热蕴滞。见症为：心下嘈杂，脘腹疼痛，泛吐涎沫，面色萎黄，肌肉羸瘦，肚腹膨隆，毛发稀疏，眶下色黑，或嗜米、纸、泥、炭，或沉默似寐非寐，或肛门瘙痒难忍，或解下大小虫体。

治虫二律如下。

一、消积杀虫律

〔律征〕适用于虫积中阻。症见腹痛膨胀，形瘦，梦中咬牙，唇内有红白点，面色萎黄，饮食减少；或嗜食异物，或肛门瘙痒，大便内有虫排出。

〔遣药〕江枳实　炒白术　山楂肉　五谷虫　使君子　白雷丸　陈鹤虱

〔疏注〕虫由积生，用药之途，一是消积，一是杀虫，枳实下气化滞，消痞除满；白术健脾祛湿，以助运化；山楂消一切饮食积滞，尤善消肉食油腻之积。使君子、雷丸、鹤虱驱虫消疳。五谷虫，虫蚁灵动，消导诸积。

二、辛酸苦降律

〔律征〕适用于一切虫积蛔厥。症见烦闷呕吐，脘腹作痛，气上冲心，时发时止，常自吐蛔，手足厥逆。

〔遣药〕乌梅肉　炒川椒　北细辛　淡干姜　肉桂心　炒川连　六神曲

〔疏注〕虫性得甘则动，得酸则伏，得辛则止，得苦则安。乌梅味酸，安蛔止痛。川椒、细辛、干姜、肉桂味辛性温，驱蛔温脏。川连味苦性寒，苦能下蛔，寒清胃热。神曲消食健脾以辅之。遣药寒热错杂，临证效如桴鼓。

〔诠释〕消积杀虫治在胃肠，主为杀虫药品，辅以健脾之剂，系中医之直接驱虫法。辛酸苦降治在厥阴，以辛伏虫，以酸缩虫，以苦下虫，系调动机体功能之间接驱虫法。知其玄机，凡治虫证，得心应手。